Kollath
Zivilisationsbedingte Krankheiten
und Todesursachen

Zivilisationsbedingte Krankheiten und Todesursachen

Ein medizinisches und politisches Problem

Von Prof. Dr. med. Werner Kollath †

Mit 39 Abbildungen und 11 Tabellen

Nachdruck der 2. verbesserten Auflage 1962

Karl F. Haug Verlag GmbH · Heidelberg

CIP-Kurztitelaufnahme der Deutschen Bibliothek
Kollath, Werner:
Zivilisationsbedingte Krankheiten und Todesursachen: e. medizin. u. polit. Problem / von Werner Kollath. – 2., verb. Aufl., 1. Nachdr. – Heidelberg: Haug, 1985.
ISBN 3-7760-0818-0

© 1958 Karl F. Haug Verlag, Ulm/Donau
Alle Rechte, insbesondere die der Übersetzung in fremde Sprachen, vorbehalten. Kein Teil dieses Buches darf ohne schriftliche Genehmigung des Verlages in irgendeiner Form – durch Photokopie, Mikrofilm oder irgendein anderes Verfahren – reproduziert oder in eine von Maschinen, insbesondere von Datenverarbeitungsmaschinen, verwendbare Sprache übertragen oder übersetzt werden.
All rights reserved (including those of translation into foreign languages). No part of this book may be reproduced in any form – by photoprint, microfilm, or any other means – nor transmitted or translated into a machine language without written permission from the publishers.
2. verbesserte Auflage 1962, Karl F. Haug Verlag, Ulm/Donau
Nachdruck der 2. verbesserten Auflage 1985, Karl F. Haug Verlag, Heidelberg
Verlags-Nr. 8523 · ISBN 3-7760-0818-0
Gesamtherstellung: Druckerei Heinrich Schreck KG, 6735 Maikammer

Den jungen Ärzten in der Welt

Primum medici est cavere, secundum sanare tertium officium est, nil nocere vitae.

Inhalt

Verzeichnis der Abbildungen 12
Verzeichnis der Tabellen 14
Vorwort zur 1. Auflage 15
Vorwort zur 2. Auflage 22
Politische Hygiene als Wissenschaft 23
Die Natur. Von JOHANN WOLFGANG VON GOETHE (1780) . 29

I. Von den Eigenschaften des Unbelebten, des Belebten und der besonderen Stellung des Menschen auf der Erde   33
    Der Begriff „Natur". 33
    Unbelebtes und Belebtes 37
    Die Unzulänglichkeit des Menschen als biologisches Faktum 39
    Zivilisation und Kultur als naturwissenschaftliche Begriffe 42
    Gesundheit und Krankheit als Folgen der Zähigkeit (Tenazität) des Lebendigen 47
    Multiplikationsfaktoren und Seuchenentstehung . 49
    Die Verlängerung der Lebenserwartung und ihre Deutung 51

II. Todesursachenstatistik in Deutschland 53
    A. Statistik der akuten Todesursachen 54
        Auswahl des Materials 54
        Eigenart des Abendlandes 58
        Seuchenstatistik in New York und Argentinien . 59
        Die Todesursachen in Deutschland von 1921—1953   61
        Akute und subakute Todesursachen 61
        Verkehrsschäden 65
    B. Statistik der chronischen Todesursachen . . . 67
        Chronische Todesursachen 67
        a) Rückläufige Lebenserwartung der Männer ab 30. Jahr 74
        b) Die Sterbeziffern auf 10 000 Lebende 1938, 1947—54 76

III. Die Verteilung der Sterbefälle an Zivilisationskrankheiten nach Altersklassen 79
    Vergleich der wesentlichsten Todesursachen . . 79

Die einzelnen Todesursachen in den Jahren
1950—1953 87
Sterblichkeit, getrennt in männlich und weiblich . 87
Sterblichkeit der Wohnbevölkerung, getrennt nach
Altersklassen 89
Lebenserwartung und soziale Schichtung . . . 94
Die Sterblichkeit der Bauernbevölkerung nach den
Untersuchungen von HAUBOLD 99

IV. Fragmente zu einer Krankheitsstatistik 103
    Ist Krankheit der Durchschnittszustand unserer
    Gegenwart? 103
    Die unsicheren Grundlagen der Statistik . . . 104
    Schätzung der Todeskandidaten 106
    Das Peckham-Experiment in London (1926—1943)
    und ähnliche Tatsachen 108
    Alterskrankheiten treten früher auf 115
    Unerwünschte Folgen der symptomatischen Behandlung 116
    Die Menschheit schluckt zuviel Tabletten . . 117
    Die gefährdete Jugend 118
    Sind die Schüler gefährdet? 119
    Über die sogenannte Managerkrankheit . . . 120
    Die chronischen Schlafstörungen 127
    Die „Zeitangst" 128
    Die individuellen oder persönlichen Krankheitsursachen 129
    Berufskrankheiten 129
    Die zunehmende Gefährdung der Frauen . . 130
    Die Deklassierung des alternden Menschen . . 132
    Der „Staat" als Krankheitsursache 134
    Bevölkerungsaufbau und Gesundheitsaufbau . 135

V. Der Gebißverfall als chemischer Test für unsere gestörte Gegenwart 138
    A. Das Skelett als Mineralreserve 138
        Physiologische Bedeutung des Zahn-Kiefer-Systems 138
        Historische und geographische Daten 140

	Folgerungen	146
	Der Gebißverfall als Folge komplexer Ursachen	147
B.	Warum erkranken manche Lebewesen nicht?	151
	Die Nutzlosigkeit einseitiger Maßnahmen	152
	Bedenken gegen die Fluorisierung	153

VI. Verkehrsunfall und Verkehrstod als psychologischer Test ... 159
    Von den seelischen Triebfedern beim Verhalten im Straßenverkehr ... 159
    Der Mythos der Maschine ... 160
    Die sog. Verkehrsteilnehmer ... 164
    Statistische Daten aus verschiedenen Ländern ... 167
    Einzelunfälle ... 170
    Betriebsunfälle als Vergleich ... 172
    Die Verkehrsunfälle in der Sicht des Chirurgen (nach K. H. BAUER) ... 173
    Die Ursachen des Verkehrstodes und der -unfälle ... 175
    Die Unfallursachen und die Hauptschuldigen ... 176
    Die Schuld der Allgemeinheit ... 177
    Die wirtschaftlichen Verluste durch Verkehrsunfälle ... 179
    Fehler im Fahrzeug? Motorsport? ... 181
    Gibt es eine wirksame Vorbeugung? ... 182
    Der Fußgänger als Problem ... 184
    Vom Verkehrslärm und seiner Symbolik ... 185
    Die Normalisierung des Verkehrswesens ... 188
    Die Zu-Spät-Maßnahmen ... 189
    Die psychologische Vorbeugung ... 190

VII. Die kleinen Zivilisationsseuchen oder Principiis obsta! 195
    Die großen Krankheiten ... 195
    Bedeutung der kleinen Leiden ... 197
    Die Natur-Heilverfahren ... 198
    Die Symptomketten der Zivilisationskrankheiten (nach INGBER) ... 199
    Das Unspezifische ... 201
    Verschiedenes Verhalten lebens- und nicht lebenswichtiger Organe ... 203
    Bedeutung der Bewegung ... 204

Ein Schema der Ursachen und Folgen . . . 207
Aufgaben der Einzelnen an ihrer Gesunderhaltung 210
VIII. Die Staatsentfremdung als dritter „historischer Test" 212
Krankheit und Gesundheit als Wirtschaftsfaktoren 212
Magna Charta der Gesundheit 214
Gesundheit ist Wirtschaftsgut 215
Moderne Auffassung der Sozialhygiene . . . 217
Krankenhäuser als Festungen 218
Öffentliche Aufwendungen zur Vorsorge — Gesundheitspolitik (nach Buurmann) 220
Die Krankheit als Wirtschaftsfaktor 223
Der Kapitalwert des Menschen 224
Wirtschaftswerte der Heilmittelindustrie . . 229

IX. Die Bedeutung der Ernährung in der Politischen Hygiene 233
Zentrale Wichtigkeit der Ernährungsfragen . . 233
Bedeutung der Klimate 235
Kulturpflanzen und frühe Kulturen 237
Wanderungen der frühesten Menschen . . . 237
Der Einfluß der Ernährungsforschung . . . 239
Die Entwertung unserer Nahrung durch nahrungsfremde Zusätze 242
Die chemisch denaturierte Speisekarte des Tages 243
Unterbewußte Beeinflussung 246
Die Ernährung der alternden Menschen . . . 248
Die Überschätzung des Fleisches 248
Zum Verständnis der Spaltungen in der heutigen „schizoiden" Zivilisation 249
Die Unentbehrlichkeit des Unerforscht-Natürlichen 257
Grundforderungen 257
Einfache Ernährungsregeln 259
Tabakmißbrauch und Tabaksteuersenkung . . 260
Die persönliche Schuld beim Genußmittelmißbrauch 261
Folgerungen 264

X. Die Zukunft der technischen Zivilisation 266
Dichtung 266
Wirklichkeiten und Zukunftsplanung . . . 267
Der Organismus als Grenze des Möglichen . . 269

Inhalt 11

Die Notwendigkeit einer Grenzziehung für die
Technik: Die Atomgefahren 272
Der Schutz der Landschaft und des Bodens . . 274
Veränderung der Lebewesen? 275
Künstliche Besamung 276
Das Tier als Arbeiter? 277
Schädlingsbekämpfung 277
Ist Schutzimpfung die einzige Möglichkeit? . . . 278
Der wichtigste unspezifische Faktor: Fehlernährung 279
Die seelischen Seuchen 280
Sind wir Insekten? 282
Das Schicksal des technisierten Menschen . . . 283

Zusammenfassung und Schlußwort 288
   Das Problem im Allgemeinen 288
   Organisation und Tradition 295
   Die Aufgabe des Staates 299
   Naturschutz für den Menschen und seine Nahrung! 300
   Die Erziehung zum Denken und die Formung des
   Staates als Aufgabe 300
   Positive und negative Feststellungen 302

Nachwort 307

Literatur 309

Autoren-Verzeichnis 313

Sachverzeichnis 315

Verzeichnis der Abbildungen

Abb.	1	Sterblichkeitsstatistik in New York	59
„	2	Sterblichkeitsstatistik in Stadt u. Provinz Cordoba (Argent.)	60
„	3	Akute und subakute Todesursachen 1921—52 (53) in Deutschland	63
„	4	Die gegensätzliche Einwirkung der Gewalteinwirkungen	63
„	5	Chronische Todesursachen 1921—51 in Deutschland	69
„	6	Verhalten der Fehlernährung zur Tuberkulose als Todesursache	69
„	7	Zivilisationstodesfälle in New York	71
„	8	Zivilisationstodesfälle in Argentinien	72
„	9	Rückläufige Lebenserwartung der Männer	75
„	10/11	Sterbeziffern 1938, 1947—54 auf 10 000 Lebende, männlich und weiblich getrennt	77
„	12	Sterbefälle insgesamt nach Jahresklassen 1950	80
„	13	„ insgesamt 1951 nach Jahresklassen	81
„	14	„ insgesamt 1951 nach Jahresklassen Ausschnitt aus Abb. 13	82
„	15	Sterbefälle insgesamt 1952 nach Jahresklassen	83
„	16	„ an Krebs, einzeln für 1950, 1951, 1952, 1953	84
„	17	„ an Herz, einzeln für 1950, 1951, 1952	85
„	18	„ an Gehirnblutung, einzeln für 1950, 1951, 1952	86
„	19	Sterblichkeit der Wohnbevölkerung nach Altersklassen, insgesamt	88
„	20	Sterbeziffern 1952 nach Altersklassen für Krebs, Kreislauf, Altersschwäche	90
„	21	Sterbeziffern, wie Abb. 20, für Herz und Gehirnblutung	91
„	22	Schätzung der Todeskandidaten für die großen Zivilisationsseuchen	104
„	23	Peckham-Experiment: Männer	110
„	24	„ „ : Frauen	111
„	25	„ „ : Halbgesundheit bei Männern	112
„	26	„ „ : Halbgesundheit bei Frauen	113
„	27	Häufigkeitsverteilung der Sterbealter bei leitenden Männern der Wirtschaft (nach GRAF)	122
„	28	Spezifische Übersterblichkeit leitender Männer der Wirtschaft (nach GRAF)	123
„	29	Indianerschädel aus vorkolumbischer Zeit, Museum La Serena Chile, Aufnahme des Verfassers	145
„	30	Desgl. Einzelaufnahme	145

Verzeichnis der Abbildungen

Abb. 31	Aug' in Aug', Zahn um mhm....! Karikatur aus „Die Welt", 23. 8. 1950	146
„ 32	Schematische Darstellung der zivilisatorischen Krankheitsursachen und ihrer Folgen	208
„ 33	Der Kapitalwert des Menschen	228
„ 34	Weltkarte, alte Kulturen, Kulturpflanzen, Wanderungen	236
„ 35	Schematische Darstellung der heutigen Spaltungen	252
„ 36	Der Technische Mann der Zukunft. Nach Artzybasheff	284
„ 37	Die Technische Frau der Zukunft. Nach Artzybasheff	285
„ 38	Gesundheitsverteilung in drei Bevölkerungen	293
„ 39	Organisation und Tradition in ihrer Auswirkung auf Gesundheit und Krankheit	296

Verzeichnis der Tabellen

Tabelle 1: Akute und subakute Todesursachen in % der Gesamtsterblichkeit von 1921—1953 in Deutschland . . . 62
„ 2: Chronische Todesursachen in % der Gesamtsterblichkeit für Deutschland 1921—1953 68
„ 3: Lebenserwartung der Bevölkerung 1949/51 und 1959/60 74
„ 4: Sterbeziffern auf 10 000 Lebende, männl. u. weibl., 1938, 1947—54 78
„ 5: Sterblichkeit nach Krankheiten, getrennt in Männer und Frauen 87
„ 6: Todesursachen bei 100 Todesfällen 94
„ 7: Sterbeziffern in der Welt, geschätzt 1947 96
„ 8: Sterbeziffern in den Ländern des westlichen Kulturkreises 1952 96
„ 9: Krankheitsstand in Berlin und Bundesgebiet. Männer und Frauen 131
„ 10: Cariesbefall auf der Erde 142
„ 11: Eine unrühmliche Statistik (aus Industriekurier 1955) . 169

Vorwort zur 1. Auflage

Zu den halben Wahrheiten, die einer wirksamen Vorbeugung vieler Krankheiten entgegenstehen, gehört die in der Gegenwartsliteratur zur Gewohnheit gewordene Behauptung, daß die „verlängerte Lebenserwartung der zivilisierten Menschen" ein Beweis dafür sei, daß eine Kritik an unseren Lebensgewohnheiten, insbesondere an unseren Ernährungsmethoden unberechtigt sei und auf sachlich indiskutablen weltanschaulichen Voreingenommenheiten beruhe. Und doch ist die Verallgemeinerung eines an sich richtigen Teilergebnisses des ärztlich-hygienischen Wirkens nur der Typus einer gefährlichen Halbwahrheit, deren Gefahr nicht darin besteht, daß die Menschen sich irren, sondern daß notwendige und durchaus mögliche zusätzliche hygienische Forschungen und Maßnahmen nicht nur als überflüssig angesehen, sondern einfacherweise unterlassen werden. Solche Irrtümer müssen mit zuverlässigen experimentellen Methoden widerlegt und in ihrer Unvollkommenheit bewiesen werden.

In langjährigen Tierversuchen gelang es dem Verfasser, *nachzuweisen, daß langes Leben nicht zwangsläufig mit vollkommener Gesundheit verbunden sein muß*, sondern daß Lebensdauer und Gesundheit sich durch gewisse diätetische Methoden von einander trennen lassen, derart, daß zwar akute Mangelkrankheiten vermieden werden, dafür aber chronische Mangelfolgen eintreten, unter deren Einfluß langsam anscheinend alle Organe des Körpers erkranken können, wobei Ähnlichkeiten mit menschlichen Zivilisations- und Alterskrankheiten entstehen. Es ließ sich auch zeigen, daß man durch bestimmte Vervollkommnung der Diäten das Entstehen dieser Krankheiten erfolgreich verhindern kann, wenn in der menschlichen Nahrung die als vorbeugend erkannten Faktoren ausreichend vorhanden sind. Sowohl anatomisch wie auch ursächlich bestehen dabei auffallende Übereinstimmungen, die uns die Verpflichtung auferlegen, den möglichen Folgerungen für unsere Ernährung nicht auszuweichen. Der Verfasser nannte diese fehlerhafte Ernährungsform Halbernährung oder „Mesotrophie".

Andererseits ist aber durch SELYE gezeigt worden, daß ganz ähnliche Organerkrankungen sich bei Tieren auch durch körperliche Überanstrengung hervorrufen lassen, für welchen Ursachenkomplex SELYE den Begriff „Stress" einführte, den man im Deutschen zweckmäßig als „Dauerschock" bezeichnet. Beim Menschen aber können entsprechende Veränderungen schließlich auch durch seelisches Fehlverhalten, wie Kummer, Sorgen, geistige Überarbeitung usw. entstehen. Das die anscheinend so heterogenen Ursachen verbindende Geschehen liegt in der nervös gesteuerten Ganzheitsreaktion des Organismus begründet.

So tritt das „Verhalten des Menschen", sowohl als Individuum wie als Gemeinschaft, sowie in deren gegenseitigen Wechselbeziehungen in den Blickpunkt der Medizin, insbesondere auch der Hygiene. Wir können heute bereits daran denken, viele Erscheinungen des Gemeinschaftslebens als „krankhaft" zu bezeichnen, wobei die heutigen Vermassungstendenzen eine besondere Gefahr darstellen. Denn vom Individuum aus gesehen handelt es sich zwar nur um progressive, oft unheilbare Systemerkrankungen und Organerkrankungen, die Zahl der davon bedrohten Menschen aber scheint ständig im Zunehmen, während die natürlichen Infektionskrankheiten abnehmen. Auf die erfolgreiche Bekämpfung der natürlichen Seuchen ist nun in der Tat die verlängerte Lebenserwartung zurückzuführen, die nunmehr lebenden Menschen aber sind längere Zeit den unterschätzten oder sogar in Abrede gestellten neuen, vom Menschen geschaffenen chronischen Schädigungen unterworfen. Dadurch entstehen dann durch Fehler des Menschen aus den einzelnen Zivilisationskrankheiten die modernen *Zivilisationsseuchen*.

Ein Zweifel an der gewaltigen Auswirkung der erfolgreichen Bekämpfung der ansteckenden Krankheiten ist also unmöglich, ebenso wichtig aber ist die Erkenntnis, daß es weitere und bisher unterschätzte Krankheitsursachen gibt, die z. B. in fehlerhafter Ernährung, im Fehlverhalten des Individuums und in fehlerhafter Organisation der menschlichen Gemeinschaften bestehen. So läßt sich nicht nur das individuelle Erkranken experimentell untersuchen, sondern man kann auch das Gesamtverhalten des Menschen und der Gemeinschaften der naturwissenschaftlichen Forschung unterwerfen. Da nun alles Geschehen „in der Natur" stattfindet, schien es dem Verfasser zweckmäßig, an den Anfang der Ausführungen GOETHES berühmte Schrift „Über die Natur" (1780) zu stellen. Es soll damit dokumentiert werden, daß „die Natur" in allen ihren unabsehbaren Möglichkeiten niemals durch unser wissenschaftliches Wirken erfaßt werden kann, sondern daß wir immer nur eine Auswahl finden und ordnen können. Wie aus der Fülle der Geräusche eine vom Menschen gefundene Auswahl zum Hervorbringen von einzelnen Tönen und deren *Ordnung* zur „Musik" führt, so ergibt sich aus der Ansammlung von Kenntnissen über die uns beherrschenden Gesamtvorgänge in der Natur auch deren Ordnung in einzelne Gruppen, die wir als „Naturwissenschaften" bezeichnen, und deren sich die Medizin bedienen kann. Die unerschöpfliche Natur als Ganzes bleibt davon unberührt; aus der Ordnung der gefundenen Tatsachen aber kann sich der Mensch seine Macht schaffen, seine Umwelt zu verbessern, aber auch zu zerstören. Deshalb müssen wir unsere Grenzen kennen lernen.

Der Verfasser schlägt vor, dies große vor uns liegende Forschungsgebiet mit dem Namen der „Politischen Hygiene" zu bezeichnen.

Der Gedanke, eine Staatliche Medizin zu schaffen, stammt von JOHANN PETER FRANK (1745—1821), der uns sein Werk „System einer vollständigen politischen Polizei" hinterlassen hat, als ungenutztes Erbe. Seitdem sind mehr als 150 Jahre vergangen und die Welt ist eine andere geworden. Neben bewundernswürdigen Fortschritten sind zahlreiche neue Gefahren entstanden, denen nicht mehr mit den Mitteln einzelner Staaten, sondern nur unter Zusammenfassung aller Völker begegnet werden kann. Aus der begrenzten „staatlichen" Medizin wird und muß die „politische" Medizin werden, wenn der Ärztestand in seinem Wert nicht absinken will.

Das Wirken der Heilkunde ist heute über die ganze Welt ausgedehnt, und es dient nicht nur der Heilung und Vorbeugung, sondern wirkt unerkannt und zwangsläufig bei allen großen und kleinen politischen Ereignissen mit. Ohne die moderne Medizin wären die Weltkriege nicht möglich gewesen und auch zukünftige Kriege bedürfen der Mitwirkung der Medizin. Damit aber wird der Sinn der Medizin entstellt. Ihre naturgemäße Aufgabe ist es nun einmal, der Erhaltung des Lebens zu dienen. Sie ist nicht mehr beschränkt darauf, daß einige wenige führende Menschen sich einen Leibarzt halten, sondern sie dient allen Menschen in allen Völkern, sie dient aber auch der Gesundheit der Pflanzen und der Tiere, der Erhaltung der Fruchtbarkeit der Böden und der Verteilung der Nahrung und Gebrauchsgegenstände. Maßgebend sollte also die Medizin bei allen politischen Gestaltungen mitzuwirken berufen sein. In Wirklichkeit aber sinkt das Wirken der Ärzte dazu herab, begangene Fehler festzustellen und gegebenenfalls zu begutachten. Die Ärzte sind nicht mehr wie einst die Betreuer der Patienten, sondern vielfach ist aus dem freien Beruf des Arztes der beamtete und angestellte Arzt geworden, der die Interessen der vorgesetzten Dienststelle vertreten muß sowohl *für* wie auch oft *gegen* den Patienten. Damit aber entfällt die unentbehrliche Objektivität der Entscheidung und der Arzt ist durch Bestimmungen gebunden.

Eine solche Entwicklung ist zum Teil dadurch notwendig geworden, daß die Zahl der zu behandelnden Menschen sich in ständiger Zunahme befindet und daß das *Heilwesen zu einem Wirtschaftsobjekt größten Ausmaßes* geworden ist. Die Verantwortung für die Gesundheit ist den einzelnen Menschen abgenommen und vom Staat oder von besonders geschaffenen Organisationen übernommen. Der entscheidende Arzt urteilt oft nicht mehr auf Grund des eigenen Augenscheins, sondern auf Grund der Akten. Er stellt die Diagnosen nicht auf Grund eigener Untersuchungen, sondern an Hand von Daten, die ihm von Untersuchungsstellen geliefert werden. Die ungeheure Zunahme der Krankheitsziffern, die ständige Vermehrung der Krankenhäuser und Heilanstalten haben aus unserer Erde bereits jenen „Hospitalplaneten" gemacht, den LICHTENBERG um 1780 voraussagte.

Immer notwendiger wurde die Entwicklung einer vorbeugenden Heilkunde, der man den Namen „Hygiene" gegeben hat, von „Hygieia", der Gesundheit bringenden Tochter des griechischen Gottarztes Asklepios. Durch die Entdeckung der lebenden Krankheitserreger und die Entwicklung von Bekämpfungsmethoden sowie von spezifischen Heilmitteln ist es gelungen, die natürlichen ansteckenden Krankheiten in früher nie möglichem Umfange zu bekämpfen. Weite Gebiete der Erde wurden erst jetzt bewohnbar.

Aber andererseits sind durch die noch weit stärker angestiegenen Einwirkungen der modernen Technik große, früher fruchtbare Gebiete unfruchtbar geworden, und theoretisch besteht die Möglichkeit, daß durch die Entwicklung der Atomindustrie das Leben auf der Erde in seiner Gesamtheit gefährdet wird. Untersuchen wir das Wesen der Technik, so müssen wir feststellen, daß sie in den letzten Gründen darauf beruht, daß sie in verschwenderischer Weise mit den in Millionen von Jahren auf der Erde und in der Tiefe angesammelten Energievorräten umgeht, möge dies nun Kohle sein oder Erdöl. Selbst mit der jetzt erstrebten Atomenergie macht sie nicht neue, zusätzliche Kräfte nutzbar, sondern man nutzt die aus den Bildungszeiten der Atome stammenden und noch nicht zur Ruhe gekommenen Zerfallsprozesse aus, oder schafft unter ungeheurem Energieaufwand aus den zur Ruhe gekommenen Atomen neue Zerfallsherde, deren lokaler und begrenzter Energiegewinn in keinem Verhältnis zu der aufgewendeten Störungsenergie steht. Auf jeden Fall ist heute noch die Verwendung von Energiequellen als Brennstoffe ein nie wieder gutzumachender Raubbau an chemisch wertvoller Natursubstanz.

Es ist durchaus der Atomphysik überlassen, die Natur der Elementarteilchen rechnerisch und experimentell aufzuklären, aber es muß bestritten werden, daß aus der technischen Anwendung ein produktiver Nutzen für die Menschheit insgesamt hervorgehen kann. Irgendwie muß der Störungsaufwand bezahlt werden. Wird man durch die Geschwindigkeit der modernsten Flugzeuge beeindruckt, so vergißt man, daß der Raubbau an Öl damit ums vielfache vermehrt worden ist.

Wir können heute aber aus Erdöl und aus Kohle vermittels der ständig fortschreitenden Chemie „Neustoffe" herstellen, die den tatsächlichen Wert der Kohle oder des Erdöls weit übertreffen würden, wenn wir diese unersetzbaren Naturprodukte nicht zum Zweck einer lokal begrenzten Energiegewinnung verbrennen würden. In wenig Jahrzehnten wird unsere Zeit wegen dieser Verschwendung der Naturschätze verurteilt werden, zumal sie die Wege zu einer wirklichen Bereicherung der Menschheit nicht mit der gleichen Tatkraft gegangen ist, wie sie die Wege der Zerstörung ging.

Die Aufgabe der modernen Wissenschaft oder vielleicht auch erst der Wissenschaft der Zukunft ist es aber, die in absehbarer Zeit unerschöpflichen strahlenden Energien der Sonne, sowie die durch sie ausgelösten atmosphärischen Energien dadurch vermehrt nutzbar zu machen, daß sie chemisch in Verbindungen gebracht werden, die in ständiger Erneuerung und Vermehrung eine dauernde Zunahme gebundener und dadurch technisch verwertbarer Energie auf unserer Erde entstehen lassen. Jeder Grashalm leistet für das Wohl der Gesamtheit etwas, was unsere Chemie leisten könnte, aber noch nicht leistet. Die systematische Erforschung der Photosynthese, ihre Zielsetzung zur Schaffung von Energiekonzentraten zum Betrieb unserer Maschinen, ist die Hauptaufgabe der Physik und Chemie, durch die sie letzten Endes allein ihre Unentbehrlichkeit beweisen kann.

Allein diese Erkenntnis aber besagt, daß die naturwissenschaftliche Forschung in Zukunft in noch weit höherem Grade in Wirtschaft und Politik eingreifen wird, als man heute ahnt. Gleichzeitig aber wird damit die Aufgabe der Medizin vergrößert und ein unentbehrlicher Faktor werden. Noch findet die Weltgeschichte ohne die Medizin als mitbestimmende Kraft statt, bald aber wird diese sich einschalten müssen. Sie allein kann nämlich beurteilen, ob Politik und Wirtschaft erfolgreich sind oder nicht, weil sie feststellen kann, ob die Völker in ihrer Mehrheit kränker oder gesunder werden. Der Ärztestand ist im Begriff, eine politische Macht ersten Ranges zu werden; mögen sich die richtigen Männer dazu finden, die bei dieser ausschlaggebenden Gestaltung mitzuwirken haben. Bisher hat sich die Medizin in die Abhängigkeit von Physik und Chemie begeben, sie muß aber lernen, daß ihre Machtbereiche im Gebiet der Biologie liegen und sie von dieser Basis aus Forderungen stellen kann, daß sie nicht immer nur dienstbar sein muß. Dazu muß sie aus der zu engen spezialistischen Denkweise wieder dahin gelangen, die Welt und das Lebendige umfassend anzuschauen etwa in dem Sinne, wie GOETHE es getan hat.

Unser natürlicher Partner ist die Sonne, nicht das Atom! Die junge Generation der Forscher und Ärzte in aller Welt wird sich diesen Aufgaben der Bereicherung der Erde durch Vermehrung der Bindung der Sonnenenergie bewußt werden müssen. Sie wird lernen müssen, daß hierin ihre natürliche schöpferische Aufgabe liegt und sie alles zu tun hat, mitzuwirken, daß technisch verwertbare Energie gebunden wird. Hingegen scheint es ein Fehldenken zu sein, wenn man statt dessen versucht, eine synthetische Nahrung zu erzeugen, die voraussichtlich niemals alle jene Stoffe enthalten kann, um die Menschheit und die Tiere, sowie die Pflanzen, auf die Dauer gesund und am Leben zu erhalten. Die Aufgabe ist begrenzter, aber sie ist lösbar, wenn man sich aufs Technische beschränkt. Das Lebendige hingegen ist chemisch oder physikalisch allein nicht faßbar, weil es weit größeren Gebieten angehört.

Vorwort zur 2. Auflage

Die Lebenserwartung, die seit etwa 1870 dauernd zugenommen hat, zeigt diese Tendenz jetzt nur noch bei den Frauen, während sie *bei den Männern rückläufig* geworden ist. Man kann nicht mehr behaupten, daß sie eine allgemein „zunehmende Gesundheit" beweist. Diese neueste statistische Feststellung hat historische Bedeutung, sie zeigt einen Wendepunkt in der Bevölkerungspolitik an (S. 74 ff). Die Ursachen des Phänomens sind komplexer Natur. Die in dem Buch vorgelegten Gebiete sollen Diskussionsgrundlage sein, haben als Anregung zu wirken. Möge das Buch diese seine Aufgabe weiter erfüllen: der Gesundheit und ihrer Erhaltung zu dienen!

Porza bei Lugano, den 17. 4. 62

Prof. Dr. Werner *Kollath*

Politische Hygiene als Wissenschaft

Die bisherige Geschichte wirkt wie eine gefährliche Krankheit.

Die Ursache dieser Krankheit ist der Mensch mit seiner Unvollkommenheit; er hält sich für das Ziel der Schöpfung, ist aber nur Mittel. Aus der ihm eigentümlichen Freiheit des Handelns kann er nützlich oder schädlich handeln. Wo er nützlich handelt, dient er der Erhaltung des Lebendigen auf der von ihm bewohnten Erde, wo er schädlich handelt, wirkt er wie ein lebender Krankheitserreger, der zugleich mit der Vernichtung seiner Umgebung seinen eigenen Untergang herbeiführt.

Kriege sind gemeingefährliche Epidemien, Wirtschaftskämpfe sind chronische Mangelkrankheiten, beide führen letzten Endes zur Zerstörung des gesamten Wirkungsbereichs.

Krankheit und Tod sind aber nicht nur Schicksal des Menschen, sondern aller Einzelwesen. Sie spielen sich im Rahmen des ihnen übergeordneten Geschehens im Gesamtbereich des Lebendigen ab, und dieses bleibt bestehen, auch wenn die Individuen zahlreich sterben und vergehen. Der Lebensstrom ist überindividuell, sein Wesen können wir nicht erforschen, sondern nur in seinem Wirken studieren und vielleicht einmal erkennen.

Die Medizin, die die Heilung und Erforschung der Krankheiten von Mensch, Tier und Pflanze zur Aufgabe hat, muß sich zunehmend mit den Krankheitsvorgängen in den großen Lebensgemeinschaften beschäftigen, die die Träger der geschichtlichen Vorgänge sind. Auch bei diesem Studium sind zwei Hauptgebiete zu unterscheiden: die Bemühungen um Heilung feststellbarer Schäden und die Bemühungen, diese Schäden nicht erst entstehen zu lassen, sie vorbeugend zu verhindern. Dieses Gebiet wird die Aufgabe einer „politischen Hygiene" sein, wie sie in diesem Buch mit der Behandlung einiger Teilfragen beschrieben wird. Unmöglich ist es, das Gesamtgebiet heute schon erschöpfend zu behandeln, aber gewisse Grundprobleme können doch bereits erkannt werden.

Die Krankheiten des Menschen sind — von diesem Standpunkt betrachtet — Symptome von tieferen Störungen, die die Gemeinschaften und auch die Umwelt, insbesondere den fruchtbaren Boden ergriffen haben, und deren Ursache der Mensch mit seinem einseitigen Handeln ist.

„Die Bahn des All:
   Überfluß streichen,
   Mangel füllen.
Menschliche Weise ist anders:
   Streichen wo schon Mangel,
   Füllen, wo schon Überfluß."
„Die Bahn des All: Ausgleich ohne Kampf.
Die Bahn des Menschen: Tat ohne Zwang." (LAO TSE).

Es dürfte der Bedeutung des Gegenstandes entsprechen, wenn die erforderlichen Definitionen auf Grund der neuesten biologischen Anschauungen gegeben werden. Ich folge dabei zunächst den bedeutenden Ausführungen des Baseler Forschers ADOLF PORTMANN, wie er sie in seinem Buch „Biologische Fragmente zu einer Lehre vom Menschen" veröffentlicht und zur Debatte gestellt hat. PORTMANN schreibt (S. 8): „Statt seltener Anruf zu sein des Unzugänglichen, ausgesprochen im Wissen um das schwere Gewicht dieses Wortes, *ist „Natur" heute ein billiges Mittel verbaler Erklärung geworden, gerade gut genug, um anzukünden, daß alles mit rechten Dingen zugeht* — und um die Illusion bestehen zu lassen, als wüßten wir um die tieferen Gründe des Seins, das uns doch so fremd und so verschlossen umgibt."

„Die Enttäuschung über den immer erneuten *Mißbrauch geistiger Erzeugnisse als Mittel des brutalen Existenzkampfes . . . , der krasse Kontrast zwischen wissenschaftlichem Fortschritt und Lebensführung* — das alles hat in vielseitiger

Wechselwirkung an der Geringschätzung des bewußten Daseins mitgearbeitet, an einer Entwertung, die von der Größe und Schönheit des vom Menschen nicht beeinflußten freien und bewußtlosen Naturlebens einen machtvollen Hintergrund empfing..." (S. 14).

„Die anmaßende Art, vom Biologischen aus alles Menschenwerk, alle Gesellschaftsformen zu taxieren, ist heute in Ländern jeglicher politischen Gruppierung gleich verbreitet. In allen politischen (und wirtschaftlichen — der Verf.) Lagern sind Kräfte am Werk, die sich auf die Lebensforschung berufen..."

„Es ist (aber) gleich unbiologisch, ob man nun das Blut zur letzten normgebenden Gemeinsamkeit erhebt, oder ob man aus der technischen Überlegenheit das Recht auf Herrschaft abzuleiten versucht — alles im höchsten Grade lebendig, aber es ist keineswegs biologisch."

Anders wäre dies, wenn grundsätzlich die unbezweifelbare Tatsache betont würde, daß *unser Wissen unvollkommen* ist — denn sonst wäre ja jede weitere Forschung überflüssig — und daß jede Praxis das Noch-Unerforschte mit in Rechnung zu stellen hat. Wir müssen deshalb zunächst bemüht sein, das Wesen und die Stellung des Menschen „in der Natur" auf Grund des tatsächlichen Wissens zu kennzeichnen. Hier zeigt PORTMANN einen gangbaren Weg:

Der Mensch, dieses einzigartige Lebewesen, das in „unfertigem Zustand, als physiologische Frühgeburt, zur Welt kommt", dessen Gehirnentwicklung lange Zeit in Anspruch nimmt, mußte zwangsläufig zu einem „Verhalten" sich selbst und seiner Umwelt gegenüber gelangen, das ihn dazu zwang, zur Sicherung seiner Existenz seine ihm gemäße Umwelt zu schaffen. Diese Notwendigkeit führte ihn dazu, seine Umwelt umzugestalten, sie auszuwählen.

In Gegensatz zu den Tieren ist „der Mensch in keine bestimmte Umwelt, keinen bestimmten Naturausschnitt" geboren, sondern „weltoffen". „Unserer ganzen Daseinsart entspricht es im Gegenteil, in irgendeinem von Menschen aufgesuchten Naturbereiche sich eine besondere ‚Welt' zu schaffen, sie aufzubauen aus Naturbeständen, die durch menschliches Tun umgeformt worden sind" (S. 62).

Mit der den Menschen charakterisierenden Vergrößerung des Großhirns mußten die älteren Gehirnteile, in denen der Sitz der Instinkte sich befindet, an Masse relativ geringer werden, was zu einer unvermeidlichen „Instinktarmut" des Menschen führte.

Auf dieser ihm eigenen gegebenen Basis erfolgte die dem Menschen eigene *Fähigkeit zu freien Entscheidungen,* die zum Teil aus eigener Erfahrung bestimmt werden konnten, aber auch durch Übernahme der Erfahrungen anderer Wesen, die in der Sozialgemeinschaft leben oder gelebt haben. So *„muß der Mensch auch dem Biologen vor Augen sein als das ganz besondere Wesen mit Geschichte, als die Daseinsform mit einer ihr eigentümlichen zweiten Natur, der Kultur"* (S. 20). *„Dieses Kulturleben ist so allgemein menschlich, daß wir keine Menschengruppen finden, die im wahren Sinne des Wortes Naturmenschen wären, so wenig wie wir Naturvölker kennen, da eben Kultur im allgemeinsten Sinn dieses Wortes ein Teil der Verhaltensform jedes, auch des primitivsten Menschen ist"* (S. 63) [kursiv vom Verf.].

„Man mag die besondere Menschenwelt als Kultur der Natur entgegenstellen, man kann sie als künstlich der natürlichen Umwelt eines Tieres gegenübersetzen" (PORTMANN S. 63). „Es gibt vielerlei Ausdrücke für diesen so inhaltsreichen Sachverhalt".

Aus dieser nüchternen, rein sachlichen und unvoreingenommenen Feststellung ergibt sich meines Erachtens nur eine ebenso allgemein gehaltene Folgerung: *Der Mensch muß arbeiten, er muß ständig bestrebt sein, an der Existenzmöglichkeit seinesgleichen mitzuwirken, wie er auch stets für sich* selbst arbeiten muß, um am Leben zu bleiben und dazu muß er gesund sein. Die körperliche Gesundheit des Individuums und ein friedvolles Zusammenwirken aller Menschen miteinander zur Sicherung der errungenen Leistungen und zur weiteren Steigerung der Leistungen der Gesamtheit wäre demnach seine biologische Aufgabe.

Die Fähigkeit zur eigenen freien Entscheidung zwischen nützlich und schädlich, zwischen gut und böse, zwischen richtig und falsch ist aber nicht nur in sein eigenes Ermessen gestellt, sondern wird durch seine Zuordnung zu einer menschlichen Gemeinschaft in gewissen Grenzen gehalten, die schrankenlosen Individualismus ebenso *hemmen* sollen, wie sie das Gefühl der Zusammengehörigkeit *fördern* können.

Wissen und *Erfahrung* einerseits, *Mitgefühl* andererseits sind die dem Menschen eigenen Fähigkeiten, aus denen heraus er zu handeln hat. Immer sollten diese beiden geistigen Fähigkeiten in Einklang miteinander stehen. Aber „im Gang der Dinge ist aus der Kopfarbeit das Übergewicht der Verstandesleistung geworden, das der geschäftigen Menschheit in das leere Gesicht unter der harten Stirn geschrieben steht, und so ist es gekommen, daß heute Klugheit und Dummheit, als könnte es nicht anders sein, bloß auf den Verstand und die Grade seiner Tüchtigkeit bezogen werden, obwohl das mehr oder minder einseitig ist" (ROBERT MUSIL, nach PORTMANN, S. 111).

Das alle lebendigen Wesen übertreffende *Gehirn* des Menschen und seine ebenso vielseitig verwendbare *Hand*, Gaben der „Natur" als Gegengewichte für die körperliche Unvollkommenheit des Menschen, sind seine gewaltigen Machtmittel, mit denen er seine „Kulturen" aufgebaut und auch wieder zerstört hat, schöpferisch tätig und dämonisch zerstörend wirkendes Doppelwesen, nicht nur jetzt, sondern zu allen Zeiten, wie wir sie geschichtlich kennen.

Merkwürdig und letzten Endes unbegreiflich ist, daß alle wirklich großen Fortschritte immer nur von einzelnen Menschen begonnen und möglich gemacht worden sind, und daß die jeweilige Gegenwart nur sehr selten diese Helfer der Menschheit und der Natur erkannt hat, sondern im Beharren der Gewohnheit blieb. Vielleicht gewährt nur eine solche Doppelwirkung jene langsame Konstanz des Daseins, wie sie sich auf die Dauer als die zuverlässigste Form der Erhaltung des Ganzen erwiesen hat.

Dies Gleichgewicht wurde nun im letzten Jahrhundert dadurch gestört, daß die erstaunlichen naturwissenschaftlichen Entdeckungen Wissen und Möglichkeiten in einer weit über alle Vergangenheiten hinausgehenden Technik umgestaltet haben, so daß Gut und Böse, Nützlich und Schädlich in ihren Dimensionen gewaltig gestiegen sind. So konnte das alte Gleichgewicht gestört werden und so sind wir in die gefährliche Gesamtsituation der Gegenwart gelangt. Die Frage ist nur, ob es uns möglich ist, ein neues Gleichgewicht herzustellen, d. h. der gesteigerten Technik eine gesteigerte körperliche und geistige Leistungsfähigkeit zu gesellen. Dazu aber ist wieder *Gesundheit die unbedingte Voraussetzung.* Sie zu sichern ist das oberste Ziel der Heilkunde, einer „Kunde vom Heil".

Die Natur

JOHANN WOLFGANG VON GOETHE

[Um das Jahr 1780] *)

"Natur! Wir sind von ihr umgeben und umschlungen — unvermögend aus ihr herauszutreten, und unvermögend tiefer in sie hineinzukommen. Ungebeten und ungewarnt nimmt sie uns in den Kreislauf ihres Tanzes auf und treibt sich mit uns fort, bis wir ermüdet sind und ihrem Arme entfallen.

Sie schafft ewig neue Gestalten; was da ist, war noch nie, — was war, kommt nicht wieder — alles ist neu, und doch immer das Alte.

Wir leben mitten in ihr und sind ihr fremd. Sie spricht unaufhörlich mit uns und verrät uns ihr Geheimnis nicht. Wir wirken beständig auf sie und haben doch keine Gewalt über sie.

Sie scheint alles auf Individualität angelegt zu haben und macht sich nichts aus den Individuen. Sie baut immer und zerstört immer, und ihre Werkstätte ist unzugänglich.

Sie lebt in lauter Kindern, und die Mutter, wo ist sie? Sie ist die einzige Künstlerin: aus dem simpelsten Stoff zu den größten Kontrasten; ohne Schein der Anstrengung zu der größten Vollendung — zur genauesten Bestimmtheit, immer mit etwas Weichem überzogen. Jedes ihrer Werke hat ein eigenes Wesen, jede ihrer Erscheinungen den isoliertesten Begriff, und doch macht alles eins aus.

Sie spielt ein Schauspiel: ob sie es selbst sieht, wissen wir nicht, und doch spielt sie's für uns und die wir in der Ecke stehen.

Es ist ein ewiges Leben, Werden und Bewegen in ihr, und doch rückt sie nicht weiter. Sie verwandelt sich ewig, und ist kein Moment Stillestehen in ihr. Für's Bleiben hat sie keinen Begriff, und ihren Fluch hat sie ans Stillestehen gehängt. Sie

---

*) Goethes Werke in 30 Bänden, 1851. Band XXX. S. 313.

ist fest. Ihr Tritt ist gemessen, ihre Ausnahmen selten, ihre Gesetze unwandelbar.

Gedacht hat sie und sinnt beständig; aber nicht als ein Mensch, sondern als Natur. Sie hat sich einen eigenen allumfassenden Sinn vorbehalten, den ihr niemand abmerken kann.

Die Menschen sind alle in ihr und sie in allen. Mit allen treibt sie ein freundliches Spiel und freut sich, je mehr man ihr abgewinnt. Sie treibt's mit vielen so im Verborgenen, daß sie's zu Ende spielt, ehe sie's merken.

Auch das Unnatürlichste ist Natur, auch die plumpste Philisterei hat etwas von ihrem Genie. Wer sie nicht allenthalben sieht, sieht sie nirgendwo recht.

Sie liebt sich selber und haftet ewig mit Augen und Herzen ohne Zahl an sich selbst. Sie hat sich auseinandergesetzt, um sich selbst zu genießen. Immer läßt sie neue Genießer erwachen, unersättlich, sich mitzuteilen.

Sie freut sich an der Illusion. Wer diese in sich und anderen zerstört, den straft sie als der strengste Tyrann. Wer ihr zutraulich folgt, den drückt sie wie ein Kind an ihr Herz.

Ihre Kinder sind ohne Zahl. Keinem ist sie überall karg, aber sie hat Lieblinge, an die sie viel verschwendet und denen sie viel aufopfert. An's Große hat sie ihren Schutz geknüpft.

Sie spritzt ihre Geschöpfe aus dem Nichts hervor und sagt ihnen nicht, woher sie kommen und wohin sie gehen. Sie sollen laufen; die Bahn kennt sie.

Sie hat wenige Triebfedern, aber nie abgenutzte, immer wirksam, immer mannigfaltig.

Ihr Schauspiel ist immer neu, weil sie immer neue Zuschauer schafft. Leben ist ihre schönste Erfindung, und der Tod ist ihr Kunstgriff, viel Leben zu haben.

Sie hüllt den Menschen in Dumpfheit ein und spornt ihn ewig zum Lichte. Sie macht ihn abhängig zur Erde, träg und schwer, und schüttelt ihn immer wieder auf.

Sie gibt Bedürfnisse, weil sie Bewegung liebt. Wunder, daß sie alle diese Bewegung mit so wenigem erreicht. Jedes Bedürfnis ist Wohltat; schnell befriedigt, schnell wieder erwachsend. Gibt sie eins mehr, so ist's ein neuer Quell der Lust; aber sie kommt bald ins Gleichgewicht.

Sie setzt alle Augenblicke zum längsten Lauf an und ist alle Augenblicke am Ziele.

Sie ist die Eitelkeit selbst, aber nicht für uns, denen sie sich zur größten Wichtigkeit gemacht hat.

Sie läßt jedes Kind an sich künsteln, jeden Toren über sich richten, Tausende stumpf über sich hingehen und nichts sehen, und hat an allen ihre Freude und findet bei allen ihre Rechnung.

Man gehorcht ihren Gesetzen, auch wenn man ihnen widerstrebt, man wirkt mit ihr, auch wenn man gegen sie wirken will.

Sie macht alles, was sie gibt, zur Wohltat, denn sie macht es erst unentbehrlich. Sie säumet, daß man sie verlange; sie eilet, daß man sie nicht satt werde.

Sie hat keine Sprache noch Rede, aber sie schafft Zungen und Herzen, durch die sie fühlt und spricht.

Ihre Krone ist die Liebe. Nur durch sie kommt man ihr nahe. Sie macht Klüfte zwischen allen Wesen, und alles will sie verschlingen. Sie hat alles isoliert, um alles zusammenzuziehen. Durch ein paar Züge aus dem Becher der Liebe hält sie für ein Leben voll Mühe schadlos.

Sie ist alles. Sie belohnt sich selbst und bestraft sich selbst, erfreut und quält sich selbst. Sie ist rauh und gelinde, lieblich und schrecklich, kraftlos und allgewaltig. Alles ist immer da in ihr. Vergangenheit und Zukunft kennt sie nicht. Gegenwart ist ihr Ewigkeit. Sie ist gütig. Ich preise sie mit allen ihren Werken. Sie ist weise und still. Man reißt ihr keine Erklärung vom Leibe, trutzt ihr kein Geschenk ab, das sie nicht freiwillig gibt. Sie ist listig, aber zu gutem Ziele, und am besten ist's, ihre List nicht zu merken.

Sie ist ganz, und doch immer unvollendet. So wie sie's treibt, kann sie's immer treiben.

Jedem erscheint sie in einer eignen Gestalt. Sie verbirgt sich in tausend Namen und Termen und ist immer dieselbe.

Sie hat mich hereingestellt, sie wird mich auch herausführen. Ich vertraue mich ihr. Sie mag mit mir schalten. Sie wird ihr Werk nicht hassen. Ich sprach nicht von ihr. Nein, was wahr ist und was falsch ist, alles hat sie gesprochen. Alles ist ihre Schuld, alles ihr Verdienst" *).

---

*) Die bisher GOETHE zugeschriebene Fassung der berühmten Definition wird neuerdings dem Schweizer Georg Christoph Tobler zugeschrieben, der eine Zeitlang bei GOETHE in Weimar gelebt hat. Der Sinn ist zweifellos GOETHESCHE Weltanschauung.

I.

Von den Eigenschaften des Unbelebten, des Belebten und der besonderen Stellung des Menschen auf der Erde

Der Begriff „Natur"

Die Worte GOETHES geben zwar eine sehr schöne und zum Nachdenken führende Beschreibung des Begriffes „Natur", doch sind auch andersartige Auffassungen möglich. Aus diesem Grunde soll im folgenden der Versuch gemacht werden, mit naturwissenschaftlichen Fachausdrücken die Basis für weitere Ausführungen zu schaffen. Denn nur so ist es aussichtsvoll, Mißverständnissen vorzubeugen. Da sich alles erkennbare Geschehen im Bereich der „Natur" abspielt und da viele Menschen dazu neigen, seit ROUSSEAU die Natur schlechthin als „gut", das Wirken des Menschen aber als „schlecht" zu bezeichnen, ist es erforderlich, eindeutige Fachausdrücke zu verwenden. Die exakten Naturwissenschaften geben uns das erforderliche Wortmaterial.

Im Bereich der Physik und Chemie, der beiden wichtigsten exakten naturwissenschaftlichen Gebiete, ist eine allgemeine Verständigung leicht, auf dem Gebiet der Biologie aber sehr schwer, in vielen Fragen fast unmöglich. Sobald man die Bereiche des Lebendigen erreicht, treffen wir auf ungenaue Definitionen, schon wenn wir die Worte „Individuum", „Gemeinschaft", „Zivilisation", „Kultur" anwenden, die wir nicht umgehen können. Der Plan, diese Ausführungen mit einer Abgrenzung des Unbelebten vom Belebten zu beginnen, mußte zunächst zurückgestellt werden, weil die ärztlich-gesundheitlichen Belange in diesem Buch im Vordergrund stehen müssen. Immerhin sind einige Vorbemerkungen allgemeiner Natur erforderlich, wenn das Ziel erreicht werden soll, die Voraussetzungen dafür zu schaffen, wenigstens einen Teil des politischen Geschehens der naturwissenschaftlichen Forschung zugänglich zu machen.

Die „Natur als Ganzes" ist für jede exakte naturwissenschaftliche Forschung unzugänglich, da sie nur mit geisteswissenschaftlichen Methoden erkannt werden kann. Sie läßt sich niemals objektiv, sondern immer nur subjektiv schildern, weil der Erkennende beim Erkennen mitwirkt. Demgegenüber ist die sog. „Naturwissenschaft" eigentlich keine Wissenschaft von der Natur, sondern umfaßt viele Teilgebiete, bei denen es wiederum zum Teil gelungen ist, meßbare und reproduzierbare Ergebnisse zu bekommen, zum Teil aber auch nicht oder noch nicht. Man spricht deshalb zweckmäßig von „Naturwissenschaften", indem man die Summe der Teilgebiete meint.

Immerhin dürfen wir wohl die uns zugänglichen Phänomene in zwei große Gebiete aufteilen, in die Bereiche des *Unbelebten* und in die Bereiche des *Belebten*. Wir halten es für unwahrscheinlich, daß sich im Unbelebten als unabdingbarer Bestandteil auch „Belebtes" findet, können uns aber Belebtes ohne Unbelebtes schlechterdings nicht vorstellen. Zwar hat es den Anschein, als ob zwischen dem Unbelebten und dem Belebten noch ein früher unbekanntes Gebiet liegt, das der *Virusformen*, aber es ist nicht sicher, ob es sich hier um fließende Übergänge oder um sprunghafte Prozesse handelt. Für diese Erörterungen kann dieses Problem auch zurückgestellt und einer späteren Arbeit vorbehalten bleiben.

Chemie und Physik mit ihren Untergebieten reichen zum Studium des Unbelebten anscheinend aus, gewähren im Bereich der Lebenserscheinungen aber nur einen, allerdings unentbehrlichen Grundstock, mehr aber auch nicht. Man hat gleichwohl die im Jahre 1826 von dem Gründer der wissenschaftlichen Physiologie JOHANNES MÜLLER geschriebenen Worte vergessen:

„Es gibt fast keine große Entdeckung eines allgemein wirkenden Wesens in der Natur, die nicht sofort das Prinzip für das Leben der organischen Welt für eine Zeitlang gegeben hätte. Und gleichwohl läßt sich schon auf bloßem Erfahrungswege die Wirksamkeit der organischen Wesen von jeder andern auf eine so scharfe Weise trennen, daß, wer jemals diesen Unterschied klar gefaßt, für immer *behütet sein wird, Erklärungen aus der Physik und Chemie, welche auf das Leben der Organismen angewandt werden, für Erkenntnisse dieses Lebens selbst zu halten.*" Und etwas weiter: „Mit allen Erklärungen der Wirkungsart der Nerven durch elektrische Strömung ist daher nichts gewonnen, vielmehr werden hierbei die *wesentlichen Energien der Organe übersehen*".

Überblickt man die Deutungen, die derartige Befunde auch jetzt noch finden, und wie man jetzt, weil es dem Stand der methodologischen Technik entspricht, seine Hoffnungen auf die Atomphysik und die Isotopen setzt, dann erkennt man die Verschiedenheit zwischen echten Forschern und denjenigen, die nur gelernt haben, die von andern möglich gemachten Methoden anzuwenden, ohne das Wesen dieser Methoden begriffen zu haben. Und doch sollte es einem jeden leicht fallen, die experimentell unübersteigbare Schranke zum Lebendigen zu fühlen. Man kann sagen: *alles, was chemisch oder physikalisch oder mit ähnlichen Methoden an Lebewesen oder deren Organen meßbar gemacht werden kann, erweist sich allein dadurch als nicht zum Wesen des Lebendigen gehörend.* Zwar bedient sich die lebende Zelle der unbelebten Substanz, sobald wir aber in ihr Inneres dringen, verändern wir den vorherigen belebten Zustand und jede Substanz, die wir aus den Zellen chemisch isolieren können, ist auch „tot" oder beim Zerlegen entstanden, jedenfalls nicht notwendigerweise auch in der unverletzten Zelle in der erhaltenen Form vorhanden. Es gibt eben einen Unterschied zwischen „tot" und „belebt", aber mehr, als diesen erkenntnismäßig festzustellen, können wir bisher nicht, werden es auch hoffentlich nicht können, denn dann würde man sicher Preise darauf setzen, neue Lebewesen zu schaffen. Aber selbst hinter dem Elektronengehirn steht das lebende Empfinden des Konstrukteurs.

Das wesentliche Problem tritt vielleicht darin zu Tage, daß Unbelebtes in den uns zugänglichen Zeiträumen in seinen

Eigenschaften *unveränderlich* ist, keinen Stoffaustausch hat, mit Ausnahme der aus der Urzeit der Schöpfung stammenden und noch nicht zum Ruhestand gekommenen Radium-Atome und ähnlicher Stoffe. Umgekehrt stellen wir bei allem Lebendigen fest, daß dieses immer nur eine *befristete Zeit „lebendig"* ist und während dieser Zeit einem dauernden Stoff- und Energiewechsel unterliegt*), aus dem es die Kraft gewinnt, Bewegungen selbständig auszuführen, auch wenn es sich „nur" um Plasmaströmungen handelt oder um Bewegungen im Zellkern. *Jede dieser Bewegungen erfolgt unter Überwindung der Schwerkraft und das Belebte steht demnach in einem steten Kampf gegen die Schwerkraft, während das Unbelebte zur schnellstmöglichen Ruhe strebt und verharrt.* Lebendiges kann sich aus sich heraus gleichartig vermehren. Unbelebtes niemals.**) Lebendiges ist eine wechselnde Gestalt aus immer neuer Materie, Unbelebtes ist beständig. Wie das geschieht, wissen wir nicht. *Wir wissen nicht zu sagen, trotz aller Untersuchungen, ob die lebenden Individuen „selbst leben" oder „gelebt werden". Wahrscheinlich werden wir Lebewesen alle gelebt, von einem geistähnlichen Prinzip, „Leben" genannt,* oder „Natur" oder „Gott". Angesichts dieser Kernfragen ist es begreiflich, daß man bemüht ist, etwaige Grenzen zu finden. Ich habe in der folgenden Gegenüberstellung versucht, die Unterschiede zwischen Unbelebtem und Belebtem anzugeben, indem ich gleichzeitig einen „Urzustand" unbekannter Natur als theoretisch möglichen Ausgangspunkt nehme, wobei man

---

*) Der große Nimbus, den das Radium genießt, dürfte mehr aus seiner Eignung zur Krebstherapie als aus der Überraschung entspringen, daß auch Unbelebtes „instabil" sein kann. Er verliert aber seine Neuheit, wenn man die heutigen Radiumatome als letzte Reste der Uratome betrachtet, die noch nicht zur ihnen möglichen Ruhe gekommen sind, dem dauerhaften Aufbau des Atoms. Gewiß kann man daran denken, daß der Elektronenaustausch in den Atomen eine Art Stoffwechsel sein könnte, aber damit erfolgt keine spontane Vermehrung des Atoms in neue, gleichartige Atome.
**) Gold wächst nicht.

auch sagen könnte, daß „Lebendiges" von Anfang dieser Urstand war und daß das Unbelebte aus dem Lebendigen geworden ist (MEYER-ABICH).

Ich stelle einige Eigenschaften des Unbelebten und des Belebten gegenüber:

Unbelebtes und Belebtes

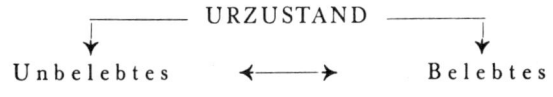

	URZUSTAND	
Unbelebtes	←——→	Belebtes
Physikalische Ordnung		Organismische Ordnung
Zwang		*freie Fähigkeiten*
zu		zu
zufälliger Verteilung		geordneter Auswahl
passivem Geschehen		aktiver Bewegung
Zeitlosigkeit		Zeitgebundenheit
Polarität, Stabilität		Polaritätsschwankungen
Trägheit		Arbeitsleistung
Entropie (Entwertung)		Ektropie (Aufwertung)
Ruhezuständen		Unruhe (Rhythmen)
	Ergebnisse	
Armut an Formen		Reichtum an Formen
Nebeneinander		*Zusammengehörigkeit*
begrenzte Vollkommenheit		*unbegrenzte Unvollkommenheit*
		besondere Eigenschaften
		Vermehrungsfähigkeit
		Vererbungsfähigkeit
		Anpassungsfähigkeit
		Lernfähigkeit (Gedächtnis)
Existenz-Enge		Existenz-Breite
		Erkrankungsfähigkeit *)
		usw.

---

*) „Krankheit" erscheint, naturwissenschaftlich betrachtet, als „Fähigkeit, auch bei gestörtem physiologischem Geschehen kürzere oder längere Zeit am Leben zu bleiben". Eine ausführliche Behandlung dieser Probleme ist einer gesonderten Abhandlung vorbehalten.

Das Geschehen im Unbelebten läßt sich nach BAVINK folgendermaßen formulieren:

„Die Körper der unbelebten Welt bestehen aus verschiedenartigen Stoffen, sie werden durch das Wirken von Kräften in fortwährender Bewegung und Veränderung gehalten" (BAVINK, S. 1). „Alle Körper reagieren auf eine von außen einwirkende Kraft entsprechend ihrer ‚Trägheit', d. h. abhängig von der Gravitation (Schwerkraft) und sie erreichen auf dem *kürzesten Wege und in kürzester Zeit* einen den Umständen nach erreichbaren ‚Ruhepunkt'. Masse oder Trägheit ist Widerstand gegen das Bewegtwerden, Schwere ist Gravitationskraft zwischen dem fraglichen Körper und der Erde" (BAVINK, S. 52). „Eine Kraft veranlaßt eine Abweichung in der Bewegung einer trägen Masse" (S. 41).

Aller Anstoß kommt im Unbelebten von außen und wird so schnell wie möglich abreagiert. Man kann als Kennzeichen des Unbelebten folgende Sätze aufstellen:

1. *Die unbelebte Masse ist träge.*
2. *Ihre Bewegung ist zwangsläufig und erfolgt immer in der kürzest möglichen Richtung einem Ruhezustande zu.*
3. *Ihre Verteilung erscheint „zufällig".*
4. *Alles steht nebeneinander nach physikalischer Ordnung.*

Insgesamt wirkt das Unbelebte trotz seiner Größenordnungen „monoton".

Demgegenüber zeigt *das Lebendige eine unübersehbare Vielfalt,* da zu den Eigenschaften des Unbelebten (der Substanz) die besonderen des Lebendigen kommen.

Im Bereich des Belebten ist alles möglich, es gibt keine Vorhersagen, keinen Zwang; es gibt Gutes und Böses, Kluges und Dummes, Natürliches und Unnatürliches, trotz des scheinbaren Widerspruches. Und beim Menschen sind alle diese Gegensätze aufs äußerste gesteigert.

Die Unzulänglichkeit des Menschen als biologisches Faktum

Die uns täglich aufs neue betrübende Feststellung, daß die Menschen nicht nur richtig, sondern auch völlig falsch und lebensgefährdend handeln können, ergibt sich aus den Beobachtungen des Verhaltens und im Vergleich zum Verhalten der Tiere. Aus einem früheren Aufsatz „Das Verhalten des Menschen zu seiner Nahrung" gebe ich folgende Stellen wieder:

„In der Zoologie sammelt man bei dieser Forschung durch sorgfältige Beobachtung das Tatsachenmaterial über das Verhalten einzelner Tiere, von Protozoen, Insekten, sowie höheren Tieren, sowohl sich selbst, wie den Artgenossen und fremden Tieren gegenüber. Man erhält so ein Beobachtungsmaterial über Reaktionen im Bereich des Lebendigen, die nicht nur das Verhalten des Einzelwesens, sondern auch sein soziales Verhalten umfangen. Der Baseler Zoologe ADOLF PORTMANN hat in seinem Buch ‚Das Tier als soziales Wesen', eine Zusammenstellung wichtiger Ergebnisse vorgelegt. In vielfacher Hinsicht kann der Inhalt wertvolle Hinweise und Beispiele geben, wie man beim Menschen vorzugehen hat. Aber dessen Sonderart erschwert die Nutzanwendung. Um so wichtiger ist es, daß PORTMANN in einem früheren Werk ‚Biologische Fragmente zu einer Lehre vom Menschen' uns eine exakte und reichhaltige Studie als Grundlage für unsere eigene Weiterarbeit gegeben hat, deren Fruchtbarkeit sich erst in Zukunft erweisen wird. Auch hier eröffnet sich eine neue Schau, in mancher Hinsicht ähnlich den Standardwerken der alten Naturforscher, die frei vom Spezialismus ihre Beobachtungen und Gedanken in den Zeiten des Beginns der wissenschaftlichen Forschung gesammelt haben.

Wenn ich im folgenden nur einen kleinen Ausschnitt aus der Fülle der Möglichkeiten, die sich für die Heilkunde ergeben, mitteile, so deshalb, um an diesem umgrenzten Gebiet der Ernährungslehre die vorliegenden Aufgabenstellungen möglichst genau zu präzisieren.

Das naturwissenschaftlich-biologische Denken des vergangenen Jahrhunderts darf man wohl als das materialistisch-entwicklungsgeschichtliche betrachten, indem einerseits die Lebenserscheinungen auf chemische Prozesse zurückgeführt wurden, andererseits die Entstehung des Menschen aus den Anthropoiden gelehrt wurde und man bemüht war, das *Gemeinsame* von Tier und Mensch aufzustellen. PORTMANN stellt demgegenüber die so naheliegende und doch überraschende Frage: *Worin unterscheidet sich denn nun eigentlich Mensch und Tier?* Es ist klar, daß von der neuen Fragestellung her die Antworten beeinflußt werden müssen und daß es für die Lehre vom Menschen eigentlich gerade auf diese spezifisch-menschlichen, durch vergleichende Betrachtung zu gewinnenden Unterschiede ankommt.

Aus den vielfachen Fragen und Antworten, die PORTMANN gibt, wähle ich hier einen Teil aus, von dem wir am leichtesten zu den Ernährungsfragen gelangen. PORTMANN unterteilt die Wirbeltiere in ‚Nesthocker' und ‚Nestflüchter', indem er die Vogelwelt als Vergleichsbasis wählt. Die Nesthocker kommen unfertig, oft blind, ohne Fähigkeit zur selbständigen Nahrungssuche zur Welt, während die Nestflüchter mit der Reifegestalt der Art zur Welt kommen, sich alsbald aufrichten und fähig sind, Nahrung aufzusuchen. Das menschliche Neugeborene aber fügt sich weder in den einen noch den andern Rahmen, es nimmt eine Zwischenstellung ein, ist ein ‚unentwickelter Nestflüchter', der erst unter sorgfältiger Pflege und bei vollkommener Nahrung nach einem Jahre die Reifegestalt des Nestflüchters erreicht. Der Mensch ist eine ‚physiologische Frühgeburt', eine Erkenntnis, die uns — nebenbei gesagt — die Frühsterblichkeit der Säuglinge verstehen läßt.

In diesem ersten Jahr kommt es zu einer schnellen Gewichtszunahme und am Ende des Jahres erreicht das Kind *drei spe-*

zifisch-menschliche Fähigkeiten: die des *Aufrechtstehens,* der *Wortbildung* und des *sinnvollen Gebrauchs der Hände.*

Gleichzeitig aber kommt es zu einer *geistigen Entwicklung* in innigem Kontakt mit der Mutter als Umwelt, in der jedes Kind seine eigene Welt erlebt und früheste Eindrücke aufnimmt derart, daß es schon frühzeitig zu einem ,*sozialen Wesen mit Geschichte*' wird. Es ist von Anfang an dazu bestimmt, ein Einzelwesen, ein *Individuum,* keine Massenware zu werden.

Der ersten schnellen Periode folgt dann eine 19—21 Jahre dauernde langsame Periode der Gewichtszunahme, die sich in mehrere Teile unterteilen läßt, von denen hier das Alter bis zum 5.—6. Jahre besonders interessiert. Für die weiteren Jahre muß auf das Originalwerk verwiesen werden. In dieser zweiten kindlichen Periode nimmt von allen Organen vor allem das Gehirn an Gewicht zu, derart intensiv, daß es bis 90 % des Endgewichts erreicht. Insbesondere nimmt die graue Hirnsubstanz zu (Cerebralisation), während die Mittelhirnpartien zurückbleiben, die bei niederen Säugern besonders stark entwickelt sind. In ihnen sind die Instinkte verankert. Selbst bei unterernährten Kindern überwiegt die prozentuale Gewichtszunahme des Großhirns. Mit dem Ende dieser Periode *beginnt der Zahnwechsel,* so daß Großhirnentwicklung und Zahnentwicklung und damit die Ernährung in irgendeinem Zusammenhang zu stehen scheinen. Das Überwiegen des Gehirns bestimmt den Menschen zum ,geistigen' Wesen, dem eine *Instinktarmut eigentümlich* ist, fast wie wenn ein Gegengewicht aufgehoben wird. Während Tiere instinktgebunden sind, für eine bestimmte Umwelt und eine bestimmte Nahrung, ist der Mensch weniger instinktgebunden, nicht für eine bestimmte Nahrung und nicht für eine bestimmte Umwelt gekennzeichnet. PORTMANN bezeichnet diese Anlage des Menschen als ,*weltoffen*'.

Insgesamt erscheint der *Mensch von frühester Jugend als ein instinktarmes, weltoffenes, vorzugsweise geistig orientier-*

tes, aber auch der körperlichen, zweckvollen Tätigkeit fähiges Lebewesen, das neben seiner Individualität soziale Eigenschaften besitzt und aus der Sammlung an Erfahrungen ein *geschichtliches Wesen* darstellt. Diese ‚Geschichte' umfaßt nicht nur das Eigenleben, sondern auch die Übernahme von *Vorbildern* aus der Umgebung, von früheren Generationen und aus allen diesen Fähigkeiten entwickelt sich eines der überragendsten Kennzeichen des Menschen: die *Tradition*, die anscheinend an die Stelle der Instinkte tritt.

Da der Mensch für keine bestimmte Umwelt geboren ist, kann er sich in verschiedene Umwelten einleben, aber er muß sich diese Umwelten umgestalten, seine eigene Welt erschaffen, derart daß er sich eine ‚*zweite Natur*' schafft, die wir als ‚Kultur' bezeichnen. Selbst die primitivsten Völker sind niemals ‚Naturvölker', sondern besitzen eine eigene Kultur, wie z. B. aus dem gerade bei ihnen so weit verbreiteten Dämonenglauben hervorgeht. Und dieser Dämonenglaube ließe sich leichtlich als Reaktion auf unverstandene innere Gedankenbildungen verstehen.

Zivilisation und Kultur als naturwissenschaftliche Begriffe

Der Unterschied des Menschen vom Tier dürfte vor allem darin liegen, daß der Mensch sich nicht seiner Hände und Körperkräfte allein bedient, sondern in frühester Zeit gelernt hat, diese durch selbstverfertigte „Instrumente" zu verstärken. Bereits der Steinkeil ist ein solches Instrument und mit dieser frühesten „Maschine" beginnt die technische Zivilisation. Techne (τεχνη) heißt Kunst, Geschicklichkeit, Kunstfertigkeit, aber auch Handwerk, Gewerbe, im Plural Schlauheit, List, auch Kunstwerk — ein vielseitiger Begriff in der griechischen Sprache, der er entlehnt ist. Diese *Anwendung von Instru-*

menten und ihre systematische *Verbesserung bis zu immer komplizierteren Maschinen, die es erlauben, Dinge zu gestalten, die in der Natur nicht vorkommen, scheint das wesentliche Kennzeichen der menschlichen Handlungsweisen zu sein,* durch die der Mensch sich seinen Lebensraum gestaltet und verbessert.

Mit dieser Macht, die sinnvoll aus dem Zusammenwirken von Gehirn und Hand geformt wird, hat der unvollkommene Mensch sich jeweils nach seinem Lebensraum geholfen und so dürften die frühesten Zivilisationen entstanden sein, indem *Erfahrungen* von anderen, vorhergehenden Generationen mit übernommen oder variiert wurden. Dabei ist es durchaus möglich, daß der Mensch richtig handelt, er kann aber auch falsch handeln, und etwaige Fehler können bald, manchmal aber auch sehr spät in Erscheinung treten. *Die „Technik" ist also nicht nur nützlich, sondern kann auch schädlich werden.*

Betrachten wir diese Wirkungen auf das *körperliche Wohlbefinden,* so könnte man die *Summe dieser Maßnahmen* als „somatotrop" bezeichnen und es dürfte zweckmäßig sein, für diese Verhaltensweisen das Wort „Zivilisation" zu wählen, abgeleitet von civis = Bürger, civitas = Staat (Gemeinschaft).

Mit diesen Maßnahmen scheint der *Mensch in den tiefsten Stufen noch mit der Tierwelt verbunden,* und sonach ist eine primitivste „Zivilisation" noch nicht eine optimale spezifischmenschliche Verhaltensform.

Anders ist dies aber mit dem Begriff „Kultur", der sich von dem Begriff „cultura" = Ackerbau ableitet. Wir verbinden mit diesem Begriff infolge einer Umwandlung der Vorstellungen die *Summe der geistigen Verhaltensformen* und deshalb darf man sie wohl unter der Bezeichnung *„psychotrop"* zusammenfassen.

Psychotrope und somatotrope Verhaltensformen ergeben die Summe des humanitären Verhaltens, nur die ersteren aber sind „spezifisch menschlich"; das Denken und Handeln beeinflußt sich gegenseitig und bildet eigentlich die Grundlage des polaren Verhaltens der Menschen in seiner vielgestaltigen Erscheinungsform. Der Mensch kann in Anlehnung an die vorliegenden Erfahrungen über Nützlichkeit oder Schädlichkeit zweckmäßig handeln, seine Lebensbedingungen verbessern, zu einem gesundheitlichen und geistigen Aufstieg gelangen, er kann aber auch, wenn keine ausreichenden Erfahrungen vorliegen, oder wenn er bestimmte vorgefaßte Meinungen hat (z. B. wenn er „ein Ideal vor dem Kopf hat") trotz bester Absichten grobe Fehler begehen, die sich tragischerweise meist bei Anderen, Unschuldigen, auswirken. Hier beginnt dann der eigentliche Bereich der medizinisch-hygienischen Aufgaben, mit denen sich die „politische Hygiene" zu beschäftigen hat.

Zu diesem gefahrgeladenen Gebiet gehören zahlreiche zivilisatorische Maßnahmen, wie die Umgestaltung unserer Nahrung, ihre Gestaltung nach zwar vorliegenden, aber doch unvollständigen Experimenten, und viele andere Manifestationen unseres Daseins. Die heutige technisch-zivilisatorisch eingestellte Menschheit neigt dazu, die industriellen Maßnahmen und Möglichkeiten überzubewerten und ihre zugleich nützliche und schädliche Auswirkung auf die Gesundheit der menschlichen Generationen zu verkennen, ebenso wie ihre Auswirkung auf die Gesundheit von Nutzpflanzen und Nutztieren sowie die lebenden Organismen im allgemeinen.

Es gibt aber eine immer mehr zunehmende Gruppe von Wissenschaftlern und Ärzten, ebenso auch von Laien, die begründete Zweifel an der Ungefährlichkeit dieser herrschenden Richtung hegen. Sie folgen mehr und mehr dem von mir 1942 aufgestellten Grundsatz der Vorsicht: „Laßt das Natürliche so natürlich wie möglich!" Das soll nicht heißen, daß man nichts tun soll, wohl aber, daß man *ohne zwingenden Grund nichts tun soll, dessen Unschädlichkeit nicht bewiesen* oder mit an Gewißheit grenzender Wahrscheinlichkeit anzunehmen ist. Die Erfahrungen mahnen uns zur Vorsicht und beruhen auf Tatsachen. Sonderbarerweise machen die unbedingten Anhänger der analytischen Wissenschaften uns biologisch orientierten Wissenschaftlern den Vorwurf, daß wir von vorgefaßten Meinungen, von Mystizismus, Fanatismus oder dgl. ausgingen, ohne zu merken, daß unsere Beobachtungen über Schädlichkeiten auf tatsächlichen Feststellungen beruhen, ihre Überzeugung aber von einer *absoluten* Nützlichkeit wissenschaftlicher Technik auf Vorstellungen, die bisher nicht bewiesen werden konnten. Es handelt sich bei dieser Denkweise nicht um eine „Weltanschauung", wie sie den vorsichtigen Biologen vorgeworfen wird, sondern nur um eine „Weltauswahl", die nicht einmal einen Glauben für sich beanspruchen darf, sondern letzten Endes nur eine Modeströmung des 19. Jahrhunderts war. An die Stelle der alten Magie, im Sinne Fausts, tritt die moderne „Magie der Zahl", wobei die Begriffe „Wissen" und „Wissenschaft" gleichgesetzt werden, ein verhängnisvoller Irrtum.

Immerhin möge betont werden, daß die heutige industrielle Technik uns ungeheure Möglichkeiten in die Hand gegeben hat, von deren Auswirkung wir nur unklare Vorstellungen und Hoffnungen haben können. Das klare, nüchterne Urteil wird dadurch getrübt, daß die Kenntnis der Möglichkeiten mit dem Wunsch nach Macht, nach wirtschaftlichen Werten verbunden sein kann und daß diese Tendenz *dem Abendland eigentümlich* ist. Ihm *fehlt* die angeborene Neigung des Ostasiaten und des Morgenlandes zur *„Weisheit"*, und nur, wenn es den Menschen gelingen würde, Weisheit und Macht miteinander zu verbinden, würde wohl wirklich der erstrebte Hochstand der Kultur und Zivilisation erreicht werden, in dem eine zunehmende Gesundheit herrscht, eine *„Zivilisations-Gesundheit"*.

Die Entstehung von Zivilisationskrankheiten aber ist mit dem menschlichen Handeln von Urzeiten her verbunden. Doch bleiben es „Einzelfälle", denen man keinen entscheidenden Wert für die Erhaltung des Menschengeschlechts beizulegen braucht.

Erst, wenn diese Einzelfälle sich vermehren, womöglich in kurzer Frist *bedrohlich ansteigen,* dann ist nach einem Zusammenhang zwischen den menschlichen Zivilisationsformen und der Zunahme der Krankheit zu suchen. Die eigentlichen Krankheitsursachen bleiben die gleichen, aber ihre *Vermassung,* ihre Kollektivierung kommt hinzu und nun werden nicht nur einige wenige, möglicherweise in besonders vorteilhafter Lebenslage befindliche Personen bedroht, wie in primitiven Völkern die Könige, die wirtschaftlich bevorzugtere Klasse, die weniger körperliche Arbeit leistet, sondern die Gesamtheit kann gefährdet werden. Dann nehmen die Zivilisationskrankheiten zu und aus den Krankheiten werden „Zivilisations*seuchen*". Zur Erforschung dieser Entwicklung der Krankheiten aus Einzelfällen zu Seuchen braucht man eine andere Denkweise als die der bisherigen Krankheitsforschung. Diese behält in dem ihr nun einmal gezogenen Rahmen durchaus ihr berechtigtes Forschungs- und Lehrgebiet, aber hinzukommen müssen die Methoden der Seuchenforschung.

Hier darf auf eine wichtige Parallele hingewiesen werden: Die *Entdeckung der Mikroorganismen* als natürlicher Krankheitserreger war zwar die *Vorbedingung* für die Bekämpfung der Seuchen, diese wurde aber nur dadurch möglich, daß es gelang, *technische Methoden* zu entwickeln, durch die die Krankheiterreger zuverlässig abgetötet werden, bevor sie Unheil anrichten können. Wir nennen diese Methoden „*Sterilisation*" und „*Desinfektion*", auf ihnen beruht die Höhe der Chirurgie, die Leistung der Hygiene und die Wirkung der Chemotherapie sowie der Serologie usw.

Diese technischen Zentralisier-Maßnahmen der medizinischen Zivilisation haben es ermöglicht, aus der Grundforschung der bakteriellen Krankheitsursachen die Erfolge so zu steigern, daß die Todesfälle an Infektionskrankheiten dauernd abfallen. An diesen positiven Werten der experimentellen Naturwissenschaften ist nicht zu zweifeln.

Nun aber haben diese Methoden ihre Kehrseite, ihr *negatives Gegenstück* gehabt, daß nämlich mit den Hitzeverfahren der Desinfektion und Sterilisation zwar die lebenden Erreger abgetötet wurden, aber die damit behandelten Lebensmittel (Konserven) weitgehend hitzelabiler Wirkstoffe beraubt wurden, z. B. der damals noch unbekannten „Vitamine".

Denaturierung der Nahrung durch Hitze, *Verfeinerung* der Nahrung durch Streben nach kalorienreichen Stoffen erweisen sich als *zwei Fehler* der seit etwa 1880 herrschenden Ernährungswissenschaft und der auf ihren Lehren beruhenden Nahrungsindustrie.

Was auf dem Gebiet der bakteriellen Krankheitsursachen einen ungeahnten Fortschritt brachte, führte auf dem Gebiet der Erhaltung des Lebens durch unsere Nahrung zu einem *hygienischen Rückschritt*.

Oft wird angeführt, daß der Hinweis auf die Ursachen der Zivilisationsseuchen die menschliche Zivilisation als solche anschuldigen solle. Das ist eine Irreführung. Es handelt sich nur darum, die *Auswüchse zu bekämpfen und richtige und wirklich gesundheitsfördernde Methoden zu entwickeln*, denn ohne die Zivilisation können die an Zahl ständig zunehmenden Menschen nicht bestehen und erhalten werden.

Gesundheit und Krankheit als Folgen der Zähigkeit (Tenazität) des Lebendigen

Es scheint eine *allen Lebewesen eigene Eigenschaft* zu sein, das *individuelle Dasein so nahe wie möglich mit der Lebenserwartung der jeweiligen Art in Einklang zu bringen*. Deshalb sind die Lebewesen auch nicht so konstruiert wie unsere Maschinen, die nur für bestimmte optimale Brennstoffe, Bedienungen usw. eingerichtet sind, sondern Lebewesen können sich anpassen und können bei Verschlechterung der Bedingungen in einem *breiten Raum weiter leben*, nicht nur optimal, sondern *auch unvollkommen* bei gefährlichen Umweltverhältnissen. Auf diese können sie so reagieren, daß ein Teil ihrer Eigenschaften verloren geht und sie nur *mit unvollkommenen Funktionen weiter existieren;* dieses Leben mit veränderten Funktionen leitet in das *Phänomen des „Krankhaften"* über. So betrachtet, ist „Krankheit" ein Leben unter verminderten Bedingungen und mit verringerten Funktionen, derart daß die *labilen Gleichgewichte auf längere Zeit verschoben* sind, weil entweder ein Zuviel oder ein Zuwenig auf diese Funktionen wirkte.

Es wurde bereits darauf hingewiesen, daß wir wissenschaftlich über den Begriff der Gesundheit nichts Genaues aussagen können. Wir können wohl gewisse Vorstellungen mit diesem Begriff verbinden, wie dies in der Formulierung der WHO versucht worden ist, können aber das Gesamtphänomen nicht erschöpfen.

Krankheit mit dem Auftreten bestimmter Symptome und der Abhängigkeit von bestimmten Ursachen ist dagegen viel leichter zu definieren, und so kennen wir vom Kranksein mehr als von dem Gesundsein.

Da die wesentliche Kennzeichnung des Menschen in seinem geistigen Verhalten liegt, wird man auch in diesem die wichtigsten Kennzeichen des Gesundseins annehmen dürfen, und zu dem körperlichen Wohlbefinden wird man auch das seelische Wohlbefinden zu rechnen haben, zur körperlichen Leistungsfähigkeit die seelische Tätigkeit, vor allem die Neigung, anderen Menschen und darüber hinaus Tieren und Pflanzen zu helfen.

Die *Umweltgestaltung ist also eine notwendige Aufgabe des Menschen,* und da er sie besser aber auch schlechter machen kann, hängt es von seiner Handlungsweise ab, was geschehen wird. Das bedeutet, daß selbst in sog. „Naturvölkern" vereinzelt Zivilisationskrankheiten vorkommen können.

Anders aber wird dies, wenn immer mehr Menschen bedroht werden. Langsam wird aus den zahlenmäßig bedeutungslosen Zivilisationskrankheiten eine durch die Lebensgewohnheiten erklärliche Zunahme, aus der Krankheit wird eine „Seuche" mit Ausbreitungstendenz.

Multiplikationsfaktoren und Seuchenentstehung

Die Krankheitsursachen in Einzelfällen sind mehr oder weniger die gleichen, aber die Umstände ändern sich, und diese Änderungen führen dahin, daß die *Krankheitsursachen mehr Angriffspunkte* finden. Diese Ausdehnung der Krankheiten zu Seuchen muß demgemäß die *zusätzlichen Vermassungsursachen* mit in Betracht ziehen. Diese gehören zum Komplex der Zivilisationsschäden, nicht die Einzelursache an sich, sondern ihre Vervielfachung.

Die Infektionskrankheiten zeigen die uns bekannten Seuchenzüge, die in ihren Ursachen noch lange nicht geklärt sind. Mit der Annahme von Virulenzsteigerungen ist es nicht getan. Es gehören noch andere Umweltbedingungen hinzu.

Die Bekämpfung der ansteckenden Seuchen ist dort optimal möglich, wo es technisch erreicht ist, daß wir zentral die lebenden Erreger abtöten können durch Verfahren der Desinfektion oder Sterilisation, oder durch Schutzimpfungen usw.

So leicht ist es bei den Zivilisationsseuchen nicht, weil zu deren Entstehung meist menschliche Maßnahmen beigetragen haben, die wirtschaftlich und organisatorisch nicht so leicht zu beseitigen sind, zumal die Menschen sich an sie gewöhnt haben. Man versteht die Entstehung der Zivilisationsseuchen vielleicht am besten, wenn man sie als das *negative Gegenstück* zu der Verlängerung der Lebenserwartung durch die erfolgreiche Bekämpfung der ansteckenden Seuchen betrachtet. Wenn wir bei letzteren zentral Krankheitsursachen beseitigt haben, so haben wir bei den Zivilisationsseuchen *neue, bis dahin nahezu bedeutungslose Krankheitsursachen neu geschaffen, zentralisiert, sind also selbst schuld.*

Was bei den lebenden Erregern als „Schicksal" gelten mag, ist bei den Zivilisationsseuchen „Schuld".

Die Bekämpfung der ansteckenden Seuchen hat nicht nur weitgehende günstige Auswirkungen gehabt.

ROBERT KOCH war sich dieser Relativität seiner Entdeckungen voll bewußt, als er den letzten Absatz seiner „Aetiologie der Tuberkulose" schrieb, in dem er einerseits die Hoffnung auf eine spezifische Bekämpfung des Tuberkelbazillus aussprach, zugleich aber davor warnte, daß *nicht durch die dabei anzuwendenden Methoden auf anderweitigem Gebiet Schäden angerichtet* würden. Daß solche Schäden aufgetreten sind, läßt sich heute nicht mehr verbergen, aber wie soll man sie nun beheben, ohne den zweifellosen Nutzen wiederum zu gefährden? Durch immer neues Studium und immer neue Kritik, indem man auch die anscheinend sichersten Ergebnisse immer wieder in Zweifel zieht. Vor allem aber muß die Medizin sich ihrer großen historischen Aufgabe bewußt werden, daß sie maßgebend am Schicksal der Zukunft beteiligt ist. Der Weg führt aus dem Laboratorium in die Wirklichkeit und die Grenzen sind nicht abzusehen, weder für unsere Gegenwart noch für die Zukunft. Das Material für diese Hygiene bietet uns das Leben in seiner Gesamtheit, auch in den Erscheinungsformen des öffentlichen Lebens. Wenn der Arzt bisher vor allem seine Aufgabe in der Entwicklung einer immer wirksameren spezifischen Therapie gesehen hat, so wird nun danach gesucht werden müssen, wie das *öffentliche Leben und das private Leben im Sinne einer zunehmenden Gesundung beeinflußt werden* kann. Die bisherigen Verfahren haben nicht ausgereicht, sondern nur Teilaufgaben erfüllen können.

Es ist aber durchaus *möglich,* daß man *in den hochzivilisierten Völkern das Erreichen hohen Alters bei voller Gesund-*

heit erheblich wird steigern können. Hier hat die Wissenschaft und Technik ihre große noch ungelöste Aufgabe für die Zukunft. Um gesund zu bleiben, genügt es jedoch nicht, lediglich bestimmte Diätvorschriften einzuhalten oder auf eine „einsame Insel" zu gehen. Dazu bedarf es einer weit umfassenderen Erziehung und Vorbildung. *Gesundheit ist kein Geschenk mehr, sondern sie muß erlernt werden. Wir müssen sie lehrbar machen. Gesundheit wäre dann das Ergebnis einer umfassenden Kultur und Zivilisation.*

Die Verlängerung der Lebenserwartung und ihre Deutung

Für die Bronzezeit schätzt man die Lebenserwartung auf 18 Jahre, bei Christi Geburt auf etwa 20 Jahre, um 1000 n. Chr. auf etwa 30 Jahre; 1870 betrug sie bei Männern 35,5, bei Frauen 38,4 Jahre; 1910 sind die Zahlen 47,4 bzw. 50,6 Jahre, heute 65 bzw. 69 Jahre. Der Anstieg erfolgte akut in dem letzten Jahrhundert und ist nicht nur auf die erfolgreiche Bekämpfung der ansteckenden Krankheiten zurückzuführen, sondern zugleich darauf, daß diese Erfolge infolge einer zweckmäßigen Organisation einem Großteil der Bevölkerung zugute kamen.

Nach CARREL ist „Langlebigkeit nur dann wünschenswert, wenn sie die Dauer der Jugend, nicht aber, wenn sie die des Alters vergrößert", wobei mit dem Begriff Alter offenbar die unvermeidbaren Faktoren „Hinfälligkeit", „chronische Krankheit" usw. verbunden sind. Infolgedessen müßte man die Aussagen von CARREL dahin formulieren, daß Langlebigkeit mit einem gesunden Alter zu erstreben ist.

Es ist eine gefährliche Folgerung, wenn man die Bevölkerung über diesen Gefahrenzustand nicht unterrichtet, sondern in offiziellen Verlautbarungen die Stimmung dahin zu lenken versucht, daß „Wissenschaft und Staat" *alles* täten, was menschenmöglich sei, um die Entstehung auch der chronischen Krankheiten und damit das tägliche Leiden von ungezählten Millionen von Kranken zu verringern. So weit sind wir noch nicht, weil es dazu der entschlossenen Mitarbeit aller Menschen bedarf, und diese, sowohl der Staat wie seine Bürger, müssen *jeder an seiner Stelle* wissen, was sie zu tun haben, und *sollten es auch tun!*

Da die schädigenden Ursachen auf menschlichen Fehlern beruhen, sollte es nicht ganz ausgeschlossen sein, daß man diese Fehler auch vermeiden und damit ihre Folgen einengen kann.

Auf Seite 74 ff. werden die Unterlagen mitgeteilt, aus denen hervorgeht, daß die Lebenserwartung der Männer über 30 Jahre rückläufig geworden ist. Das bisherige blinde Vertrauen in eine stetige Zunahme ist damit als Täuschung erwiesen.

II.

Todesursachenstatistik in Deutschland

Naturwissenschaftlich gesehen sind alle wirtschaftlichen und politischen Ereignisse Massenversuche an den Völkern. Die Einzelschicksale treten zurück, die großen Zahlen sprechen. Es kommt auf die Methode der Erhebungen an, ferner auf die Auswahl, die der Ordnende trifft. Zahlreiche Fehlerquellen liegen vor, sie sind unvermeidlich, und man muß sich damit trösten, daß sich bei den Millionenzahlen die Fehler gegeneinander ausgleichen. Infolge der unsicheren Art der Gewinnung kommen allen diesen Zahlen insbesondere auf medizinisch-biologischem Gebiet keine endgültigen Beweiskräfte zu. Sie lassen aber erkennen, wie die Tendenzen der untersuchten Krankheiten sind, wenn man die Werte über Jahre und Jahrzehnte aneinander reiht. So ergeben sich Kurven, gewonnen aus Tabellen. Mit Rücksicht auf die Aufgabe des Buches werden hier statt der Zahlen nur die Kurven wiedergegeben. Sie sind leichter lesbar und sie reichen aus, um die Probleme zu erkennen. Statistik stellt die Probleme, sie löst sie nicht. WAGEMANN, der bedeutendste Statistiker der neueren Zeit, sagte von der Statistik: „Statistik darf nur treiben, wer reinen Herzens ist". Die Verantwortung ist groß. Versuchen wir nun, das Rohmaterial kennen zu lernen, das den späteren Ausführungen und Deutungen zugrunde liegt.

Die äußere Veranlassung zur Beschäftigung mit der Seuchenentstehung gaben eigene Erfahrungen zuerst als Truppenarzt im 1. Weltkrieg, sodann als Oberseuchenkommissar in Rostock 1945/6. Es fiel auf, daß zwei völlig verschiedene Einflüsse erkennbar waren: das unsoziale Verhalten der Individuen und die gestörten Verwaltungsordnungen. Letztere erwiesen sich als die stärkeren. Sie ließen das Auftreten von Typhus- und Fleckfieberepidemien mit den Flüchtlingsströmen vorhersagen.

A. Statistik der akuten Todesursachen

Auswahl des Materials

Die folgenden Untersuchungen beruhen auf den Veröffentlichungen des Statistischen Amts. Der ursprüngliche Plan, bis in die Anfänge amtlicher deutscher Statistik zurückzugehen, mußte angesichts des mehrfachen Wechsels in der Methodik der Erhebungen aufgegeben werden. Im Jahre 1953/54 bei der Herausgabe des Statistischen Jahrbuchs ist ein weiterer maßgebender Einschnitt erfolgt, insofern die Todesursachen-Statistik nunmehr nach der internationalen Bezifferung der Krankheiten erfolgt. Insbesondere auf dem Gebiet der chronischen Todesursachen ist dadurch ein Zustand entstanden, der bei den wichtigsten Krankheiten unvergleichbar gewordenes Zahlenmaterial schafft, z. B. bei den Nierenerkrankungen, den Herzkrankheiten, dem Rheuma usw. (s. Tabelle 2). Es ist hier nicht der Ort, diese zweifellos im Interesse einer zukünftigen weltweiten Statistik liegenden Änderungen in ihrer Bedeutung zu kritisieren, wohl aber ist es bedauerlich, daß in dem etwa 800 Seiten starken Jahrbuch *nur 8 Seiten den Fragen des Gesundheitswesens gewidmet* sind, also etwa 1%. Das zeigt, einen wie geringen Raum „die Gesundheit" in der praktischen Politik, verglichen mit dem Wirtschaftsleben [z. B. Erwerbstätigkeit (S. 109—121), Wirtschaftsorganisationen und Berufsverbände (S. 122—127), Land- und Forstwirtschaft, Fischerei (S. 128—163), Unternehmen und Arbeitsstätten — ohne Landwirtschaft — (S. 164—201), Industrie und Handwerk (S. 202 bis 241), um nur diese wenigen zu erwähnen] einnimmt. Und das, *obwohl doch eigentlich sämtliche Berufe und Organisationen letzten Endes dem Wohl aller Bürger dienen sollten.*

Diesem Umstand entspricht auch die Tatsache, daß wir es weder im Bund noch in den einzelnen Ländern zur Schaffung von Gesundheitsministerien gebracht haben. Vielmehr sind diese als abhängige Ressorts meist dem jeweiligen Innenministerium zugeordnet und werden infolge ihrer kritischen Einstellung zur praktischen Politik meist als „lästige Fremdkörper" empfunden. Es ist kein Wunder, daß die Medizinalstatistik im Universitätsunterricht eine entsprechend beklagenswerte Rolle spielt, was allerdings zum Teil daran liegt, daß sie zu trocken gelehrt wird. Sie wird von den Studenten als besonders langweiliger Bestandteil der Hygiene empfunden.

In der amtlichen deutschen Statistik fehlt schließlich, um diesen Fall hervorzuheben, jeglicher Anhalt einer umfassenden Krankheitsstatistik. Ich habe versucht, eine solche dadurch anzuregen, daß ich rückwirkend die durchschnittliche Krankheitsdauer vor die Todesursachen-Kurven eingezeichnet habe (Abb. 22 S. 104). Es wird sich ferner zeigen, daß die Todesursachenstatistik in ihrer summarischen Haltung zwar die Endwerte gibt, aber dadurch völlig unberechtigt den Eindruck erweckt, als ob die Menschen „vor dem Tode gleich" seien. Hier treten die inneren Schwächen jeglicher Statistik aber sofort zu Tage, wenn man auf Grund von Teiluntersuchungen feststellen muß, daß die Todesursachen nicht nur bei Männern und Frauen, sondern auch innerhalb der sog. sozialen Gruppen und nach Wohngegenden schwanken. Man gewinnt vielmehr den Eindruck, als ob *mit zunehmender Zivilisation die Menschen zwar vor dem Gesetz gleich, vor dem Tode aber immer mehr ungleich werden.* Dadurch muß es zu einseitigen Verschiebungen in der gewollten Zusammensetzung der Bevölkerung kommen, die sich wiederum in dem Wohlbefinden oder im Leiden der Bürger auswirken müssen, und als Folge davon in *politischen Spannungen.*

Während nun die Bevölkerung daran gewöhnt worden ist, alle Hilfe vom Staat zu erwarten, ist der Staat hier praktisch ohne jegliche Wirkungsmöglichkeit. Denn eine Verwaltung kann nur auf Grund sicherer zahlenmäßiger Unterlagen wirken; diese aber fehlen vollkommen. Wie müßte sich z. B. die Steuergesetzgebung ändern, wenn man die unten (S. 90, 99 f.) erwähnten Befunde von HAUBOLD über die *Gefährdung des Bauerntums* berücksichtigen würde! Wie anders müßten die *Ehefrauen* berücksichtigt werden, angesichts ihrer unbezahlten, weil zugleich unbezahlbaren Leistung in den Familien und als Mitarbeiter des Mannes. Wenn sie Unbezahlbares leisten, so heißt das nicht, daß sie nicht einschätzbar seien (s. Kapitalwert S. 224). Der Fiskus hätte sehr wohl die Möglichkeit, hier brauchbare Schätzungen auszuarbeiten.

Trotz dieser zahlreichen Unvollkommenheiten habe ich mich zur Veröffentlichung dieser Kurven entschlossen, zumal mit der Neuordnung der amtlichen Todesursachenstatistik ein gewisser Abschluß erreicht worden ist. Die Werte für 1953 sind nicht mehr absolut vergleichbar mit den früheren, bestätigen aber die *Tendenz der Kurvenverläufe. Auf diese Tendenzen kommt es heute aber nur an,* alles Weitere muß der Zukunft überlassen werden, z. B. einer medizinalstatistischen Abteilung in einem zukünftigen Gesundheitsministerium, das in allen Fragen der Gesundheit und Krankheit federführend sein und unbedingt angehört werden müßte. Eine solche Aufgabe aber kann nur bei entsprechender Vorbildung gelöst werden, und gerade an dieser fehlt es. GROTJAHN und GOTTSTEIN sind vielleicht die letzten wirklich bedeutenden Statistiker auf diesem wesentlichen Gebiete gewesen.

Zu den oben erwähnten Unvollkommenheiten kommen die verschiedenen Einordnungen der Krankheiten nach ihren *Ursachen.* Bei den *ansteckenden* Krankheiten kann man zwar oft monosymptomatische Ursachen annehmen, aber bei den *chronischen Zivilisations-Krankheiten kommen praktisch immer mehrere Ursachenreihen zusammen.**) Diesen kann die

---

*) siehe S. 150 Ausführungen über Erst- und Zweitkrankheiten, sowie die Symptome nach INGBER (S. 199, 200).

Auswahl des Materials

heutige internationale Aufteilung nach Todesursachen nicht gerecht werden. Besonders hemmend für die Erkenntnis ist das statistische *Fehlen chronischer, nicht tödlicher Krankheiten*, die vorbereitend den endgültigen Todesursachen vorausgehen, wie z. B. der *Gebißverfall* (s. auch 9. Kapitel).

Für die deutschen Verhältnisse ist die Auswirkung der politischen Vorgänge seit 1870, 1914—18, 1933 und 1945 besonders zu beklagen. Ich habe mich deshalb auf die vergleichbaren Zahlen ab 1921 beschränken müssen.

Gerade für Deutschland könnte man als Erklärung der Kurven den Umstand zweier Weltkriege, zweier Währungsumwertungen, des Aufteilens in unorganische Länder usw. anführen. Man könnte daraus folgern, die unbequemen Folgen seien künstlicher Natur und lägen in diesen politischen Wirren. Hier trifft es sich nun aber gut, daß durch die Internationalisierung der Lebensgewohnheiten die weiße Bevölkerung im allgemeinen sich immer ähnlicher geworden ist und daß z. B. Folgen allein einer einseitigen Ernährung wegen der durch die Verkehrsmöglichkeiten entstandenen *Uniformierung der Ernährung* sich gleichartig bei den verschiedenen Völkern finden, z. B. in USA wie in Argentinien. Ferner aber bietet die Erleichterung des Verkehrs die Möglichkeiten zu Privatreisen, bei denen Forscher wie PRICE Maßgebendes über den *Zahnverfall* bei weißen und farbigen Völkern in der Abhängigkeit von der Ernährung festgestellt haben. Die in Deutschland bestehenden Lücken können so wenigstens hypothetisch ausgefüllt werden und der zukünftigen Forschergeneration kann ein Vorschlag für ein Programm gemacht werden, dessen praktische Auswirkungen hoffentlich nicht eines Tages zu spät anlaufen, weil die Menschheit sich inzwischen in ihre Atome bzw. deren dann wissenschaftlich gültige Teilchen aufgelöst hat, nicht nur rechnerisch, sondern auch tatsächlich.

Eigenart des Abendlandes

Immer deutlicher tritt hervor, daß die weiße Bevölkerung die heutige Inkarnation dessen ist, was wir als „Abendland" zusammenfassen, eines historischen Begriffes, der sich im ersten Jahrtausend unserer Zeitrechnung über das Reich Karls des Großen entwickelt hat, weitgehend in Zusammenhang mit der Ausdehnung des Christentums. Abgeschlossen ist diese Entwicklung eigentlich erst mit dem Beginn der Renaissance, in der das geistige Weltbild neugeformt vor uns liegt. Ausgeschlossen aus diesem Begriff hat sich der Bereich der slawischen Völker, der sich einem geographisch gegebenen Sog nach dem asiatischen Großkontinent mehr und mehr einzufügen und nach ihm zu „orientieren" (von Orient) beginnt. Damit wird die *Spaltung in Morgenland und Abendland wieder deutlich,* die seit dem Niedergang des Römischen Reiches durch fast ein Jahrtausend das Weltgeschehen beherrschte. Heute geht es nun erneut um den Bestand dessen, was wir als Abendland bezeichnen, also um unser eigenes Schicksal.

Während nun in den vergangenen Zeiten die politischen Ereignisse durch sog. Herrscherpersönlichkeiten weitgehend bestimmt wurden, hat sich im letzten Jahrhundert die *Entscheidung* mehr und mehr auf eine früher fast unbeachtete Gruppe von Menschen *verschoben, auf die Naturwissenschaftler.* Sie haben *als Gestalter der Technik das äußere Bild der Erde umgewandelt.* Sie haben die Möglichkeiten geschaffen, die geographischen Verhältnisse umzuändern, wenigstens für so lange Zeiten, wie ihre Anlagen bestehen. Sie werden entscheidend in diesem Kampf des Abendlandes gegen das Morgenland = Asien um seinen Bestand mitwirken müssen.

Neben ihnen aber, und das kann nicht oft genug betont werden, wird die *moderne Heilkunde ihren Anspruch auf Beachtung anmelden* müssen. Nach meiner Überzeugung wird sie eines Tages die Führung übernehmen, hoffentlich im Sinne des Hygienikers und nicht des Psychiaters.

Wir wollen nunmehr zu der Besprechung der Kurven übergehen.

Seuchenstatistik in New York und Argentinien

Die in den Abbildungen 1 und 2 wiedergegebenen Kurven verdanke ich Herrn Dr. EDMUNDO INGBER, der sie mir wäh-

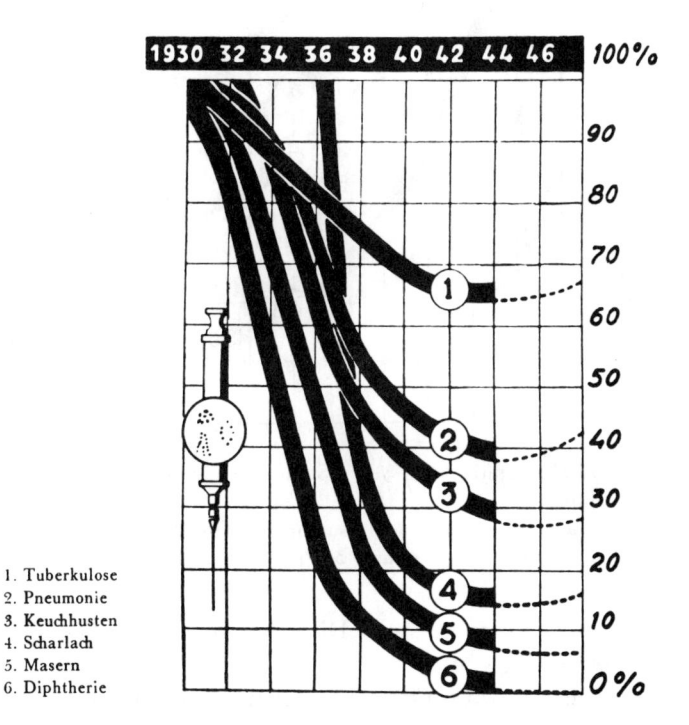

1. Tuberkulose
2. Pneumonie
3. Keuchhusten
4. Scharlach
5. Masern
6. Diphtherie

Abb. 1. Sterblichkeitsstatistik (in %) der Stadt New York. (Departement of public Health New York, Dr. R. M. CHAPIN und E. L. STEBBINS.)

rend meines Aufenthaltes in Buenos Aires 1950/51 gab. In ihnen ist dargestellt, wie die Sterblichkeit an den wichtigsten ansteckenden Krankheiten in New York und in Argentinien

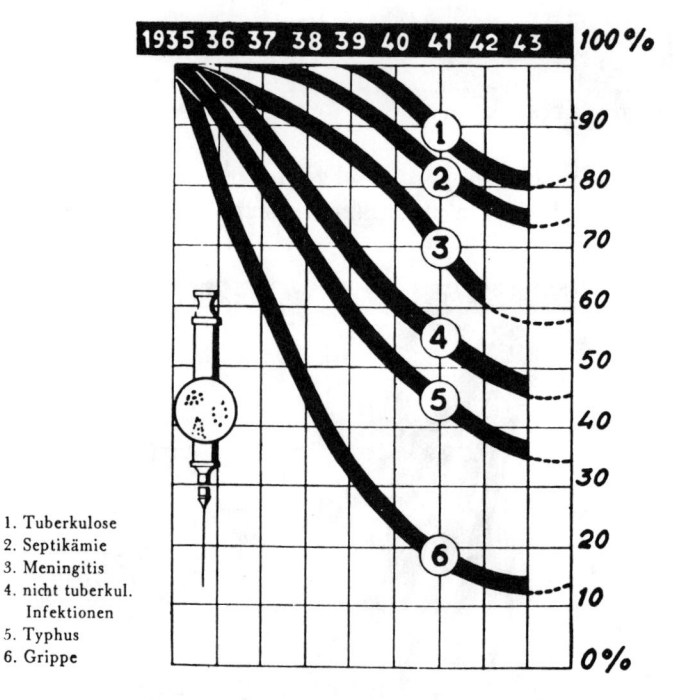

1. Tuberkulose
2. Septikämie
3. Meningitis
4. nicht tuberkul. Infektionen
5. Typhus
6. Grippe

Abb. 2. Sterblichkeitsstatistik (in %) in Stadt und Provinz Cordoba (Republik Argentinien).
(Beruhend auf den statistischen Untersuchungen von Dr. P. L. Luque: „Einfluß der modernen Chemotherapie auf die Todesstatistik".)

seit 1930 bzw. 1935 laufend sinkt. Die *Abnahme bei der Tuberkulose ist am geringsten:*

a) weil hier die wirkungsvolle Bekämpfung durch das unzweckmäßige Verhalten der Kranken und ihrer Umgebung oft durchkreuzt wird, und

b) weil wirksame Heilmittel noch nicht gefunden wurden. Bei den übrigen Krankheiten, bei denen entweder die Methoden der aktiven oder passiven Schutzimpfung oder die neuartigen Heilmittel wie „Sulfonamide" und die sog. „Antibiotica" benutzt werden konnten, ist die Abnahme dafür um so stärker.

Leider ist die Typhussterblichkeit in New York nicht erwähnt, dafür ist der Rückgang in Cordoba in Argentinien um so beweisender.

Die Todesursachen in Deutschland von 1921—1953

Aus den vorliegenden Werten wurden die Zahlen der Jahre von 1921, 1922, 1923, 1926, 1928, 1935, 1950, 1951 und 1953 ausgewählt. Es werden die Gesamtzahlen sowie die Prozentwerte wiedergegeben. Die *Werte für 1953 stellen einen neuen Ausgangspunkt für spätere Arbeiten* dar, sind gewissermaßen als *Bindeglied* zu betrachten. Im folgenden wird die Zusammenfassung der Krankheiten in große Krankheitsgruppen zwecks Vereinfachung der Kurven wiedergegeben. Die Zahlen entsprechen denen der amtlichen Statistik.*)

Akute und subakute Todesursachen

Gruppe 1: *Infektionskrankheiten*

1) Typhus, 3) Scharlach, 4) Keuchhusten, 5) Diphtherie, 9) Malaria, 10) Syphilis, 11) Grippe, 12) Pocken, 13) Masern, 14) Fleckfieber, 15) andere übertragbare Krankheiten, 22) Hirnhautentzündung (Rückenmark), 36) Kindbettfieber, Rose, Wundinfektionskrankheiten.

1953: 3) Syphilis, 4) Typhus, 5) Cholera, 6) alle Arten von Dysenterie, 7) Scharlach, 8) Diphtherie, 9) Keuchhusten, 10) Meningo-

Tabelle 1

Akute und subakute Todesursachen in % der Gesamtsterblichkeit von 1921—1953

	Deutschland						Westdeutschland		
	1921	1922	1923	1926	1928	1935	1950	1951	1953
1. Infektionskrankheiten	6,83	8,41	7,39	6,17	5,53	6,68	2,69	2,68	4,11
2. Spezielle Organkrankh., Mißbildungen, Störungen der ersten Lebenszeit	16,28	14,81	14,73	14,43	14,06	10,09	7,82	7,55	7,07
3. Infektiöse Organerkrankungen ohne Seuchencharakter	19,53	17,99	17,04	15,06	15,12	14,84	11,36	11,32	9,42
4. Akuter Tod (Gewalteinwirkungen aller Art)	3,57	5,31	5,38	6,16	6,18	7,80	8,89	8,89	6.61

Neue Berechnung

Hierzu die Abbildungen 3 und 4.

Akute und subakute Todesursachen

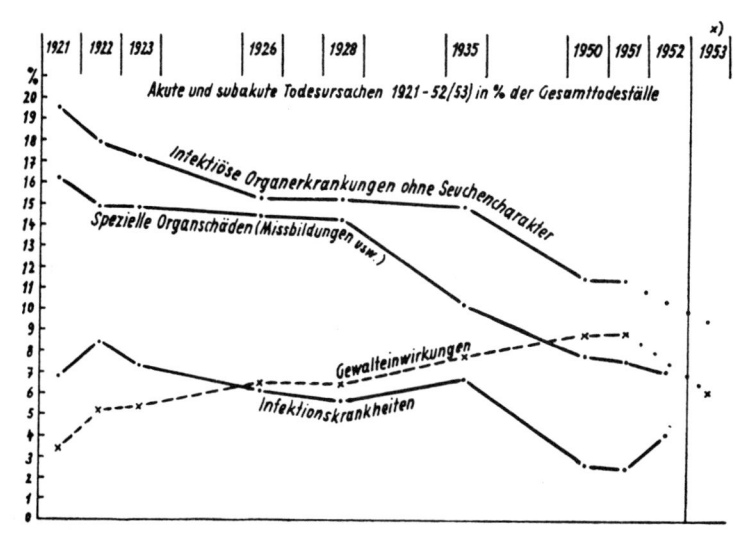

Abb. 3. Die Zahlen für 1953 beruhen auf der neuen internationalen Ordnung und sind nicht mehr direkt mit den vorhergehenden deutschen Zahlen zu vergleichen. Am deutlichsten tritt dies bei „Gewalteinwirkungen" zu Tage, die international anderen Rubriken zugeordnet worden sind.

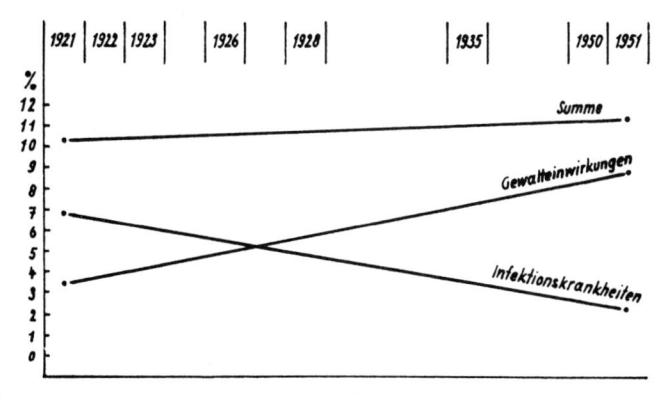

Abb. 4. Gegensätzliche Einwirkung der Gewalteinwirkungen. Der Erfolg bei der Bekämpfung der Infektionskrankheiten wird also durch das Ansteigen der Sterbeziffer durch Gewalteinwirkungen (insbesondere den Verkehrstod) mehr als aufgehoben (s. Text).

kokkeninfektionen, 11) Pest, 12) akute übertragbare Kinderlähmung, 13) Pocken, 14) Masern, 15) Fleckfieber, 16) Malaria, 17) alle sonstigen infektiösen oder parasitären Erkrankungen, 30) Grippe. [16 131, also etwa die Hälfte aller anderen Infektionskrankheiten!]

Gruppe 2: *Spezielle Organschädigungen, Mißbildungen, Störungen der ersten Lebenszeit*

35) Krankheiten der Harn- und Geschlechtsorgane, 37) Krankheiten der Schwangerschaft usw., 38) Krankheiten der Haut- und Bewegungsorgane, 39) angeborene Mißbildungen, Krankheiten der ersten Lebenszeit, ferner andere bekannte Krankheitsursachen.

1953: 38) Nephritis, Nephrose, 39) Prostata-Hyperplasie, 41) angeborene Mißbildungen, 42) Geburtsverletzungen, postnatale Asphyxie und Atelektase, 43) Infektionen der Neugeborenen, 44) sonstige Erkrankungen der früheren Kindheit und Unreife ohne nähere Angaben.

Gruppe 3: *Organerkrankungen, infektiös, ohne Seuchencharakter*

27) Bronchitis, 28) Lungenentzündung, 29) andere Krankheiten der Atmungsorgane, 30) Darmkatarrh und Durchfall, 31) Blinddarmentzündung, 34) Nierenentzündung.

1953: 23) Hirnhautentzündung (ohne Meningokokken), 24) fieberhafte rheumatische Erkrankungen, 25) chronische rheumat. Erkrankungen, 31) Lungenentzündung, 32) Bronchitis, 33) Geschwüre des Magens und des Zwölffingerdarms, 34) Blinddarmentzündung, 35) Darmverschluß, Hernien, 36) Gastritis usw., 37) Leberzirrhose.

Gruppe 4) *Gewalteinwirkung*

47) Selbstmord, 42) Mord und Totschlag, 43) Verkehrsunfälle, 44) Verunglückung und äußere Einwirkung (ohne Verkehrsunfall), 45) plötzlicher Tod aus nicht oder ungenau geklärter Ursache.

1953: 47) Kraftfahrzeugunfälle, 48) alle sonstigen Unfälle, 49) Selbstmord und Selbstverstümmelung, 50) Mord und Kriegshandlungen.

Die berechneten Werte sind in der Tab. 1 wiedergegeben. In Abb. 3 und 4 sind sie graphisch dargestellt.

Aus Abb. 3 ist erkennbar, daß die akuten oder subakuten Todesfälle seit 1921 fortgesetzt sinken, mit einer Ausnahme: die Todesfälle aus Gewalteinwirkungen, vor allem durch Verkehrsunfälle *steigen* an. Diese Zunahme ist so bedeutend, daß der Rückgang der Todesfälle an Infektionskrankheiten mehr als ausgeglichen wird, denn aus Abb. 4 ergibt sich, daß die Addition der Gesamtwerte einen Anstieg zeigt.

Verkehrsschäden

Es ist erschütternd, daß wir aus dieser nüchternen Zusammenstellung folgern müssen:
der statistische Erfolg der ärztlichen Forschung auf dem Gebiet der Infektionskrankheiten ist durch die Entwicklung des modernen Verkehrs für die Individuen in Frage gestellt.
Gewiß werden Kranke mit Infektionskrankheiten heute erfolgreicher behandelt, aber noch mehr Menschen, als geheilt werden können, fallen den geänderten Lebensverhältnissen, meist durch eigenes Verschulden, zum Opfer. Dabei rafft der Verkehrstod Menschen aller Altersklassen dahin, oft gerade Jugendliche. Man kann also nicht etwa von einer Ausmerzung schwächlicher Konstitutionen reden, wohl aber von einer Ausmerzung von Menschen mit bestimmten Eigenschaften, die sie zum Verkehrsunfall prädestinieren. Das wird im 8. Kapitel eingehender behandelt werden.

Wenn der Mensch in den letzten Jahren den totalen Krieg erfunden hat, so hat er an Stelle der natürlichen Seuchen eine *neue, künstliche Seuche* erschaffen. Daß er auf diese Leistung nicht stolz sein kann, ist wohl einleuchtend.

Auch in kleineren Bereichen finden wir diese gleichen Tendenzen. Ich führe BUCHKA mit seiner Arbeit „Volksgesundheit und Volksgesundung" an.

„Unterlagen" des Bayerischen Statistischen Landesamtes geben folgende beweiskräftige Zahlen über die Mortalität:

1890 fielen in Bayern von 100 000 Einwohnern 630 Menschen den Infektionskrankheiten einschließlich der Tuberkulose zum Opfer, 1950 nur noch 70 Menschen.

Vor 70 Jahren starben in Bayern durchschnittlich von 100 000 Menschen 122 an Diphtherie, 1950 nur noch 2,8.

„Von 1904 bis 1951 sind die *Todesfälle an ansteckenden Krankheiten* zurückgegangen, an

Darmkrankheiten	von 265	auf	61
Tuberkulose	„ 203	„	39,75
Diphtherie	„ 32,5	„	1,35
Keuchhusten	„ 30,4	„	1,65
Typhus	„ 7,0	„	0,45"

Aber der *Mensch sorgt für einen „Ausgleich":*
„Von den jungen Männern zwischen 15 und 30 Jahren starben in Bayern 236 an Tuberkulose, aber *263 an Verkehrsunfällen* und 165 an Selbstmord."
Ich verweise auf die Kurve 4.

„1950 starben in Bayern: an Herz- und Kreislauferkrankungen einschließlich Gehirnschlag 31,3 %, an Krebs und anderen bösartigen Gewächsen 18,5 %, an Lungenentzündung 5,1 % und an Tuberkulose 3,8 %."

„Die *Krankheitsanfälligkeit* (Morbidität) ist nach THIEDING seit 1932 um 120 % gestiegen, ein Tatbestand, den KUNIGK mit etwa 65—100 % bestätigt. *Im übrigen sprechen die vollen Sprechstunden und unsere überbelegten Krankenhäuser eine beredte Sprache.*"

Man kann bereits aus diesen Zusammenstellungen erkennen, daß im modernen Menschen irgendwelche *gefahrbringende Tendenzen* wirken, denen wir als Ärzte weit mehr Beachtung als früher zu schenken haben.

B. Statistik der chronischen Todesursachen

(Zunahme und Abnahme in ihren Gegensätzen)

Die in diesem Kapitel zusammengestellten Zahlenwerte sind auf die gleichen Quellen wie im vorigen Kapitel zurückzuführen. Die Ordnung in Gruppenzahlen wird demnach fortgesetzt.

Chronische Todesursachen *)

Gruppe 5: *Altersschwäche*

40) Altersschwäche.

1953: 45) Altersschwäche ohne Geistesstörung, Krankheitszeichen und mangelhaft bezeichnete Todesursachen.

Gruppe 6: *Tuberkulose*

7) Lungen-Tbc., 8) andere Organe, Miliar-Tbc.

1953: 1) Tuberkulose der Atmungsorgane, 2) andere Formen der Tuberkulose.

Gruppe 7: *Krankheiten des Gewebsstoffwechsels*

16) Krebs, 17) sonstige Gewächse, 18) Gelenkrheuma und Gicht, 19) Zuckerkrankheit.

1953: 18) Bösartige Neubildungen, einschl. der Neubildungen der lymphatischen und blutbildenden Organe, 19) gutartige und nicht näher bezeichnete Neubildungen, 20) Diabetes mellitus, 21) Anämien.

Gruppe 8: *Überanstrengung, Übermüdung, Überlastung*

23) Gehirnblutung, 24) andere Krankheiten des Nervensystems, 25) Krankheiten des Herzens, 26) andere Krankheiten der Kreislauforgane.

1953: 22) Gefäßschädigungen des Zentralnervensystems, 26) Arteriosklerotische und degenerative Herzerkrankungen, 27) Sonstige Herzerkrankungen, 28) Blutdruckerhöhung mit Beteiligung des Herzens, 29) Blutdruckerhöhung ohne Beteiligung des Herzens.

---

*) Die Nummern entsprechen bis 1952 denen der amtlichen deutschen Statistik, ab 1953 den internationalen Ziffern.

Tabelle 2

Chronische Todesursachen in %/₀ der Gesamtsterblichkeit für Deutschland 1921—1953

	Deutschland							Westdeutschland		
	1921	1922	1923	1926	1928	1935		1950	1951	1953
5. Altersschwäche	10,95	11,77	12,20	11,02	10,19	9,41		7,27	6,69	8,51
6. Tuberkulose (insgesamt)	9,77	9,87	10,87	8,36	7,53	6,14		6,50	3,52	1,96
7. Krankheiten des Gewebsstoffwechsels (Krebs usw.)	7,08	7,23	7,54	10,09	11,02	14,86		18,33	18,45	18,81
8. Überlastung, Übermüdung	20,42	21,21	21,32	24,62	29,11	27,16		34,02	35,25	30,65
9. Fehlerhafte Ernährung mit anerkannten Ursachen	3,31	3,39	3,51	4,12	3,79	7,50		5,82	5,66	11,29
								Neue Einteilung		

Hierzu die Abbildungen 5 und 6.

Abb. 5

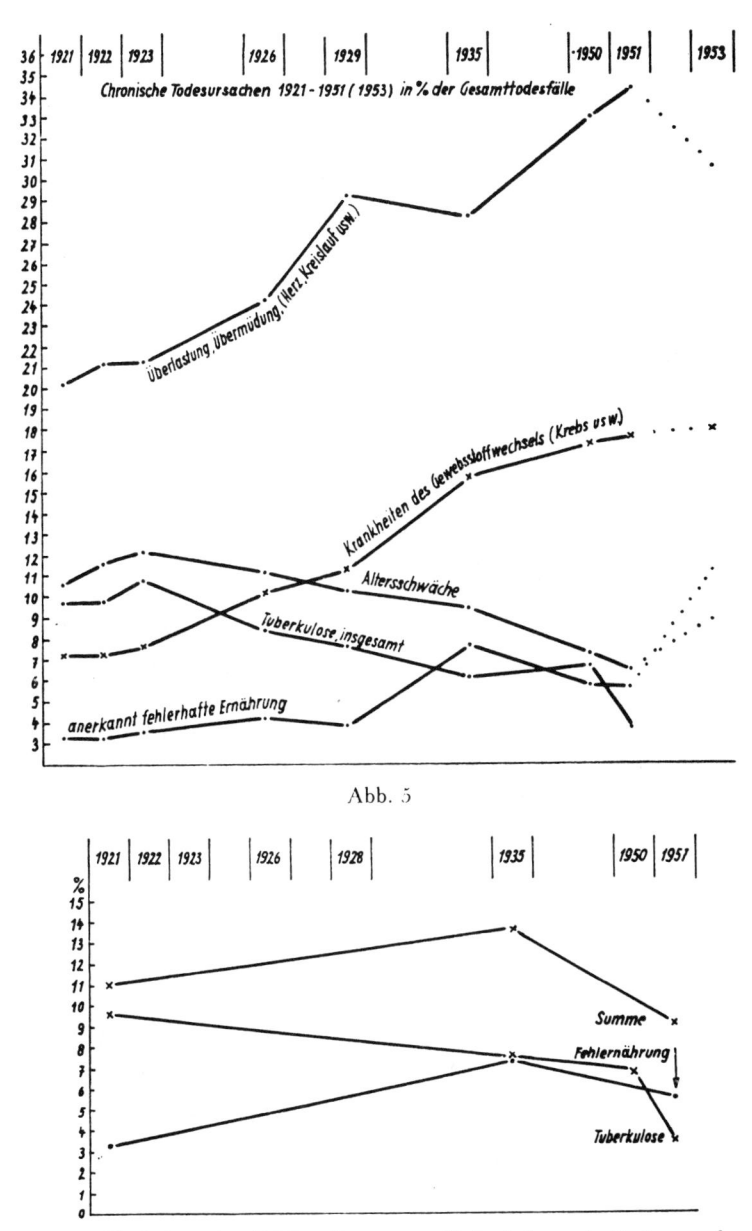

Abb. 6. Verhalten der Fehlernährung zur Tuberkulose als Todesursache.

Gruppe 9: *Fehlerhafte Ernährung mit anerkannten Ursachen*
1953: Alle sonstigen Erkrankungen.

Wir sehen, daß Todesfälle aus „anerkannt fehlerhafter Ernährung" bis 1935 in dauernder leichter Zunahme begriffen sind, dann sinken sie. Die Vitaminforschung wirkt sich aus, etwa 40 Jahre nach der Entdeckung der ersten Mangelkrankheit, der Beriberi, 25 Jahre nach der Aufklärung des Skorbuts (Abb. 5 und 6).

Ich habe mich bei dieser Auswahl der anerkannten Ernährungsursachen auf die übliche Terminologie beschränkt. Es wird darüber noch zu sprechen sein, daß *fehlerhafte Ernährung aber bei vielen andern chronischen Krankheiten und Todesursachen als unspezifische Vorursache mitwirkt.* Das wirkt sich aber in anderen Kurven aus (in denen der Gruppe 6, 7 und 8).

Wir erkennen, daß die Kurven der Todesursachen durch Überlastung, Übermüdung (Herz- und Kreislaufkrankheiten) stark steigen, ebenso die Folgen des „gestörten Gewebsstoffwechsels." *)

Man ist heute noch vielfach der Meinung, daß fehlerhafte Ernährung nichts mit der Entstehung von Krebs zu tun habe und daß Krebs eine lokale Erkrankung sei. Es dürfte aber wohl bald anerkannt werden, daß *Fehlernährung eine unspezifische Grundursache* ist, zu der dann weitere spezifische *Teilursachen*, in Form sogenannter krebserzeugender Stoffe kommen. Man kennt heute mehr als 300 derartige Stoffe. Der „Krebs" ist aber nun einmal wie viele andere der chronischen Krankheiten eine *„Zweitkrankheit"*.

Gegenüber den großen Zunahmen erkennen wir, daß zwei Gruppen in dieser Tabelle *abnehmen:* Tuberkulose und Altersschwäche.

Der *Tod an Altersschwäche* ist, statistisch gesehen, umkämpft. Manche möchten ihn überhaupt aus der Todesursachen-

---

*) Der Zusammenhang der Herz- und Gefäßkrankheiten mit zu einseitiger Lipoid-Cholesterinnahrung gilt heute als sicher (?, der Verf.).

statistik beseitigt sehen, weil sie der Meinung sind, daß bei genauer Untersuchung sich doch immer als eigentliche Todesursache irgendeine Organveränderung finden ließe, sei es Arteriosklerose, Krebs oder Alterstuberkulose usw.

Der *Hygieniker* aber sieht die Frage anders. Er *möchte gerne,* daß der *Tod an Altersschwäche* infolge des physiologischen Verbrauchs der Organe mehr und mehr in der Bevölkerung entsprechend dem zunehmenden Durchschnittsalter *zu-*

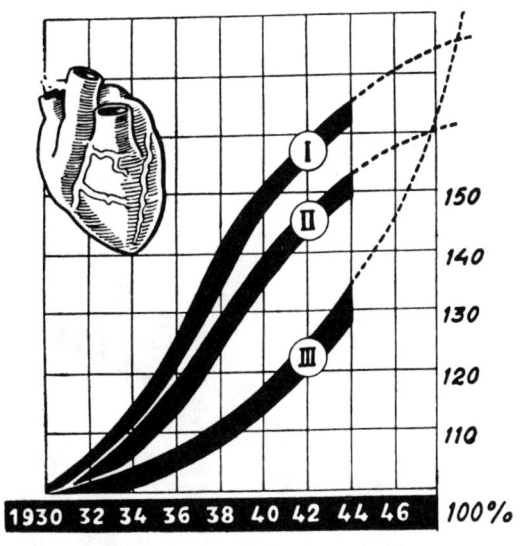

I. Diabetes
II. Krebs
III. Herz-, Kreislauf- und Nierenkrankheiten

Abb. 7. Zivilisationstodesfälle in New York. *)

nehmen möge. Dann würde die Lebensdauer nur abhängen von dem natürlichen Versagen jener Zellkomplexe, die sich nach der einmaligen Anlage und Entwicklung nie mehr erneuern können. Die *nervöse Regulation und ein einwandfreier Ausscheidungsstoffwechsel sind wichtige Voraussetzungen für eine gesunde lange Lebensdauer.*

---

*) Die Abb. 7 und 8 sind von Dr. Edmundo Ingber, Buenos Aires, zur Verfügung gestellt.

In der Tat hängt das Endergebnis von der Schonung dieser Organzellen ab.

Auch bei den chronischen Todesursachen gibt es eine Antithese, derart daß bis 1935 die Abnahme der Tuberkulose durch fehlerhafte Ernährung anerkannter Ursachen aufgehoben wird. dann beginnt das Sinken (Abb. 6). Ganz anders würde das aussehen, wenn wir heute bereits in der Lage wären, die Mit-

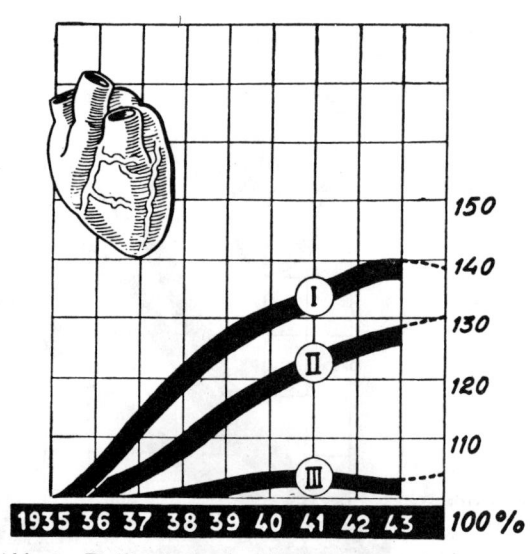

I. Schlaganfall
II. Krebs
III. Kreislauf

Abb. 8. Zivilisationstodesfälle in Argentinien.

wirkung der chronischen Fehlernährung im Sinne der Mesotrophie bei den Gruppen 6, 7 und 8 darzustellen. Dies ist der Zukunft vorbehalten, sobald entsprechende Untersuchungen gemacht sein werden. Diese hier aufgedeckte Lücke ist von größter Wichtigkeit; denn die Folgerungen, die man aus ihnen zu ziehen hätte, betreffen die Lebensführung allgemein. Ich verweise hier auf mein Buch „Die Ordnung unserer Nahrung", 4. Auflage, Hippokrates-Verlag, 1955, Seite 71 f.

Abschließend zu diesen Angaben wurden einige Kurven aus *New-York* und *Argentinien* wiedergegeben: Abb. 7 und 8. Sie bilden das Gegenstück zu Abb. 1 und 2. Man erkennt, daß die Sterblichkeit an bestimmten Zivilisationskrankheiten auch in jenen „glücklichen" Ländern in *Zunahme begriffen* ist. Es handelt sich offenbar um ein *allgemeines Phänomen in der zivilisierten Welt.* Genau wie bei uns steigen dort die Todesfälle infolge „Zivilisationskrankheiten" oder „Modekrankheiten", wie man sie beschönigend in der Presse nennt. In einem französischen Werk spricht *Vachet* von: „Les Maladies de la vie moderne" [1962]. Vorzugsweise handelt es sich um die in Abb. 8 angeführten Todesursachen.

Eine Einigung über den Begriff der Zivilisationskrankheiten ist keineswegs erfolgt. Das liegt daran, daß man die Mehrzahl dieser Krankheiten statistisch nicht erfassen kann. Man muß zwei verschiedene Formen unterscheiden: 1. die schweren, zum Tode führenden Krankheiten, die statistisch erfaßbar sind, und 2. die leichten, über das ganze Leben ausgedehnten Krankheiten, die statistisch nicht erfaßt werden können. Es handelt sich um jene Leiden, die unten ab Seite 197 behandelt werden. Indirekt kann man auf ihre Verbreitung schließen, wenn man die überfüllten Sprechzimmer, Krankenhäuser, den vorübergehenden Ausfall an Arbeitstagen, den Gebißverfall, die Bandscheibenschäden, Verstopfung, den steigenden Tablettenkonsum berücksichtigt und wenn man, wie unten ausgeführt wird, vor die Kurven der Todesursachen eine 5- bis 20jährige Leidenszeit vorschaltet (s. Abb. 22).

Man erkennt, daß bis zum 20. Jahr die männlichen Personen noch eine Zunahme der Lebenserwartung gegenüber 1949/51 aufweisen, daß im 25. Jahr Gleichheit eingetreten ist und *dann eine rückläufige Bewegung einsetzt.* Umgekehrt nimmt die Lebenserwartung der weiblichen Personen bis zum 80. Jahr noch zu (5. Kolumne), und geht erst dann ein wenig zurück.

Tabelle 3 (zu Abb. 9)

Durchschnittliche Lebenserwartung der Bevölkerung im Bundesgebiet ohne Berlin nach Geschlecht und Alter nach den Sterblichkeitsverhältnissen 1949/51 und 1959/60 *).

Vollendetes Alter in Jahren	Durchschnittliche Lebenserwartung in Jahren			
	Männliche Personen		Weibliche Personen	
	1949/51	1959/60	1949/51	1959/60
0	64,56	66,69	68,48	71,94
1	67,80	68,31	71,01	73,17
5	64,47	64,71	67,61	69,51
10	59,76	59,92	62,84	64,65
15	54,98	55,05	57,99	59,74
20	50,34	50,38	53,24	54,89
25	45,83	45,83	48,55	50,89
30	41,32	41,21	43,89	45,27
35	36,80	36,56	39,26	40,51
40	32,32	31,98	34,67	35,83
45	27,93	27,48	30,14	31,22
50	23,75	23,16	25,75	26,74
55	19,85	19,14	21,50	22,39
60	16,20	15,53	17,46	18,22
65	12,84	12,36	13,72	14,34
70	9,84	9,54	10,42	10,86
75	7,28	7,10	7,68	7,92
80	5,24	5,11	5,57	5,63
85	3,72	3,60	4,02	3,95
90	2,66	2,45	2,89	2,83

Um diesen entgegengesetzten Vorgang optisch zu demonstrieren, ist in der Abb. 9 ein Ausschnitt aus den Zahlen für das 35. bis 70. Lebensjahr wiedergegeben. Die gestrichelten Kurven sind die Werte für 1959/60, die ausgezogenen Linien dagegen die Vergleichswerte für 1949/51. Während die Werte

---

*) Aus Statistische Umschau des Statistischen Bundesamts in der Zeitschrift „Wirtschaft und Statistik".

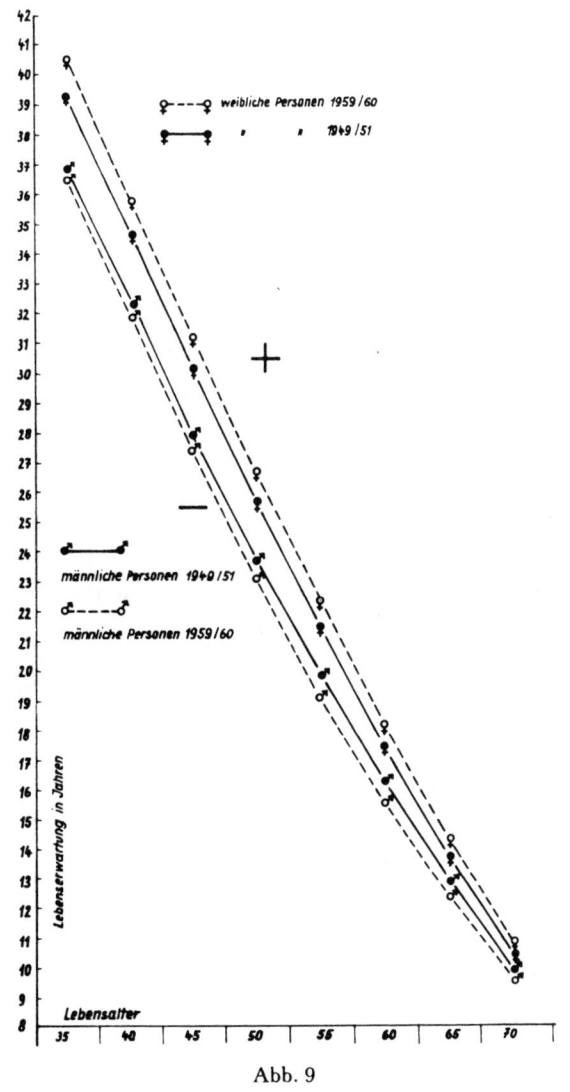

Abb. 9
Durchschnittliche Lebenserwartung der Bevölkerung
für die Lebensjahre 35—70. (Ausschnitt aus der Tabelle 3)

für die weibliche Bevölkerung durchweg höher liegen, sind die für die männliche Bevölkerung tiefer gelegen. Die Differenz, die 1949/51 etwa 1¹/₂ Jahre betrug, ist auf 3¹/₂ Jahre angewachsen. Man darf sagen, daß die männliche Bevölkerung von den verbesserten Lebensmöglichkeiten weniger Gebrauch macht, als die weibliche. *Die verlängerte Lebenserwartung ist eine Auswirkung der Erbanlagen*, die nach erfolgreicher Bekämpfung des Frühtodes eintreten kann, und sich bei den Frauen positiv auswirkt; bei den Männern vom mittleren bis höheren Alter aber infolge deren Lebensführung sich unvollkommen, also mehr negativ auswirkt. *Hufelands* Definition: „Das Leben verlängern, heißt, es nicht verkürzen", findet hier eine glänzende Bestätigung.

Angesichts dieser amtlichen Zahlen dürfte endlich ein Ende damit gemacht werden, daß die verlängerte Lebenserwartung ein Beweis dafür sei, daß wir „gesünder" werden, eine Behauptung, die statistisch, bisher unwiderlegbar, dauernd wiederholt wurde. Damit dürfte dieser Propaganda ihr wichtigstes Beweisstück genommen sein. Der Gefahrenzustand ist bei der männlichen Bevölkerung zu Tage getreten. Eine weitere Diskussion über die Berechtigung der Prognosen des Verfassers erübrigt sich.

Die praktische Folgerung lautet: *die Männer könnten ihre Lebenserwartung verbessern, wenn sie ihre Gewohnheitsfehler einschränken lernten und ebenso gesund leben würden, wie die Mehrzahl der Frauen.*

Die Sterbeziffern 1938, 1947—1954
auf 10 000 Lebende in der Bundesrepublik

Entsprechend den weiteren Kurven beschränke ich mich darauf, die Werte für die angegebenen Jahre bis 1954 anzugeben. Aus ihnen läßt sich, namentlich in der Abb. 10/11 die Tendenz der Sterbeziffern ausreichend erkennen.

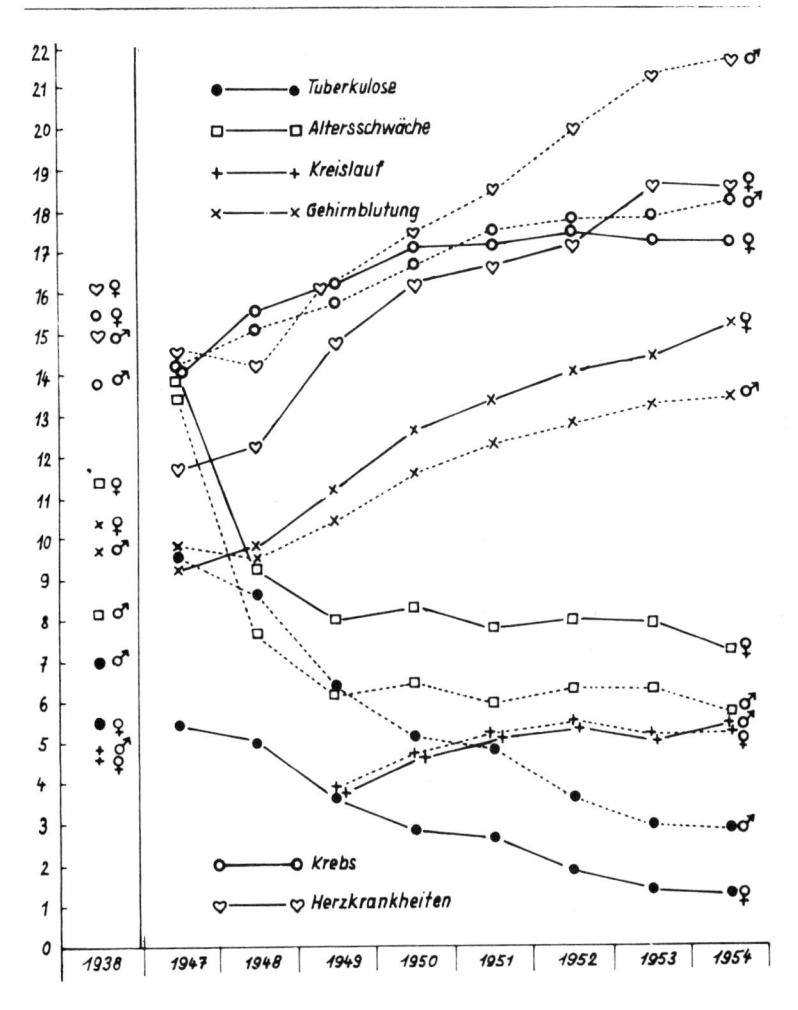

Abb. 10/11

Sterbeziffern 1938, 1947—54 auf 10 000 Lebende
(Statistisches Jahrbuch 1955)

Die Unterschiede zwischen männlich und weiblich sind sehr deutlich. Von 1947 an steigen die Sterbeziffern an Herzkrankheiten, Krebs und Gehirnblutung. Nach „Wirtschaft und Statistik" müssen „für 1958/59 Männer, die im 60. Lebensjahr stehen, zu 46 %, und die gleichaltrigen Frauen zu 43 % mit einem Krebs- oder Kreislauftod rechnen". Die Kurven zeigen nur die *Tendenz* der Sterbeziffern, nicht die individuellen Todesursachen. Das kann keine Statistik ihrem Wesen nach leisten. Die Ursachen zu erforschen ist Sache der Klinik und des Laboratoriums-Versuchs. Vor der häufigen Überschätzung der Statistik wird man warnen müssen, sie stellt Probleme, löst sie nicht.

Tabelle 4

Zahlenwerte zu Abb. 10/11.

Sterbeziffern auf 10 000 Lebende,
männl., bzw. weibl., 1938, 1947—54, Bundesrepublik

Todesursachen	1938		1947		1948		1949		1950		1951		1952		1953		1954	
	m	w	m	w	m	w	m	w	m	w	m	w	m	w	m	w	m	w
Tuberkulose insgesamt	7,02	5,47	9,62	5,41	8,65	5,02	6,39	3,69	5,17	2,87	4,89	2,67	3,64	1,93	3,00	1,42	2,9	1,3
Krebs	13,81	15,48	14,93	14,14	15,14	15,58	15,80	16,23	16,77	17,12	17,50	17,18	17,83	17,46	17,86	17,33	18,23	17,3
Gehirnblutung	9,76	10,47	9,88	9,27	9,51	9,84	10,49	11,28	11,60	12,69	12,37	13,44	12,84	14,10	13,29	14,74	13,5	15,3
Herzkrankheiten	15,04	16,29	14,62	11,75	14,25	12,29	16,18	14,85	17,51	16,26	18,61	16,76	20,06	17,32	21,47	18,75	21,8	18,6
Kreislauf	4,83	4,74	—,—	—,—	—,—	—,—	3,92	3,80	4,74	4,80	5,27	5,21	5,50	5,49	5,22	5,11	5,3	5,4
Altersschwäche	8,21	11,49	13,54	13,99	7,75	9,36	6,28	8,09	6,54	8,46	6,06	7,94	6,44	8,12	6,44	8,03	5,8	7,3

aus Statistisches Jahrbuch 1955, S. 78

III.

Die Verteilung der Sterbefälle an Zivilisationskrankheiten nach Altersklassen

Vergleich der wesentlichsten Todesursachen

Medizinal-statistische Untersuchungen sollen nicht nur der Sammlung von Zahlen dienen, sondern sie sollen *erkennen lassen, ob alles in Ordnung ist* oder ob Störungen vorliegen. Dazu muß man die großen Summen aufschlüsseln, z. B. nach Altersklassen, nach Berufen, nach Familienstand usw. Auf Grund der amtlichen Unterlagen in Deutschland können wir leider nur für die 5-Jahres-Klassen eine solche Aufschlüsselung vornehmen, wie sie im folgenden durchgeführt wird. Ergebnisse in anderen Ländern sind deshalb zur Ergänzung zu verwerten.

Wenn sich aus den vorhergehenden Ausführungen ergab, daß eine stete Zunahme der Sterblichkeit an Zivilisationskrankheiten festzustellen ist, so darf man sich nicht damit begnügen, einen anscheinend unaufhaltsamen Niedergang der Gesundheit festzustellen, sondern muß sich bemühen, die Ursachen zu erforschen, und muß bemüht sein, sie abzustellen; erst dann hat die Statistik ihren Zweck erfüllt: die Probleme zu erkennen und ihrer Lösung zuzuführen.

In den Statistischen Jahrbüchern ist die Aufteilung in Altersklassen von 5 zu 5 Jahren erst seit kurzem üblich. Früher hatte man eine Unterteilung von 45—60 und 60—70 Jahren getroffen, so daß dadurch kein geeignetes Vergleichsmaterial vorliegt. Sodann ging man in der Aufteilung bis zum 80. Jahr, jetzt bis über 90. Man kann daran das zunehmende Alter des Volkes deutlich erkennen.

Auch das Fehlen der Aufteilung in jugendliche Altersklassen ist bedauerlich, weil man dadurch nicht in der Lage ist festzustellen, ob die sog. Alterskrankheiten jetzt in früheren Jahren eintreten, worauf manche Beobachtungen hinweisen.

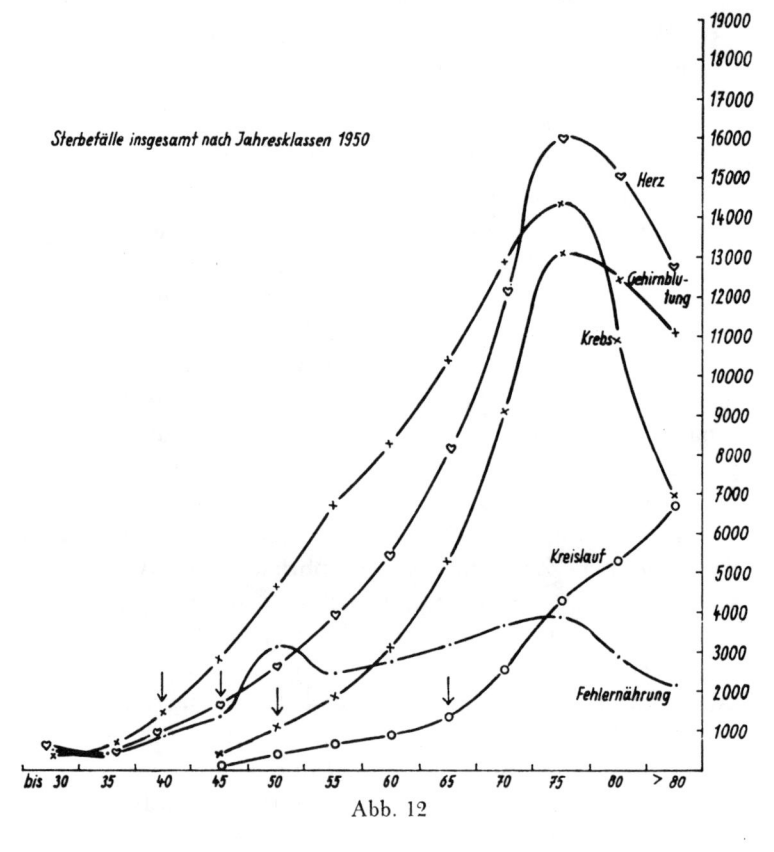

Abb. 12

Aus USA und England liegen z. B. solche Angaben vor, die unten erwähnt werden (S. 97).

Für die folgenden Untersuchungen wurden aus den Statistischen Jahrbüchern wieder mehrere Gruppen gebildet: Unter *„Ernährungskrankheiten"* wurden Avitaminosen, andere Allgemeinkrankheiten, Krankheiten des

Vergleich der Todesursachen

Blutes, chronische Vergiftungen (A 64—66), ferner Krankheiten der Leber und Gallengänge (A 105, 106) und andere Krankheiten des Verdauungskanals (A 107) zusammengefaßt. Hingegen werden Krebs und andere bösartige Tumoren (A 44—57), Krankheiten des Herzens (A 79, 80—85), andere Krankheiten des Kreislaufs (A 86), Gehirnblutung usw. (A 70) und Altersschwäche für sich behandelt.

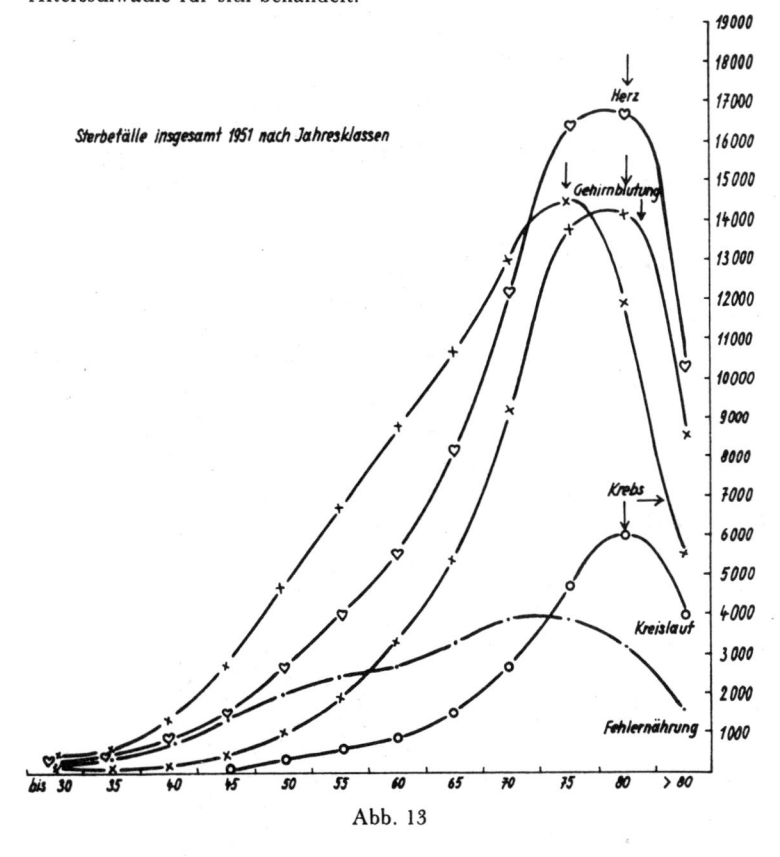

Abb. 13

In Abb. 12 sind die Werte für 1950 zusammengefaßt. Die Kurven werden aus Gründen der Übersichtlichkeit erst mit der Jahresklasse 25—30 begonnen. Nach dem gleichen Schema werden auch die folgenden Jahre behandelt (Abb. 13 ff.).

In Abb. 12 erkennt man von 45—50 einen Gipfel bei der Fehlernährung, der sich nicht erklären läßt. Ein breites Maximum liegt zwischen 65 und 80 Jahren, dann sinkt die Kurve. Haben die Menschen das Gefahrenalter um 75 überschritten,

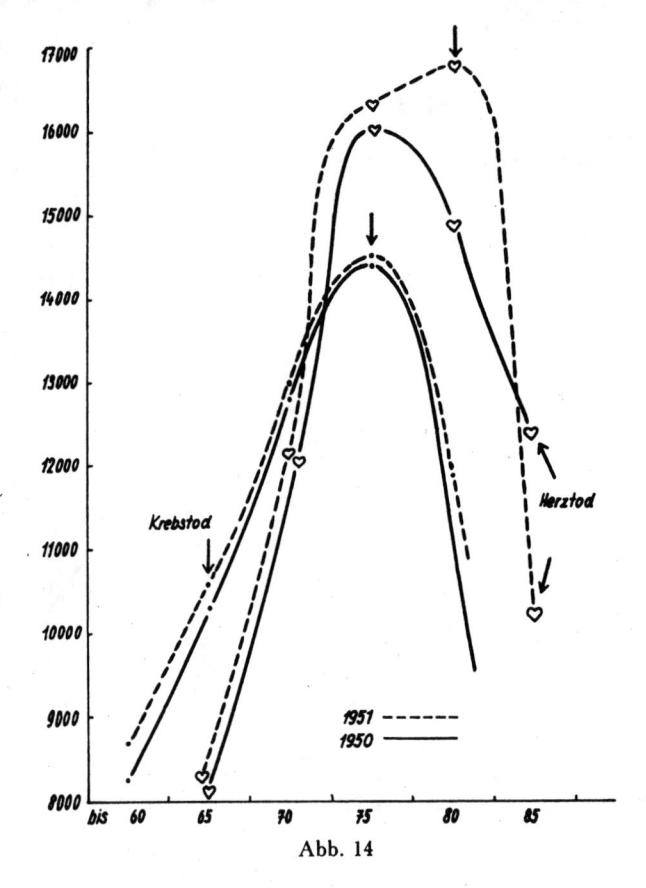

Abb. 14

dann haben sie bessere Aussichten auf den natürlichen Tod an Altersschwäche.

Die andern Kurven weisen interessante Unterschiede auf: den *frühesten Anstieg zeigt der Krebs* (ab 35—40), es folgen

Krankheiten des Herzens (ab 40—50), alsdann Gehirnblutung (zwischen 50 und 60) und schließlich Krankheiten des Kreislaufs (ab 65 Jahren). Nur diese letztere Gruppe kann man den „Alterskrankheiten" zurechnen, während die andern Krank-

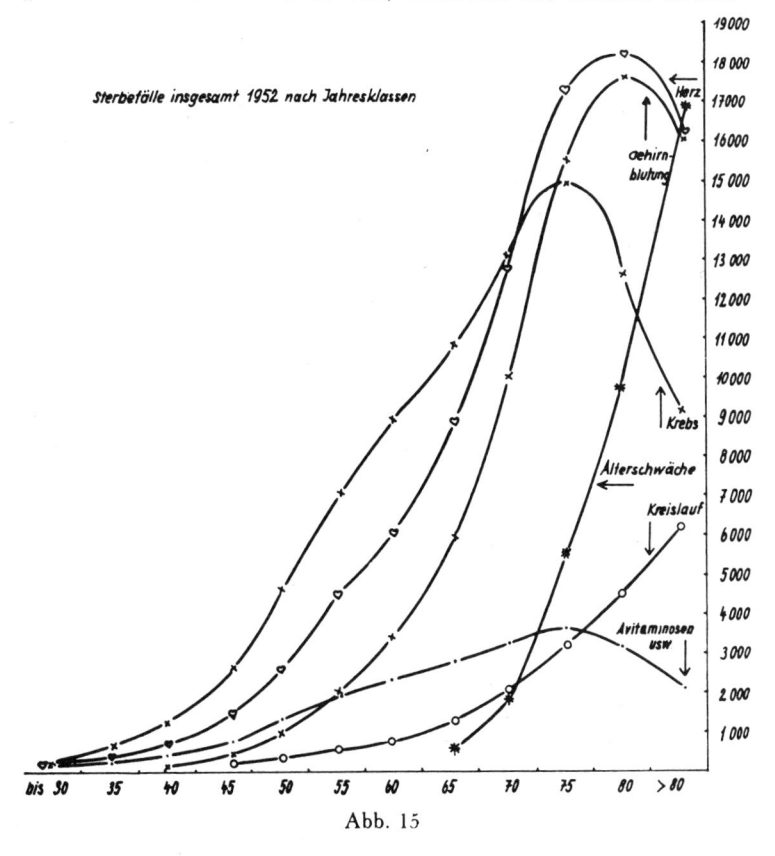

Abb. 15

heiten, einschließlich des Krebses, *Krankheiten des mittleren Alters geworden* sind. Der oft erhobene Einwand gegen eine „Zunahme des Krebses" mit dem Hinweis auf das zunehmende Durchschnittsalter wird mit diesem Befund weitgehend entkräftet.

Die Werte für 1951 sind in den Abb. 13 u. 14 wiedergegeben. Die Tendenzen der Kurven sind gleich geblieben, aber im Gipfel um 75 Jahre ist eine auffallende Änderung eingetreten: der Krebsgipfel ist zwar bei 75 Jahren geblieben, aber die *Gipfel für Herzkrankheiten und Gehirnblutung haben sich um 5 Jahre auf 75—80 verlagert;* in Abb. 14 ist dieser

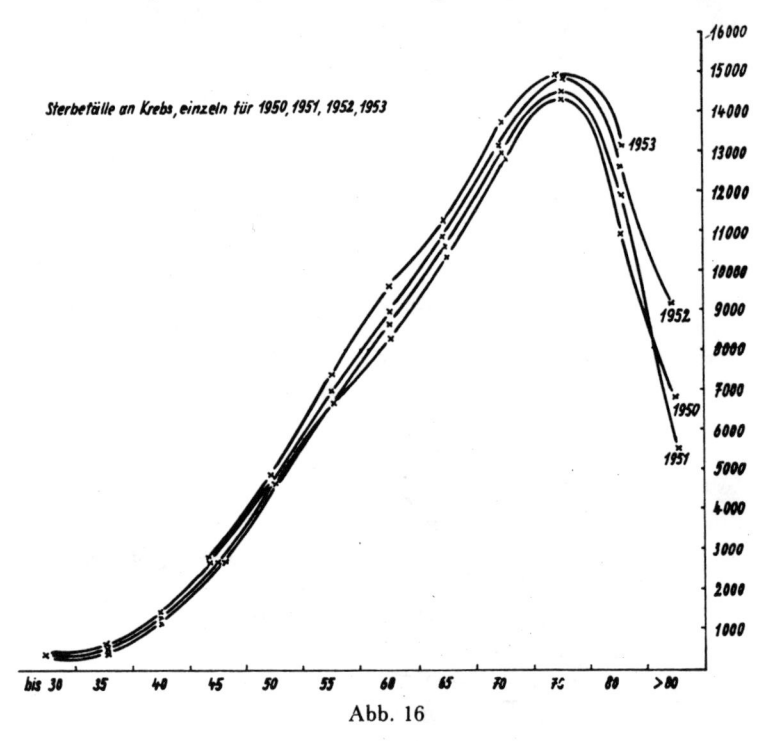

Sterbefälle an Krebs, einzeln für 1950, 1951, 1952, 1953

Abb. 16

Vorgang für 1950 und 1951 der Deutlichkeit halber in größerem Format eingezeichnet.

Als Ursache für dieses Hinausschieben des Todes bei diesen beiden Krankheitsgruppen dürfte die *Einführung wirksamerer Herz- und Kreislaufmittel* anzusprechen sein als ein deutlicher Erfolg der symptomatischen Therapie.

Auch für 1952 sind die Werte in Abb. 15 aufgestellt. Nun ist der Tod an Gehirnblutung erheblich angestiegen, besonders um 75 Jahre, die Gipfelverschiebung ist ebenfalls auf das 80. Jahr erfolgt.

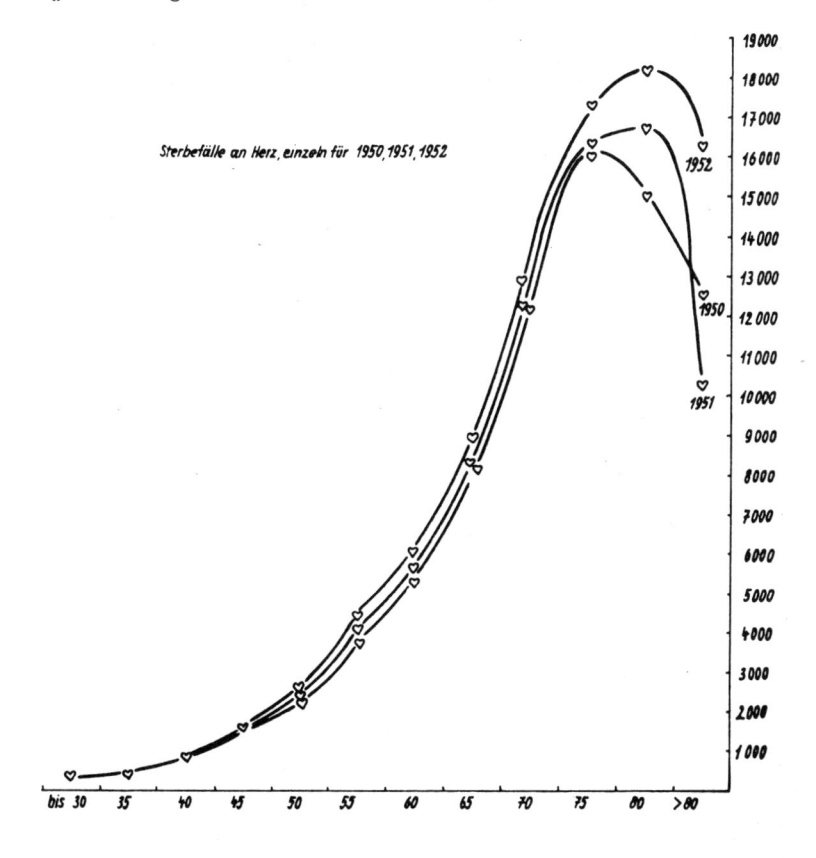

Abb. 17. Todesursache Nr. 1 (Nachrichtendienst der WELT, Dortmund, 16. 3. 54): Herzkrankheiten als Todesursache haben weiter zugenommen. Im vergangenen Jahr wurden in Städten, die als typisch für die Bundesrepublik gelten dürfen, 25 bis 28% aller Todesfälle durch Herzkrankheiten verursacht. Die Krebskrankheiten stehen mit 14 bis 18% der Todesursachen an zweiter Stelle.

Man kann aus diesen Verschiebungen nur schließen, daß es der Heilkunde zwar *gelungen* ist, *die Menschen länger krank zu halten, nicht aber, sie gesunder zu machen.* Denn andernfalls müßte der Tod an Altersschwäche zunehmen, und der Abfall nach dem 80. Jahr dürfte nicht so steil sein.

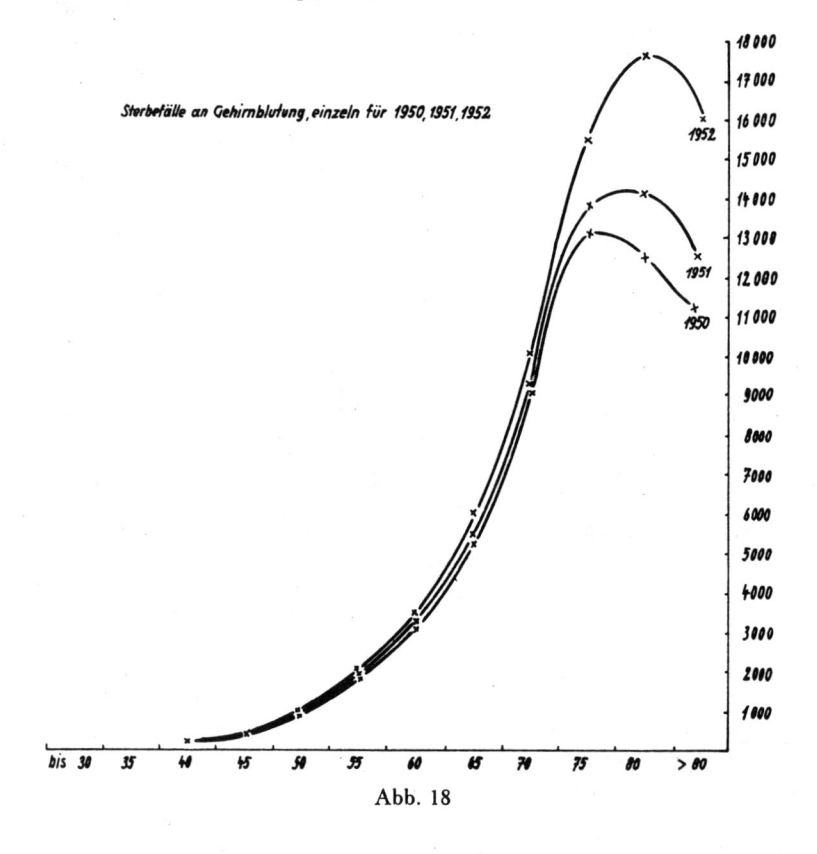

Abb. 18

Besonders interessant: der Gipfel der Krebstodesfälle zwischen 70 und 75 ist stehen geblieben, ist also durch einen therapeutischen Erfolg wie bei den anderen Krankheiten nicht beeinflußt worden.

Die einzelnen Todesursachen in den Jahren 1950—1953

In den Abbildungen 16—18 sind nun die Jahre 1950—1953 für die einzelnen Krankheiten untereinander verglichen. Aus Abb. 16, in die auch 1953 eingetragen werden konnte, ist erkennbar, daß der Gesamttod an *Krebs* mit jedem Jahr und für alle Altersklassen ziemlich gleichmäßig, langsam, aber stetig zunimmt. Therapie und Vorbeugung sind nicht vorgeschritten. Daß die einzelnen Krebserkrankungen sich verschieden verhalten, sei erwähnt. Eine absolute Zunahme zeigt wohl nur der Lungenkrebs.

Die Sterbefälle an *Herzkrankheiten* steigen im Alter deutlich an, erreichen 1952 ein Maximum (Abb. 17).

Die Sterbefälle an Gehirnblutung zeigen eine noch deutlichere Zunahme (Abb. 18).

Sterblichkeit nach Krankheiten, getrennt in männlich und weiblich

In Tab. 4 sind die Werte für männlich und weiblich für 1952 nach Altersklassen getrennt wiedergegeben. Die Hauptwerte wurden zusammengerechnet, um einfache Zahlen für die Gipfelwerte zu bekommen.

Tabelle 5

Krankheit	Alter	Männer	Frauen
Kreislaufstörungen	zwischen 65—80	7492	**8634**
Krebs	zwischen 30 bis über 80	15918	**20072**
Herztod	zwischen 45—70	**20045**	15123
	zwischen 70→80	23932	**27927**
Gehirnblutung	zwischen 55→80	30946	**38030**
Altersschwäche	zwischen 65→80	14198	**19920**
Summe:		112531	**129706**

88 Sterbefälle an Zivilisationskrankheiten

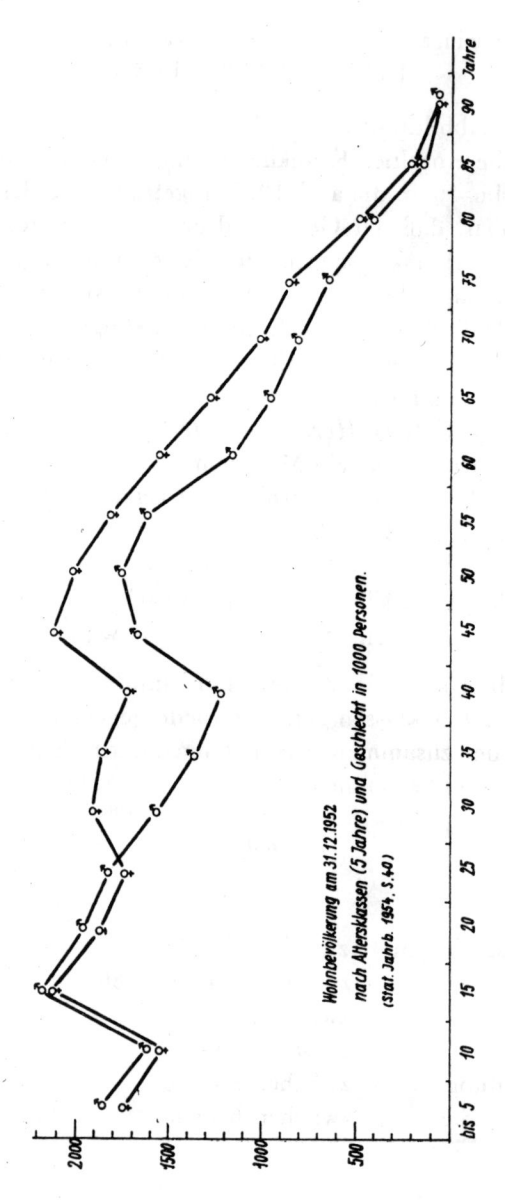

Wohnbevölkerung am 31.12.1952 nach Altersklassen (5 Jahre) und Geschlecht in 1000 Personen.
(Stat. Jahrb. 1954, S.40)

Abb. 19

Die Zahlen lassen erkennen, daß die Männer nur in mittlerem Alter zwischen 45 und 70 an erster Stelle der Sterblichkeit stehen, daß in den übrigen Altersklassen, bei denen kurvenmäßig erkennbare Differenzen vorhanden sind, hingegen die Frauen überwiegen. Diese Frage wird unten noch genauer untersucht werden.

Sterblichkeit der Wohnbevölkerung, getrennt nach Altersklassen

In Abb. 19 ist der Bevölkerungsaufbau in den gleichen Altersklassen wie in den Sterblichkeitskurven wiedergegeben. Man erkennt, daß bis zum 25. Jahre das männliche Geschlecht überwiegt, sodann aber das weibliche. Da der Tod meist im höheren Alter erfolgt, ist es verständlich, wenn die Sterbeziffern für die einzelnen Zivilisationskrankheiten bei Frauen also meist höher liegen.

Die Sterbeziffern für 1952 sind in Abb. 20 und 21 wiedergegeben. Abb. 20 zeigt die Kurven für Krebs, Altersschwäche und Kreislaufkrankheiten, Abb. 21 für Herztod und Gehirnblutung. Die Zeichen für männlich ♂ und weiblich ♀ sind am Ende jeder Kurve gezeichnet (bei Abb. 21), in Abb. 20 direkt zur Kennzeichnung benutzt.

Daß die Richtung der Sterblichkeitskurven (Abb. 20 und 21) ansteigend und die der lebenden Bevölkerung sinkend (Abb. 19) ist, ist logisch. Was aber auffällt, ist, daß sich die *Kurven* für die einzelnen Krankheiten bei Männern und Frauen nicht parallel verhalten, sondern sich teilweise *überschneiden*.

1. *Krebs* (Abb. 20): Bis zum 70. Jahr überwiegt die Sterblichkeit bei den Frauen, sodann bis 80 bei den Männern, dann wieder bei den Frauen.

2. *Altersschwäche* (Abb. 20): *Der Tod an Altersschwäche tritt bei den Frauen um mindestens 5 Jahre früher ein*, wie sich aus dem Anstieg der Kurven ergibt. Auch die absoluten Zahlen überwiegen auf Seiten der Frauen.

Man kann daraus zwei hypothetische Folgerungen ziehen:
a) Bei stärkerer beruflicher und seelischer Belastung wird die *Frau früher verbraucht*.

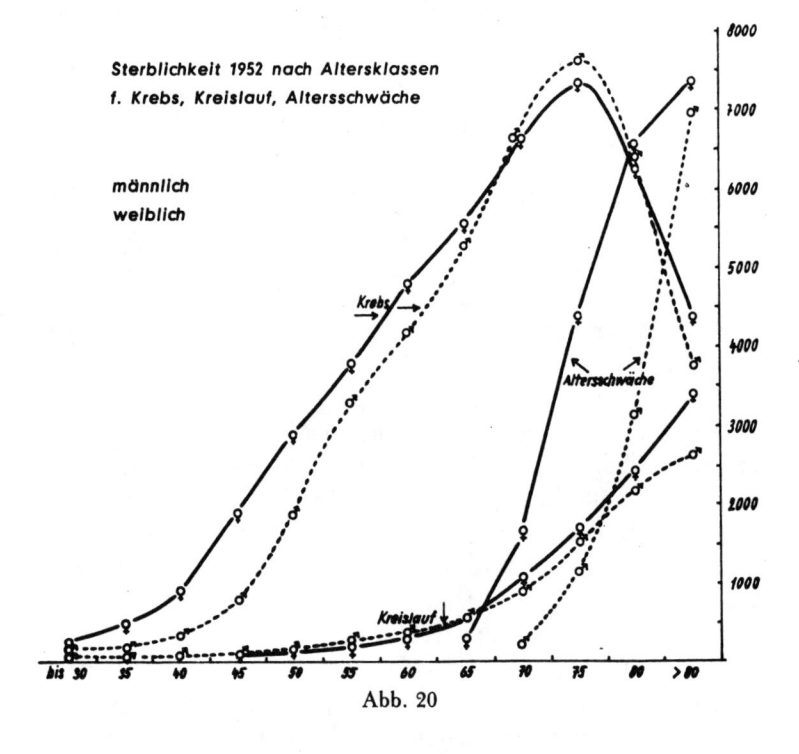

Abb. 20

b) Bei geringerer Belastung und geringerem Mißbrauch von Genußmitteln erreicht sie leichter ein hohes Alter und den natürlichen Tod an Altersschwäche.

Ob diese Folgerungen richtig sind, bedürfte genauerer Untersuchungen, doch ist diese Deutung nicht unwahrscheinlich.

Sterblichkeit der Wohnbevölkerung 91

Diese Frage wird unten noch einmal aufgegriffen, bei Gelegenheit der englischen Statistik und der Untersuchung von HAUBOLD bei der Bauernbevölkerung (S. 56, 90, 99 ff.).

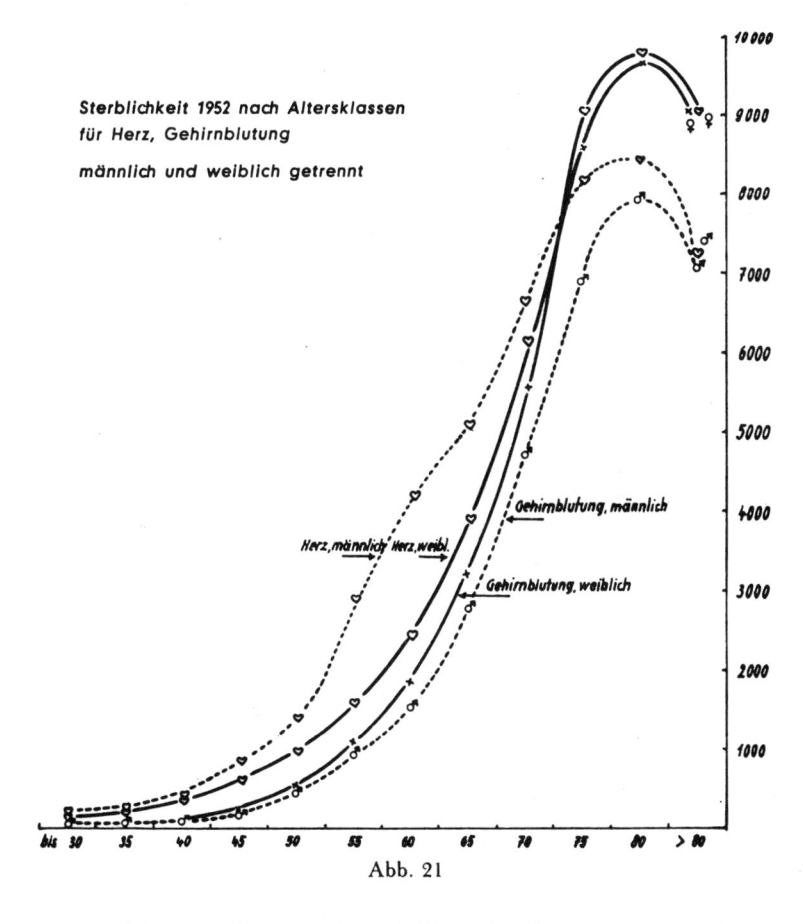

Sterblichkeit 1952 nach Altersklassen für Herz, Gehirnblutung
männlich und weiblich getrennt

Gehirnblutung, männlich
Herz, männlich Herz, weibl.
Gehirnblutung, weiblich

Abb. 21

3. *Kreislaufkrankheiten* (Abb. 20): Zwischen 45 und 65, also noch vor dem Beginn des Alters überwiegt der Tod der Männer, wenn auch gering, nach 65 Jahren der Tod der Frauen.

Im letzteren Verhalten kann man ein leichteres Versagen des weiblichen Organismus durch Überlastung sehen, während der frühere Tod der Männer bis 65 wohl mehr auf Genußgifte zurückzuführen ist.

4. *Herzkrankheiten* (Abb. 21): Bis zum 70. Jahre überwiegt der Herztod der Männer bei weitem, erst dann tritt der Tod der Frauen entsprechend der Bevölkerungszusammensetzung mehr in Erscheinung.

5. *Gehirnblutung* (Abb. 21): Hier sterben mehr Frauen als Männer, entsprechend der Bevölkerungszusammensetzung. Dieses überraschende Resultat dürfte wohl darauf zurückzuführen sein, daß die an sich vom Schlaganfall bedrohten Männer *vor* dem Schlaganfall am Herztod sterben.

Die Auswirkungen dieser Sterblichkeitsverschiebungen sind naturgemäß verschieden.

1. bei *Männern:* Die übersteigerte Sterblichkeit der reifen, lebenserfahrenen Männer (Herztod zwischen 45 und 70, Krebs zwischen 70 und 80) ist nicht nur ein persönlich beklagenswertes Schicksal, sondern bedeutet auch einen großen Verlust im Volksleben. Denn sie sind im Sozialleben mit ihren Erfahrungen notwendig. Wenn dies heute noch wenig empfunden wird, so liegt das wohl daran, daß Staat und Industrie die ungerechtfertigte Tendenz erkennen lassen, Jugendliche gegenüber Älteren zu bevorzugen.

2. bei *Frauen:* Sie hatten früher eine durchschnittlich 5 Jahre längere Lebenserwartung. Sie hatten weniger ernsthafte Krankheiten, ertrugen körperliche Mühsal zäher und verfügten über ungeahnte Kraftreserven. In kritischen Situationen beweisen sie mehr Mut, haben mehr Initiative als die Männer und einen sog. 6. Sinn (Intuition).

Die jetzt vorverlagerte Sterblichkeit an Altersschwäche könnte ein Warnungssignal sein, daß die *natürlichen Reserve-*

eigenschaften erschöpft sind und daß gerade aus der den Frauen angeborenen Zähigkeit des Beharrens auf einem einmal gefaßten Plan ein *stärkerer Verschleiß* erfolgt.

Die höhere Krebssterblichkeit der Frauen bis 70 Jahre wird mit Verbesserung der Diagnostik und Therapie weiter zurückgehen.

Aber die *vorverlagerte Sterblichkeit an Altersschwäche* könnte dahin führen, daß die *Großmütter in den Familien als Träger der Tradition mehr und mehr ausfallen* und daß damit ein unschätzbar großer lebensfördernder Einfluß verringert wird. Es ist allgemein bekannt, von welcher Bedeutung die Großeltern für die Erziehung der Enkelgeneration werden können.

Diese Werte gewinnen nachträglich an Bedeutung dadurch, daß jetzt, wie erwähnt, bei den erwachsenen Männern ab 30 Jahre die Lebenserwartung zurückgegangen ist. Die früher geltende Ordnung scheint gestört und man darf wohl darin mit Recht ein Warnungszeichen sehen.

An diesem Phänomen können diejenigen, die die Öffentlichkeit stets zu beruhigen versuchten, nicht mehr vorübergehen. Es besteht eine merkwürdige, aber sehr kennzeichnende Neigung, die bisher stets steigende Lebenserwartung der Bevölkerung in gewissem Sinne mit einer Steigerung der industriellen Produktion zu vergleichen und anzunehmen, daß beide unbegrenzt vermehrt werden könnten. Aber hier bestehen Grenzen der Produktion und der Verkäuflichkeit bezw. Aufnahmefähigkeit des Marktes, die schließlich bei Nichtachtung zu Inflationen führen.

In einer lebenden Bevölkerung liegt die natürliche Grenze in der Leistungsfähigkeit der Erbanlagen, die man respektieren sollte. Es kommt sonst zur „*Krankheits-Inflation*", wie die Zivilisationskrankheiten sie darstellen.

Aus der Arbeit von BUCHKA gebe ich folgende Mitteilungen als Ergänzung:

„Nach der Statistik der deutschen Lebensversicherungsgesellschaften sind *die Todesursachen heute die ‚Zivilisationskrankheiten'*, oder, wie es in einer Zeitung beschönigend genannt wurde, die *‚Modekrankheiten'*."

Tabelle 6

„Von 100 Todesfällen waren zurückzuführen auf:

Altersschwäche	7
Unfälle	7
ansteckende Krankheiten	8
dagegen auf Krankheiten des	
Blutes und Stoffwechsels	2
der Verdauungsorgane	6
der Atmungsorgane	10
Herz und Kreislauf	19
Gehirnblutung	10
Krebs	11."

„1950 starben in Bayern: an Herz- und Kreislauferkrankungen, einschließlich Gehirnschlag 31,3%, an Krebs und anderen bösartigen Gewächsen 18,5%, an Lungenentzündung 5,1% und an Tuberkulose 3,8%" (nach BUCHKA).

Lebenserwartung und soziale Schichtung

GABRIELE WÜLKER hat in den Ärztlichen Mitteilungen 1955, S. 769 einen hochinteressanten Beitrag zu den hier behandelten Fragen geleistet, der geeignet ist, die Tiefenprobleme der Statistik zu studieren. Sie geht von dem Satz des

Sozialpolitikers PIERRE LAROQUE aus: „Die Gleichheit der Möglichkeiten ärztlicher Betreuung bedeutet Gleichheit für das Leben selber, sie bedeutet gleiches Recht, geboren zu werden, zu leben und zu überleben." WÜLKER stellt die Gegenfrage: „Wieweit besteht faktisch soziale Gleichheit vor dem Tode? Haben die sozialen Schichten heute noch unterschiedliche Lebenschancen?"

Man erkennt, daß wir hier an *Kernfragen der heute weit verbreiteten Lehre von einer angeblich natürlichen Gleichheit aller Lebewesen* kommen. Nach Ansicht vieler ist die *gesetzliche Gleichheit unnatürlich* und widerspricht der Ungleichheit, die im Bereich des Lebendigen überall herrscht, nur nicht bei den Menschen. Hier herrscht nicht Ungleichheit, wohl aber ein *unübersehbares Gewirr von Gleich und Ungleich*.

Nun reichen die statistischen Unterlagen in Deutschland bei weitem nicht aus, um diese Fragen zu studieren. Die allgemeinen Sterbeziffern erlauben zwar Rückschlüsse auf den Durchschnitt der Lebensbedingungen, aber nicht auf das Einzelschicksal. Denn schließlich stirbt nicht eine Berufs- oder Bevölkerungsgruppe, sondern es sterben immer nur einzelne Menschen. Und der Arzt hat es auch immer nur mit einzelnen Menschen zu tun.

Diese Einzelnen können sich in Schichten sammeln und aus der Untersuchung der Schichten kann man einen „Spiegel des wirtschaftlichen, sozialen und volkserzieherischen Standards" bekommen (WÜLKER). Aber auch hinter diesen Fassaden stehen einzelne Menschen, Individuen.

Die sehr sorgfältigen Tabellen von WÜLKER müssen aus dem Schatten des Zeitschriftendaseins herausgehoben werden. Einige von ihnen will ich deshalb hier übernehmen:

„Das United Nations Demographic Yearbook 1949—50 schätzt die durchschnittliche Sterbeziffer für die ganze Welt auf 22—25 je 1000 und gibt folgende Tabelle über einzelne Teile der Welt:

Tabelle 7

Sterbeziffer in der Welt (geschätzt) 1947

(je 1000 der Bevölkerung)

Afrika	25—30
Amerika, nördlich d. Rio Grande	10
Amerika, südlich d. Rio Grande	17
Naher Orient	30—35
Mittlerer Orient	25—30
Japan	15
Restlicher Ferner Osten	30—35
Nord-, West-, Mittel-Europa	12
Südeuropa	18
Ost-Europa und Sibirien	18
Ozeanien	12
Gesamte Welt	22—25."

„Differenziert man die Statistiken der westlichen Länder, so ist es überraschend, wieviel günstiger die Verhältnisse dort als in der übrigen Welt sind:

Tabelle 8

Sterbeziffern in den Ländern des westlichen Kulturkreises 1952

(je 1000 der Bevölkerung)

Holland	7,2
Norwegen	8,3
Südafrikan. weiße Bevölkerung	8,6
Kanada	8,7
Dänemark	9,0

Lebenserwartung und soziale Schichtung

Australien	9,4
Schweden	9,5
USA	9,6
Schweiz	9,9
Westdeutschland	10,5
England und Wales	11,3
Belgien	12,0
Frankreich	12,2."

Gewiß sind diese summarischen Zahlen imponierend, und mit Recht kann WÜLKER sie auf die Fortschritte der „Hygiene" zurückführen, wenn sie dies aber „auf Verschiebungen in wirtschaftlicher und sozialer Hinsicht, den Aufbau der Industrie, die Verbesserung der Landwirtschaft, durch welche die Wirtschaftlichkeit gesteigert und die Ernährungsbasis für eine wachsende Bevölkerung geschaffen wird", zurückführt, so überschreitet sie damit doch wohl die Grenze der Beweisbarkeit. Man vergleiche z. B. mit dieser Tabelle den Zustand der Gebisse in der Tabelle 17 nach PRICE (IV., S. 142). Hier beginnen Irrtümer, aus denen neue entspringen.

WÜLKER weist darauf hin, daß der Rückgang der Sterblichkeit keineswegs einheitlich war, sondern in erster Linie Kindern und älteren Menschen zugute kam, weniger den mittleren Jahrgängen, kaum den Menschen über 75 Jahren.

Die besten Vergleichstabellen haben wir in Schweden und England, da dort Sterbetafeln nach Altersjahrgängen über fast 200 Jahre vorliegen.

Überhaupt täuschen die summarischen Ziffern, denn bei Aufteilung der Ziffern in Länderteile treten bereits große Unterschiede in Erscheinung. In den verschiedenen Provinzen Italiens zeigen sich Unterschiede zwischen 12,0 und 21,6; in Deutschland zwischen 8,8 und 14,8/1000. Die Bevölkerung setzt sich eben verschieden zusammen. Deshalb muß man unbedingt die *Sterblichkeit nach Berufen, nach sozialen Schichten* unterteilen, wie es am vorbildlichsten in *Großbritannien* seit 1850 geschieht und alle 10 Jahre wiederholt wird: „Als Beruf gilt der zuletzt ausgeübte Beruf des Verstorbenen. Die Untersuchung umfaßt 586 Berufe, die in 5 Klassen eingeteilt wurden:

1. freie Berufe, Geistliche, höhere Beamte, höhere Offiziere, Professoren, Ingenieure, Industrielle, Leiter größerer Betriebe.
2. Bauern, Kaufleute, mittlere Beamte, Offiziere mittleren Grades, Angestellte.
3. Handwerker, Werkmeister und Vorarbeiter, kleinere Angestellte.
4. Fischer, Bergarbeiter, angelernte Arbeiter.
5. Ungelernte Arbeiter.

Ehefrauen werden den Berufen der Männer zugeordnet."

Diese Berufsaufteilung entspricht weitgehend der für England kennzeichnenden allgemeinen Einschätzung der verschiedenen Berufe, die in andern Ländern nicht entsprechend ist. Aber das ist für das vorliegende Ergebnis zunächst belanglos.

Es wird festgestellt, daß für 1921—23 und von 1930—32 der Einfluß des sozialen Milieus auffallend ist, die Sterblichkeit steigt von der 1. bis zur 5. Klasse an, d. h. bis zu 52% gegenüber Klasse 1.

1950 ist die Sterblichkeit der Klasse 2 niedriger als die der Klasse 1, und Klasse 4 liegt unter Klasse 3. Die Berufsgruppe 2 hat also die niedrigste Sterbeziffer. Über 65 Jahren verwischen sich die Unterschiede, so daß also die *Zeit des Berufslebens offenbar für die Erkrankungsfähigkeit entscheidend* ist. In den höheren Klassen schwächen sich die sozialen Unterschiede ab.

Bei Gruppe 1 findet man häufiger Krankheiten des Nervensystems als in Klasse 5. Die Krankheiten mit „endogenen Ursachen" nehmen zu, während die exogenen Ursachen in

Klasse 5 am häufigsten sind. Zu den exogenen Ursachen gehören vor allem die Infektionskrankheiten. Die Feststellungen stimmen also grundsätzlich mit den oben mitgeteilten überein, zeigen aber den *wesentlichen Einfluß der sozialen Stellung*. Daß es sich hierbei mehr um Charakterfragen handelt als um die „Umwelt", wird immer deutlicher erkannt. Bei Erörterung der Managerkrankheiten wird darauf eingegangen (S. 120). Die Frauen der Ehemänner zeigen ähnliche, wenn auch abgeschwächte Werte, und auch hier dürften endogen-psychische Momente im Vordergrund stehen, wenn auch WÜLKER darin mehr einen Umwelteinfluß sehen will.

Mir scheint das Wesentliche, daß sich *auch in dem „konservativen" England eine Störung der früheren Ordnung* findet, und wir werden immer wieder auf diese gestörten Ordnungen treffen.

Die Sterblichkeit der Bauernbevölkerung nach den Untersuchungen von HAUBOLD

Eine besonders interessante Arbeit haben HAUBOLD und seine Mitarbeiter geleistet; er sagt mit Recht, „daß man beim Bauerntum die Fiktion einer durch naturnahe Lebensweise und gesundes Frischluftleben bedingten guten Gesundheit angenommen hat, die eine gezielte Fürsorge erübrige". Diese Annahme ist aber unhaltbar. HAUBOLD untersuchte benachbarte Stadt- und Landkreise in Bayern (s. S. 56 u. 90).

An *Herz- und Kreislauferkrankungen* starben von in der Landwirtschaft Beschäftigten auf 10 000 Lebende 28,7 vor dem 65. Lebensjahr, Metallarbeiter und Bauberufe aber nur 6,34, bzw. 5,24.

Landkreise zeigten eine höhere Sterblichkeitsziffer als benachbarte industriereichere Städte, etwa 10—25 % höhere Werte.

Die *Tuberkulosesterblichkeit* betrug 1954 bei Metall- und Bauarbeitern 2 bzw. 2,2/10000, bei der berufstätigen Bauernbevölkerung 8,4, war hier also 4mal höher.

Auch die *Säuglingssterblichkeit* war auf dem Land deutlich höher. HAUBOLD hat auch die *Bilanz der Friedhöfe* von Stadt und Land verglichen und hat dabei ein sehr großes Zahlenmaterial gewonnen. Als *Ursachen* führt er *Ernährungs-* und *Hygienefehler* an, für die erwachsene Bevölkerung vor allem auch *körperliche Überlastung* und *Ernährungsmängel*.

HAUBOLD weist mit Recht auf die *wesentlich längere Arbeitszeit* der Bauern hin. Der Industriearbeiter arbeitet täglich 8 Stdn., der Bauer etwa 9, *die Bäuerin 11 Stdn. am Tag und länger*, je nach der Kinderzahl. Die Jahresleistung beträgt bei

Industriearbeit 2300	Stdn.
Bauernarbeit 3300	„
Bäuerinnenarbeit . . . . 3600—4000	„

Die Bäuerin muß also 56,5—74% mehr Arbeit leisten. Der hauswirtschaftliche Anteil beträgt 31—35% an der Gesamtleistung auf dem Bauernhof.

So kommt es, daß die *Bäuerin 18—20 Jahre früher als der Bauer stirbt*. „Während im Bevölkerungsdurchschnitt auf je 100 alte Männer 120 Frauen mit 65 und mehr Jahren gezählt werden, entfallen auf 100 Bauern von 65 Jahren und mehr nur noch 89 Frauen".

HAUBOLD, der vorzugsweise sein Material aus oberbayerischen Gebieten gewonnen hat, findet an Krankheiten: *Kropf, Zahncaries, Skelettveränderungen.* Bei Schulkindern auf dem Lande findet er fast 90% Caries, 15,7% chronische Zahnfleischentzündung. Er weist auf die langsame Entstehung dieser Krankheiten hin, die Schäden während der vorgeburtlichen Entwicklung und die Schädigung der geistigen Anlagen.

Die meisten Schäden findet HAUBOLD in Süddeutschland und im Mittelgebirge.

Ergänzend möge mitgeteilt werden, daß der Hochschwarzwald vor 1914 die größte Zahl von Militäruntauglichen geliefert hat. Man führt dies auf Mineralarmut der Böden zurück.

Mit diesen Arbeiten hat HAUBOLD eine Untersuchungsreihe begonnen, deren Wert immer bedeutender werden wird. Denn wenn wir durch die oben von mir mitgeteilten Veränderungen in der Sterblichkeit zwar die Problemstellung erkennen können, so kann man diese nur durch solche systematische Kleinarbeit aufklären.

Von besonderer Bedeutung ist dabei, daß HAUBOLD Zusammenhänge zwischen dem Kleinklima und der Gesundheit aufdecken konnte. Und hier fehlen praktisch weitere Erhebungen, die uns z. B. über die Ernährung in den städtischen Familien und über den Genuß denaturierter Nahrung Auskunft geben könnten.

Vielleicht das Wichtigste, was aus HAUBOLDs Untersuchungen hervorgeht, ist der Nachweis, daß die *frühere Kraftquelle des Volkes, das Bauernvolk, heute am meisten gefährdet ist. Läßt sich dessen Gesundheit wiederherstellen?*

Insgesamt ergibt sich aus den vorstehenden Ausführungen, daß die statistischen Möglichkeiten zur Beurteilung der Gesundheitslage viel zu wenig ausgenutzt werden. Eine Wandlung und systematische Aufteilung unserer viel zu unklaren Summenzahlen nach Art der englischen und schwedischen Statistik ist erforderlich. Man wird dabei auch danach suchen müssen, das *ätiologische Moment* mehr zu erfassen.

So *fehlt* meines Wissens in der sonst so großartigen *Krebsstatistik* des *Stockholmer Radiumhemmet* vollkommen jeder Ansatz zur Erfassung der *Ernährungsgewohnheiten*, ebenso auch die Berücksichtigung der *Bakterien der Mundhöhle*, des *Darmes*, der *Vagina*, im Sinne einer etwa bestehenden *Dysbakterie* (NISSLE). Gerade in Schweden wäre es bei der hervorragenden bestehenden Organisation wohl nicht schwer, hier die erwähnten Lücken auszufüllen.

Auch bei uns wird man derartige Pläne zu studieren haben, also Art der Ernährung, der Berufsarbeit, der Arbeitsverteilung, die Formen des Urlaubs, die Abhängigkeit von Verkehrsmitteln, den Zeitverschleiß usw. Überall sind Anhaltspunkte gegeben, und sie sollten angesichts der Wichtigkeit des Problems mit allen Mitteln verwendet werden.

Die bisher besprochenen Zahlen ergeben eine Art „Bilanz", es ist aber eine „*verschleierte Bilanz*", geschäftsmäßig gesprochen, noch dazu eine solche mit umgekehrten Vorzeichen: *Sie führt nämlich dazu, die Fehler der öffentlichen Maßnahmen zu verdecken,* sie geradezu als optimal erdacht hinzustellen. *Man bemüht sich, etwaige Fehler mehr und mehr auf das Verhalten der Individuen zurückzuführen,* eine Grundtendenz vieler Verwaltungen, einer der Gründe der zunehmenden „Staatsentfremdung".

Vor allem *fehlt eine wirkliche Krankheitsstatistik,* die uns nicht nur über die zum Tode führenden Erkrankungen oder die ansteckenden Krankheiten unterrichtet, sondern auch über die so *beherrschenden Bagatellfälle.* Man muß daran denken lernen, daß für den Lebenden die Zeit der Krankheit wichtiger ist als die amtlich festgestellte Todesursache. Und die Ärzteschaft sollte auch hier ihre große Aufgabe erkennen, an solcher Statistik mitzuwirken. Die größten Möglichkeiten haben die Krankenkassen und Lebensversicherungsgesellschaften. Ein Zusammenschluß und die Aufstellung einheitlicher Richtlinien dürfte unvermeidbar notwendig sein.

IV.

Fragmente zu einer Krankheitsstatistik

Ist Krankheit der Durchschnittszustand unserer Gegenwart?

Die Todesursachenstatistik, wie sie im Vorstehenden behandelt wurde, nimmt nur den Schlußakt, den amtlich festgestellten Tod, zur Kenntnis, nicht aber die dem Tode vorhergehende Zeit der Krankheit. Gerade diese Zeit aber sollte nicht nur den Patienten oder den zukünftigen Patienten, sondern auch den behandelnden Arzt interessieren. Nur der pathologische Anatom, der bei den ihm zugänglich werdenden Fällen gewissermaßen die Nachbehandlung übernimmt und oft die klinische Diagnose berichtigen muß, hat ein eigenes fachliches Interesse am Tod. Für die Allgemeinheit aber werden die Sterbeziffern dadurch an Bedeutung eingeengt, daß 1. vielfach noch Unklarheiten über die Benennung und Zuordnung der gefundenen Veränderungen in den verschiedenen „Schulen" herrschen und 2. daß doch die meisten Leichen noch nicht seziert werden. Wo aber seziert wird, ist der Befund eine Tatsache, die trotz möglicher Fehlerquellen immer noch die wertvollste ist. Die klinische Diagnose kann auch bei den besten apparativen Möglichkeiten allein deshalb versagen, weil der behandelnde Arzt von einer anderen Voraussetzung ausging. Mein klinischer Lehrer, G. v. BERGMANN, sagte einmal: „Man diagnostiziert nur das, woran man denkt." Die Persönlichkeit des Arztes und seine Intuition entscheiden letzten Endes doch, nicht die Laborantin.

Die unsicheren Grundlagen der Statistik

Ist bereits die Todesursachenstatistik mit erheblichen *Unsicherheitsquellen* belastet, so gilt dies noch viel mehr für die *Krankheitsstatistik*. Wir können keine Volkszählung auf Rheuma, Neuritiden, Verstopfung usw. durchführen, auch nicht für Kopfschmerzen, Krampfadern, Hämorrhoiden und alle jene

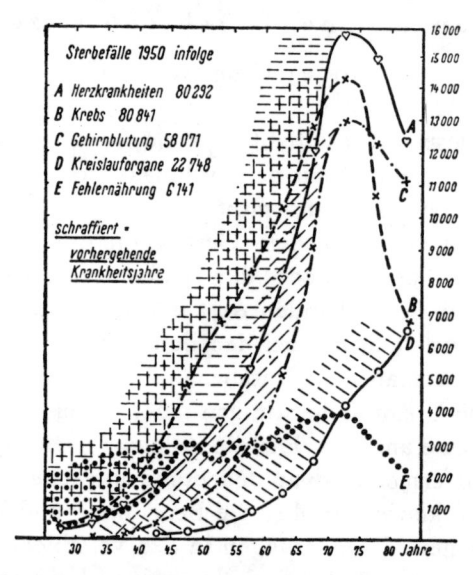

Abb. 22. Schätzung der Todeskandidaten für die großen Zivilisationsseuchen. Erklärung siehe Text S. 55 u. 106 ff. Die schraffierten Partien vor der Sterblichkeitskurve geben die durchschnittlich dem Tode vorhergehende Krankheitsdauer an.

sog. kleinen Leiden, die das Lebensgefühl des Individuums erheblich schädigen (s. S. 195ff.). Wir sind auf begrenzte Untersuchungen an kleinen Zahlen angewiesen, die aber beim Zahnverfall infolge des Großeinsatzes der Zahnärzteschaft ausgezeichnet verwertbare Resultate ergeben haben (s. S. 142). Von der Mortalität wissen wir manches, von der Morbidität sehr wenig, erschreckend wenig. Und darin liegt der Hauptgrund, daß so *irreführende Vorstellungen über den durchschnittlichen Gesundheitszustand* herrschen und verbreitet werden können. Die *Unklarheit*, die über diesem Gebiet liegt, ist *nicht nur wissenschaftlich bedauerlich*, sondern trägt dazu bei, daß für viele die *Krankheit nur ein Geschäft* ist, daß sie das Unklare noch unklarer machen und jeder Behauptung von zunehmender Erkrankungshäufigkeit mit dem pseudowissenschaftlichen Slogan entgegentreten können: „Das ist noch nicht bewiesen".

In meinem Aufsatz „Über das Verhalten des Menschen zu seiner Nahrung" im „Hippokrates" habe ich auf den wichtigen Hinweis des französischen Mathematikers POINCARÉ aufmerksam gemacht, daß *selbst im Bereich der reinen Mathematik die Konstitution der Forscher eine entscheidende Rolle spiele.* Und bei anderer Gelegenheit *) habe ich darauf hingewiesen, daß oft bei der Diagnose und Therapie die Konstitution nicht des Patienten, wohl aber des behandelnden Arztes entscheidend sein kann. Das liegt nun einmal in dem Umstand begründet, daß der Arzt trotz aller Technik auch heute noch und in allen seinen Erscheinungsformen letzten Endes „ein Mensch" geblieben ist und hoffentlich bleiben wird, solange er nicht durch Automaten ersetzt wird.

---

*) s. ZABEL: Literaturverzeichnis.

Schätzung der Todeskandidaten

Zunächst möchte ich die oben wiedergegebene Kurve über die Altersaufteilung der Sterblichkeit 1950 dazu benutzen, um eine Vorstellung von den dem Tod vorausgehenden Krankheitsjahren zu geben.

Ich habe angenommen, daß die Krankheitsdauer nach der Diagnosestellung bei Krebs etwa 5 Jahre, bei Herzkrankheiten etwa 10 Jahre, bei Tod an Gehirnblutung ebenfalls etwa 10 Jahre beträgt, während Kreislaufkrankheiten etwa 20 Jahre dauern dürften. Die chronische Fehlernährung in Form der mehr oder weniger ausgeprägten *Mesotrophie* (S. 16), jedoch, die nach meiner Auffassung *eine* der unspezifischen Grundursachen dieser speziellen Organerkrankungen ist und die durch hinzukommende „Zweitursachen" modifiziert werden kann, dürfte *durch das ganze Leben hindurch* bestehen, wenn die übliche verfeinerte fleisch- und fettreiche Zivilisationskost mit reichlich Weißbrot gegessen wird. Diese schematisch gesetzten Jahre habe ich nun schraffiert *vor* die Sterblichkeitskurven eingetragen und dabei ergibt sich das eindrucksvolle Bild (Abb. 22), wonach sich aus der unspezifischen Dauerursache der Fehlernährung etwa alle 10 Jahre eine neue Krankheitswelle erhebt, an deren Ende dann der Herztod, Krebs, Schlaganfall oder Versagen des Kreislaufs stehen.

Man hat nun die Möglichkeit, die Gesamtsterbeziffern mit den durchschnittlichen Krankheitsjahren zu multiplizieren. Dadurch bekommt man eine Vorstellung von der *Zahl der mit uns lebenden Todeskandidaten für die einzelnen Krankheiten*. Es würden sich für 1952 folgende Krankenzahlen ergeben:

Krebs . . . . $40\,000 \times 5 = 200\,000$
Herz . . . . $45\,000 \times 10 = 450\,000$
Vorstufen für Schlaganfall . $32\,000 \times 10 = 320\,000$
Versagen des Kreislaufs . . $9\,000 \times 20 = 180\,000$

Insgesamt kommen wir also auf eine Schätzung von 1 150 000 an diesen wenigen schweren Krankheiten Erkrankten. Diesen Kranken ist meist nur durch die modernen Medikamente zu helfen. Das kann eine Grundlage für die pharmazeutische Produktion sein.

Diese Zahl wird in ihrer Bedeutung noch unterstrichen durch den Tod an *Altersschwäche;* 1952 starben 35 851 daran, an *chronischen Krankheiten* insgesamt aber 248 093, also etwa 7mal so viel.

Wahrscheinlich sind diese Zahlen viel zu niedrig, da sie ja von den Sterbeziffern abgeleitet sind, die ihrerseits eine direkte Beziehung nur zu den bereits Schwerkranken haben. Die Anfangsstörungen, in denen noch eine erfolgreiche kausale Therapie getrieben werden kann, liegen sicher viel höher. Sichere Unterlagen fehlen, und wir können nur indirekte Folgerungen aus dem Arzneiverbrauch ziehen, sowie aus den übervollen Sprechstunden der Ärzte.

Hier wird es der Zusammenarbeit der Ärzte mit den Krankenkassen bedürfen, indem man Wege findet, die *laufenden Diagnosen auszuwerten, ohne das Berufsgeheimnis anzutasten.* An diesen Zahlen sind nicht nur die Ärzte und Kassen, sondern auch alle öffentlichen und privaten Organisationen interessiert, denn Voraussetzung für das Funktionieren der Gemeinschaften ist ja, daß die Krankenziffer einen bestimmten Prozentsatz nicht überschreitet. Wahrscheinlich wird man die amtliche Statistik dazu umorganisieren müssen.

Um so mehr ist es zu begrüßen, daß wir, wiederum aus *England,* ein derartiges großartig angelegtes Experiment kennen, dessen Ergebnisse uns nun allerdings erschreckende *Einblicke in die erkrankende Menschheit* gewähren, das aber auch erkennen ließ, daß sich vieles vermeiden läßt. Und hier liegen die wichtigsten großen innen- und außenpolitischen Aufgaben der vorbeugenden Heilkunde, nicht nur in „Schutzimpfungen".

Das Peckham-Experiment in London (1926—1943) und ähnliche Tatsachen

Peckham ist eine Vorstadt von London, in der Ärzte die im folgenden geschilderten Untersuchungen durchgeführt haben (s. Literaturverzeichnis).

1926 wurden in diesem *Peckham*-Experiment zum erstenmal 112 Familien mit 400 Personen in einem „Health-Centre", einem Gesundheitszentrum, untersucht. Die periodischen Untersuchungen erwiesen sich aber als unwirksam, solange ein „instrument of health", ein Gesundheitsinstrument, fehlte, in dem *auch die Familien eine gesunde Lebensweise erlernen konnten.*

Die Abb. 23 und 24 geben eine Analyse wieder, die bei der späteren Übersicht über 1206 Familien mit 3911 Individuen beider Geschlechter erhoben wurde. Jedes Quadrat stellt ein Individuum dar, und die Karten zeigen die Altersverteilung unter den untersuchten Mitgliedern. Der schwarze Teil gibt die Personen an, bei denen erkennbare Krankheiten vorlagen, der weiße Teil jene ohne erkennbare Krankheiten, also die sogenannten Gesunden. Man sieht, daß die jungen Personen zwischen 20 und 40 Jahren überwiegen, ebenso die Kinder im schulpflichtigen Alter, was anzeigt, daß relativ viele junge Familien zur Untersuchung zur Verfügung standen.

Insgesamt wurden 1946 Männer und 1965 Frauen untersucht mit dem Ergebnis: *die gesunden Männer beliefen sich auf 14%, die gesunden Frauen auf nur 4%.*

In einer weiteren Untersuchungsreihe wurde die grundlegende Tatsache gefunden, daß die *meisten Menschen sich über ihren Gesundheitszustand täuschen.*

In Abb. 25 und 26 sind diese Befunde über die Lebensjahre für Männer und Frauen in Karten zusammengestellt, aus dem Begleittext ist die Verteilung der drei Gruppen zu erkennen.

Bei diesen Untersuchungen fand man, daß die Menschen in 3 Gruppen einzuteilen waren, in

1. solche, bei denen eine *Störung* begleitet war von einer Krankheit; dies waren 32 %, aber nur ein Teil befand sich in ärztlicher Behandlung;

2. solche, bei denen *Störungen durch Überkompensation* maskiert waren und die sich daher in einem *Status eines scheinbaren und subjektiven „Wohlbefindens"* befanden, ohne aber wirklich noch gesund zu sein: 59% („Scheingesundheit").

3. solche, bei denen weder Störungen noch Krankheiten noch Invalidität gefunden wurden: 9%.

Kurz gesagt: *Nur 9% schienen objektiv gesund, 91% waren aber nachweisbar krank oder wenigstens nicht mehr voll gesund. Der bei weitem größte Teil der zivilisierten Menschen scheint also mehr oder weniger krank zu sein.*

Die Namen der Krankheiten, die bei diesen Untersuchungen, insbesondere bei der mittleren Gruppe, den „Scheingesunden", festgestellt wurden, waren: Krebs und andere Geschwülste, Krampfadern, Fettsucht, Magersucht, Bronchiektasien, Tuberkulose, Herz- und Kreislaufkrankheiten; Nierenleiden, Magen- und Blinddarmentzündungen, Verwurmung, Hernien, Mandelentzündungen, Gelenkschwellungen, Rheuma, Bluthochdruck, Blutniederdruck, Diabetes, Zuckermangelkrankheit, Urämie, Blutarmut, Fußleiden usw., ein wahrlich buntes Gemisch aus allen Gebieten der Medizin.

Man darf bei dieser Zusammenstellung noch darauf aufmerksam machen, daß *Zahnverfall, Sehstörungen und Schwerhörigkeit* nicht erwähnt sind, obwohl sie einen bedeutenden Bestandteil der Kranken ausmachen. Die Zahl der Gesunden ist also noch geringer.

Diese Feststellungen des Peckham-Experimentes werden aufs beste ergänzt und unterstützt durch die Röntgenreihen-

Die Last der Krankheiten. Diese Tafeln stellen eine Analyse dar, die nach einer ersten Untersuchung von 1206 Familien, und zwar Mitgliedern des Pionier-Gesundheits-Zentrums (3911 Personen beiderlei Geschlechts), aufgestellt wurde. Jedes Viereck bedeutet eine Person. Auf den Tafeln kann man so die Altersverteilung der Personen innerhalb der Gesamtzahl ablesen. Die schwarzen Kolonnen zeigen die Personen

Gesamtzahl der geprüft. Männer 1946

Krank 1673, ungefähr: 86%
Gesund 273, ungefähr: 14%

Anmerkung: Ansteigen der relativen Zahl von „Gesunden" im frühen Mannesalter

Männer

(Aus "The Peckham Experiment")

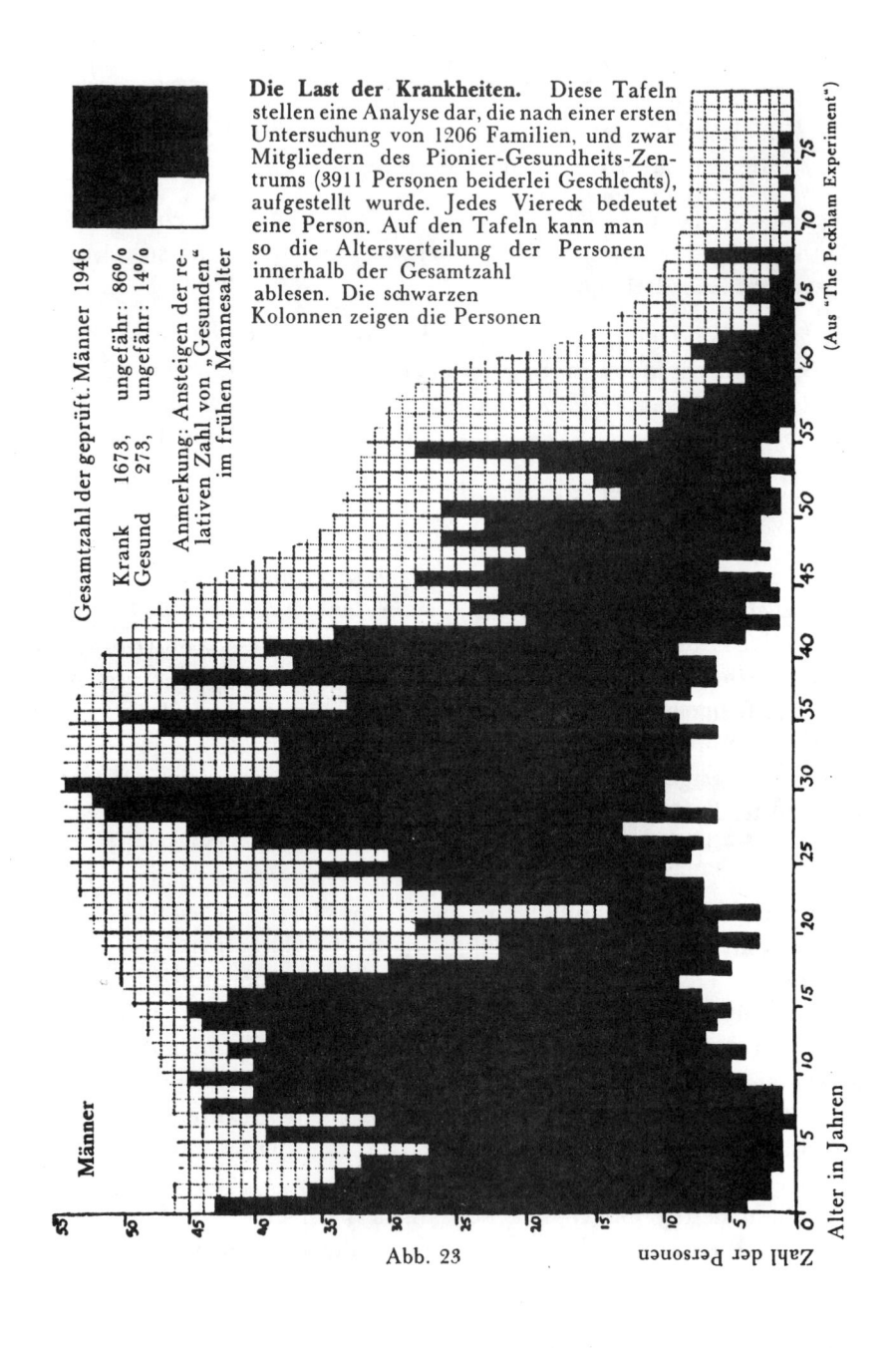

Alter in Jahren

Zahl der Personen

Abb. 23

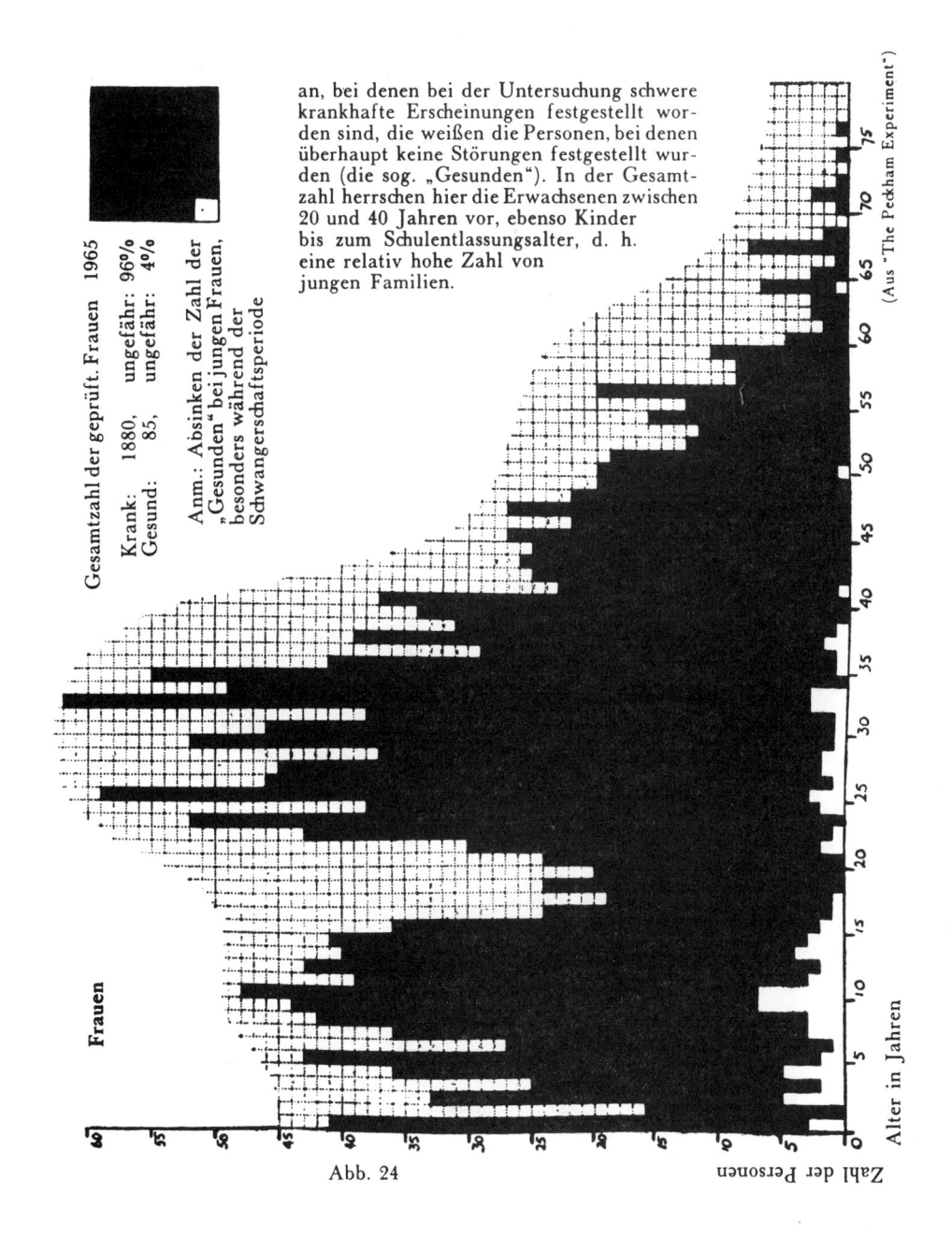

an, bei denen bei der Untersuchung schwere krankhafte Erscheinungen festgestellt worden sind, die weißen die Personen, bei denen überhaupt keine Störungen festgestellt wurden (die sog. „Gesunden"). In der Gesamtzahl herrschen hier die Erwachsenen zwischen 20 und 40 Jahren vor, ebenso Kinder bis zum Schulentlassungsalter, d. h. eine relativ hohe Zahl von jungen Familien.

Gesamtzahl der geprüft. Frauen 1965

Krank: 1880, ungefähr: 96%
Gesund: 85, ungefähr: 4%

Anm.: Absinken der Zahl der „Gesunden" bei jungen Frauen, besonders während der Schwangerschaftsperiode

Frauen

Alter in Jahren

Zahl der Personen

(Aus "The Peckham Experiment")

Abb. 24

Krankheitsstatistik

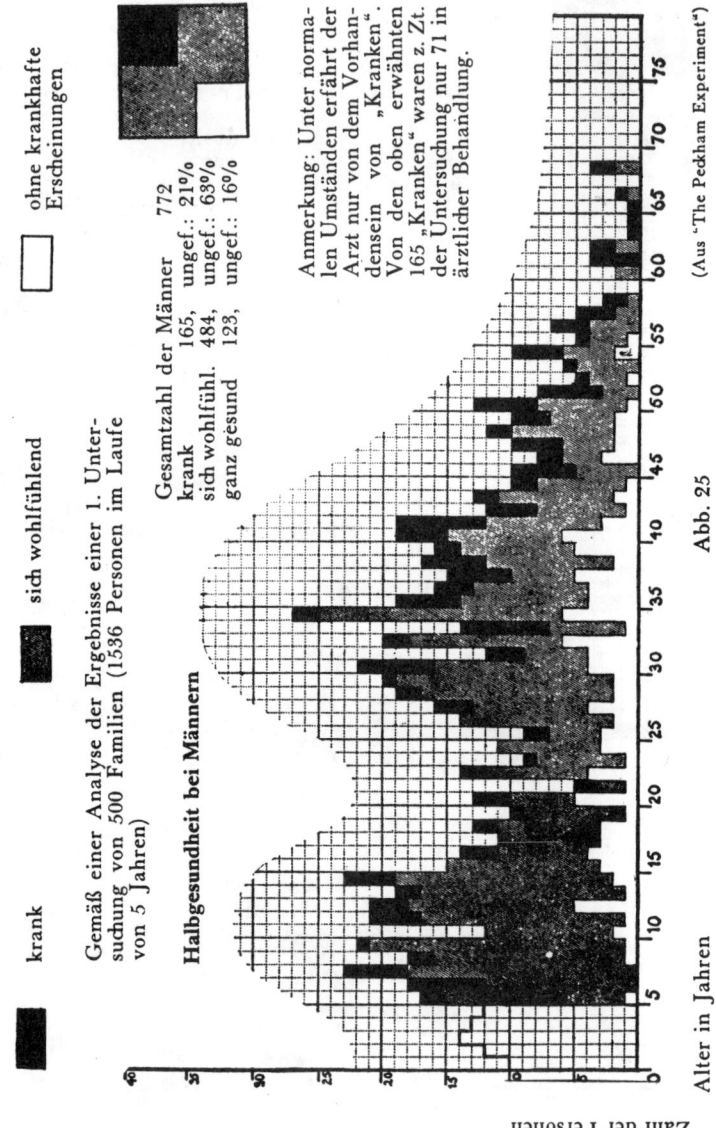

Halbgesundheit bei Männern

Gemäß einer Analyse der Ergebnisse einer 1. Untersuchung von 500 Familien (1536 Personen im Laufe von 5 Jahren)

■ krank
▓ sich wohlfühlend
☐ ohne krankhafte Erscheinungen

Gesamtzahl der Männer 772
krank 165, ungef.: 21%
sich wohlfühl. 484, ungef.: 63%
ganz gesund 123, ungef.: 16%

Anmerkung: Unter normalen Umständen erfährt der Arzt nur von dem Vorhandensein von „Kranken". Von den oben erwähnten 165 „Kranken" waren z. Zt. der Untersuchung nur 71 in ärztlicher Behandlung.

Alter in Jahren

Zahl der Personen

Abb. 25

(Aus "The Peckham Experiment")

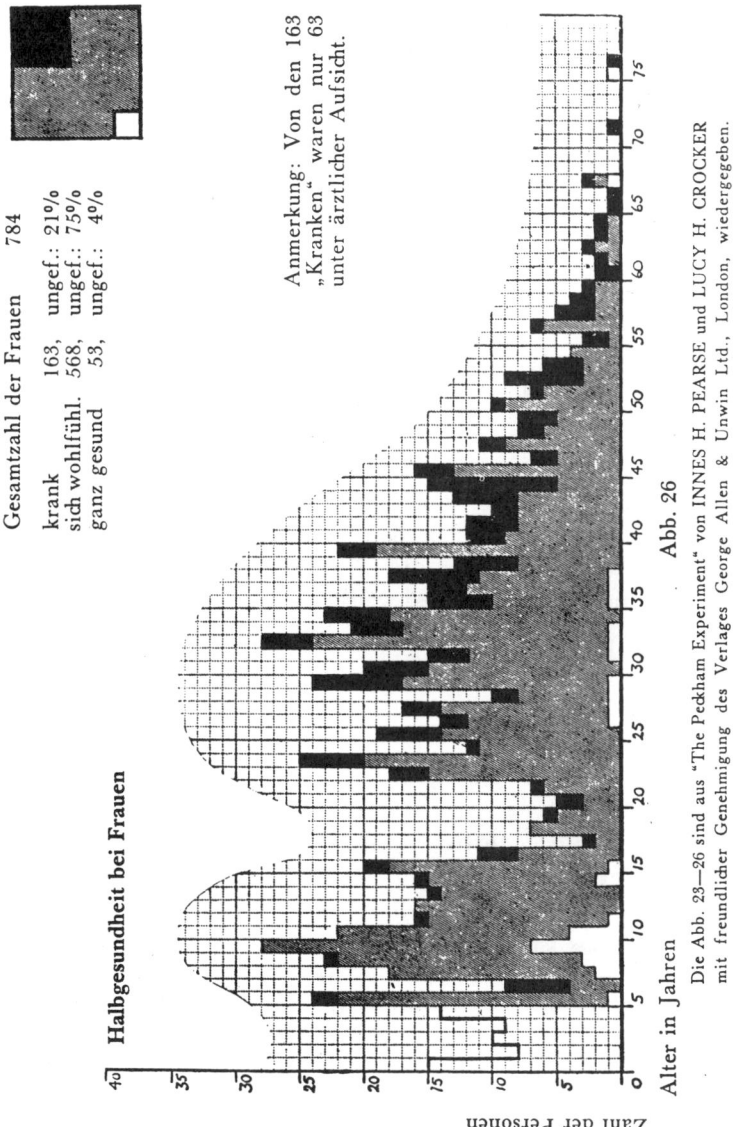

Das Peckham-Experiment 113

Halbgesundheit bei Frauen

Gesamtzahl der Frauen 784

krank 163, ungef.: 21%
sich wohlfühl. 568, ungef.: 75%
ganz gesund 53, ungef.: 4%

Anmerkung: Von den 163 „Kranken" waren nur 63 unter ärztlicher Aufsicht.

Abb. 26

Die Abb. 23—26 sind aus "The Peckham Experiment" von INNES H. PEARSE und LUCY H. CROCKER mit freundlicher Genehmigung des Verlages George Allen & Unwin Ltd., London, wiedergegeben.

untersuchungen von der westdeutschen Eisen- und Stahlindustrie; diese haben bei 1 Million Röntgenbildaufnahmen bei etwa 95 % der Belegschaft die Organe des Brustraumes untersucht und als Ergebnis gefunden: bei 55 % aller Untersuchten sind keine Veränderungen im Brustraum zu erkennen, während *45 % krankhafte Befunde* zeigen. Der größte Teil entfällt auf chronische Bronchitiden (Erkältung, Silikosis, Rauchen!), 8 % sind abgeheilte Tuberkulose. Bei 1 % ist neue Tuberkulose festgestellt worden. In die restlichen 3 % teilen sich Veränderungen an Herz, Zwerchfell und Skelett. Knapp $^{1}/_{2}$ %o sind Krebsbefunde. Nahezu die Hälfte der Untersuchten weist also irgendwelche Erkrankungen des Brustraumes auf. Die Erkrankungen „haben zwar die Arbeitsfähigkeit nicht beeinträchtigt (!), müssen aber doch als Abweichungen vom Normalbild angesehen werden" (Frankf. Allg. Ztg. 8. 3. 56). Man sollte hier also eine Gesamtuntersuchung des Körpers durchführen, einschließlich der Zähne. Erst dann, wenn man dies tut und wenn man nicht die „Arbeitsbeschränkung" als Maßstab nimmt, sondern die Abweichung vom Gesunden, wird sich der tatsächliche Zustand der durchschnittlichen Krankheitsverbreitung ergeben.

Die Befunde des *Peckham-Experimentes* sind eine alarmierende Tatsache, die wohl durch die Erfahrungen praktischer Ärzte sowohl in der Stadt wie auf dem Lande weitgehend unterstützt werden dürfte. Auch in kleinen und mittleren Krankenhäusern dürften ähnliche Tatsachen vorliegen, während die großen Krankenhäuser und Universitätskliniken ein weitgehend *durch Vorwahl verändertes Gesamtbild* ergeben dürften. Das ist zwar nicht zu ändern, aber bedauerlich, weil die *Studenten dadurch einen völlig einseitigen Begriff von den Krankheiten* bekommen, mit denen sie sich in ihrem Beruf zu beschäftigen haben.

Auch fehlt im Unterricht völlig eine ausreichende Unterrichtung über den Begriff des gesunden Menschen. Und doch kann nur von der vollen Gesundheit aus das unvollkommene Kranke verstanden werden.

Lebhaft steht mir die Enttäuschung vor Augen, die ich erlebte, als ich nach vollendetem Staatsexamen meinen Vater in seiner Landpraxis vertreten mußte und nichts von meinen Kenntnissen verwerten konnte. Ein alter Bauer, den ich aufforderte, sich das Hemd auszuziehen, erklärte: „Was, ich soll mich ausziehen? Sie können nichts! Ich komme wieder, wenn Ihr Vater wieder zurück ist!" Dieser Bauer zeigte mir die Lücken der Ausbildung, und ich habe diese Belehrung nie vergessen.

Auch denke ich stets an die Erfahrungen einer Reise nach Südamerika, 1950/51, auf der ich mit vielen Menschen zusammenkam. Sobald die ersten gesellschaftlichen Förmlichkeiten überwunden waren, klagte eigentlich jeder über irgend ein Leiden und bat um Rat: Leber- und Gallenleiden, Rheuma, Verstopfung standen im Vordergrund.

Ergänzend sei bemerkt:

Von 1947—1951 stieg die Zahl der Todesfälle an Herzkrankheiten in Großbritannien von 37 000 auf 58 000, also um 57%, „eine höchst beunruhigende und nicht eindeutig zu erklärende Zunahme" (Sir JOHN CHARLES, Chefarzt des Britischen Gesundheitsamtes, nach der „Neuen Zeitung", zitiert im „Wendepunkt" 1952, S. 202). „Die Krebssterblichkeit steigt in den letzten 11 Jahren von Jahr zu Jahr, bei Männern stärker als bei Frauen" (daselbst).

Aus einer anderen Schätzung ergab sich, daß in USA 25 Millionen chronisch krank sind, davon sind die Hälfte jünger als 45 Jahre (ARNOLD HEIM S. 418). Das wäre das Vielfache der oben für Deutschland getroffenen Schätzung.

Alterskrankheiten treten früher auf

Aber nicht nur die Zahl der Krankheiten nimmt zu, sondern die *Krankheiten treten auch in früherem Alter auf:*
Im Oktober 1947 berichtete das J. amer. med. Assoc.: „*Chronische Krankheit trifft heute fast jede Familie. Der Begriff ‚Alterskrankheiten'*

ist unhaltbar geworden. Eine volle Hälfte der chronisch Erkrankten ist jünger als 45 Jahre und 16 % sind jünger als 25 Jahre. Mehr als drei Viertel von ihnen sind Leute in den produktiven Jahren von 15 — 64. Die Förderung optimaler Gesundheit während des ganzen Lebens ist ein wichtiger Faktor in der Verhütung chronischer Krankheiten. *Diagnose und Behandlung in ihren Anfängen ist wesentlich.*"

Von 1933 bis 1943 ist in USA vom National Research Council eine ärztliche *hygienische Massenuntersuchung* durchgeführt worden, die das Ergebnis hatte, daß *„98 % der USA-Einwohner unverkennbar Zeichen chronischer Mangelfolgen aufwiesen.* Der Befund war um so beunruhigender, als es sich meist um Krankheiten handelte, die die Befallenen langsam und erbarmungslos der Lebensfreude und Arbeitsfreude beraubten, die Familien seelisch belasteten und wirtschaftlich zu Grunde richteten."

Unerwünschte Folgen der symptomatischen Behandlung

Im Peckham-Experiment wurden *anfangs symptomatische Maßnahmen ergriffen.* Das Ergebnis war: *„Fast ausnahmslos wurde gefunden, daß zwar jene Störung, derentwillen die Behandlung aufgesucht wurde, behoben, daß aber der Allgemeinzustand nach der Behandlung stark verschlechtert war.*"

Diese Erfahrung könnte mit Ausführungen übereinstimmen, die auf dem Internistenkongreß 1954 in München gemacht und dahin verstanden wurden, die „Heilmittel" seien meist nur auf die Beseitigung eines Symptoms ausgerichtet und könnten anderweitige Schäden anrichten. Diese Nachricht wird mit allem Vorbehalt hier wiedergegeben. Vieles spricht ja in der Tat dafür, daß die Diagnostik viel weiter fortgeschritten ist als die Therapie, daß aber die wirklich großen Lücken bei der Vorbeugung bestehen.*)

---

*) Peter Altenberg hat dies überspitzt ausgedrückt: „Der Hochstand der Chirurgie beweist nur den Tiefstand der ‚inneren Medizin'." Aber Peter Altenberg war ja „nur" ein Dichter.

Hier ist die Erklärung von BLUESTONE, dem Leiter des Montefiori-Hospitals in New York zu erwähnen: *„Es ist ein Paradox, aber die ärztliche Wissenschaft hat mit ihren neuesten Errungenschaften, mit der Chemotherapie, den antibiotischen Mitteln und der Anwendung von Blutfraktionen die Bedrohung der Menschen durch kurzfristige Krankheit auf ein Minimum verringert, und jene durch langfristige Krankheit auf ein Maximum gesteigert."*

Die symptomatische Behandlung kennt also zu wenig das Vorbeugen der Erkrankungen und bedarf der Ergänzung. Diese Auffassung trifft allerdings auf erbitterten Widerstand seitens interessierter Kreise. Umso interessanter ist folgender Bericht aus der Süddeutschen Zeitung vom 19. 1. 1954:

Die Menschheit schluckt zuviel Tabletten

Alarmierendes Ergebnis einer internationalen Untersuchung
(Südd. Zeitung 19. I. 54)

„Zürich (Eigener Bericht) — Der ständig zunehmende Verbrauch von Medikamenten bedeutet eine Gefahr für Gesundheit und Wohlsein der Bevölkerung, heißt es in einer Resolution, die die Generalversammlung der Internationalen Vereinigung für soziale Sicherheit auf ihrer Pariser Tagung angenommen hat. Aber nicht nur die Gesundheit der Bevölkerung sei gefährdet. Die Zunahme im Verbrauch von Medikamenten und ihre ansteigenden Preise bedrohen auch die Finanzen der Krankenversicherungen. Die nervöse Spannung, in der die Menschen in der Nachkriegszeit leben, verführe sie dazu, ständig zu Beruhigungsmitteln zu greifen, 25 bis 30 Prozent der finanziellen Ausgaben der Krankenversicherungen entfallen auf Medikamente. Dänemark zählt vier Millionen Einwohner, die jährlich 150 Millionen Aspirintabletten und ebensoviel andere Mittel gegen Kopfschmerzen konsumieren, dazu 20 000 kg Vitamin C und 900 kg Schlafmittel aller Art. Die 52 Millionen Briten verbrauchen täglich zehn Millionen Aspirintabletten (? d. Verf.). In Österreich werden jährlich 80 Millionen schmerzstillende Tabletten, 30 Millionen Aspirin- und 50 Millionen Abführtabletten vertilgt. Schuld daran, so heißt es in der Resolution, sei das ungeregelte Leben, psychologische Faktoren, ein Übermaß an Arbeit und eine ungeeignete Ernährung."

Jeder Kommentar erübrigt sich. Die offizielle Beruhigungstaktik (s. S. 51) ist also sehr gefährlich und führt dazu, die wirklichen Verdienste der Ärzteschaft in Mißkredit zu bringen.

Jetzt soll das *Peckham-Experiment* abgebrochen sein; das ist um so bedauerlicher, als zuletzt mitgeteilt wurde, daß nach einer Umstellung der Behandlung auf eine Erziehung der Familien zu einer gesünderen Lebensweise in 1—2 Jahren annähernd 30% der beobachteten Personen frei von Krankheitszeichen wurden. Als Pionierarbeit dürfte dies Peckham-Experiment die größte Bedeutung haben und sollte *mit Staatlichen Mitteln nicht nur in Großstädten, sondern auch auf dem Lande nachgearbeitet* werden. Denn hier liegen praktisch gangbare Wege vor, das Bauerntum zu fördern und dadurch der Erhaltung des Volkes zu dienen. Ich verweise auf die Arbeiten von HAUBOLD S. 90, 99 und 101.

Die politische Bedeutung des *Peckham-Experiments* wird man nicht nur in den Resultaten sehen dürfen, sondern auch darin, daß es nicht fortgesetzt wurde, anscheinend, *weil die erforderlichen Mittel fehlten*. Auf diese *fehlenden Mittel* werde ich im Laufe des Buches noch später eingehen (S. 263).

Die gefährdete Jugend

In einem Bericht von Prof. Dr. BENJAMIN F. MILLER in „Colliers" vom 13. 12. 52 (nach „Wendepunkt" 1953, S. 173) heißt es: „Ein Besuch in der Kinder-Krebsklinik in Boston (Leiter Dr. SIDNEY FARBER) enthüllt die Schrecken des Krebses vielleicht in ihrer Größe: *Krebs ist jetzt die führende Todesursache* (an Krankheiten) *für Kinder von 3—14 Jahren.*" Gibt es wirklich eine solche Krebsklinik? Warum vernehmen wir nichts davon in unsern Zeitschriften? Warum erfolgt kein SOS-Ruf?

Nach dem Statistischen Jahrbuch starben zwischen 0 und 20 Jahren in Deutschland 1950: 461, 1951: 479 Kinder und Jugendliche an „Krebs und bösartigen Geschwülsten". Es scheint also doch etwas Richtiges daran zu sein.

Auf dem 58. Deutschen Ärztetag in Baden-Baden wies DE RUDDER auf die *Krankheiten der Kinder* hin: das nervöse Kind stelle einen hohen Prozentsatz der Kinder dar, die dem Arzt zugeführt werden. Die Klagen der Eltern besagten mit erstaunlicher Einstimmigkeit, „das Kind *sieht schlecht aus*", es *hätte keinen Appetit*, käme *abgespannt* aus der Schule, *esse schlecht, schlafe schlecht* und schwitze nach dem Einschlafen, daß man das Hemd auswringen könne. Er erwähnte die Überladung mit Wissen, die *organischen Schäden an der Wirbelsäule*, die zu kleinen Schulbänke, die zu geringe körperliche Ausbildung usw.

Sind die Schüler gefährdet?

1955 wurde bei einer Sitzung in Darmstadt seitens der Eltern festgestellt, daß der Schichtunterricht in den überfüllten Schulen „Kreislaufstörungen, Nervenerkrankungen und andere organische und psychische Schäden" hervorbringe, die den Keim künftiger Manager-Krankheiten in sich bergen. Den großen, oft verschwenderischen Unkosten bei einzelnen Schulneubauten stehen keine gleichartigen Leistungen auf dem pädagogischen und gesundheitlichen Gebiet gegenüber. *)

---

*) Es wird mir mitgeteilt, daß Lehrer *während des Unterrichts stehen* müssen. Das bedeutet eine vermeidbare körperliche Belastung zu Ungunsten des Lehrerstandes.

Daß die alte Schulhygiene und z. B. auch das sog. Schulfrühstück durchaus unzureichend waren und auch heute noch sind, bedarf eigentlich keines besonderen Hinweises, wenn damit nicht Gelegenheit gegeben wäre, auf diese Lücke aufmerksam zu machen. *Wie soll ein Volk sich halten, wenn die Kinder nicht gesund sind, so gesund wie möglich?* Den Einwand, daß alles geschieht, was geschehen könnte, kann man hier nicht erheben. Im Gegenteil, es wird auf körperlichem und seelischem Gebiet unendlich viel unterlassen.

Wo aber sind die Lehrer, die diese Aufgabe erfüllen? Und wo finden die Lehrer die erforderliche Ausbildung? Gibt es an den Universitäten solche Ausbildungsstätten? Und wenn nicht, warum nicht? Sind die Kinder so wertlos und sind sie nicht der wirkliche Reichtum der Völker?

Über die sogenannte Managerkrankheit
(s. S. 99)

Die bisher genannten Gruppen von Todesursachen gelten aber nicht gesetzmäßig für alle Menschen, sondern bestimmte Berufe sind bevorzugt. Die Ursachenrolle, die man den „Berufen" mit dieser Bezeichnung zuzuschieben versucht, wird aber dadurch gemildert, daß viele Berufe nur von bestimmten Menschen mit bestimmten Konstitutionen ergriffen werden und daß die individuelle Konstitution einen mitbestimmenden Einfluß auf die langsam entstehende Krankheit ausübt. Die hier verborgene Krankheitsbereitschaft muß etwas genauer beleuchtet werden, denn sie ist bei der meist üblichen Ursachenforschung nicht ohne weiteres erkennbar. *Es ist viel bequemer, eine Ursache anzunehmen als mehrere, mono-ätiologisch zu denken als poly-ätiologisch.* In der Berufsstatistik liegt diese Mitwirkung des Persönlichen darin, daß manche Berufe, wie gesagt, nur von bestimmten Persönlichkeiten ergriffen werden, denn sie haben gewisse Charaktervoraussetzungen. So wird sich z. B. ein Phlegmatiker kaum dazu entschließen, eine anstrengende verantwortliche Stellung einzunehmen. Tut er es doch, so wird er in Konflikte geraten.

Es gibt aber noch die weitere Ursachenkombination, derart, daß Menschen durch ihre Familie und andere äußere Bedingungen in einen Beruf geleitet oder sogar gezwungen werden, der ihrem Wesen oder ihrer Begabung nicht entspricht. Wenn es sich in dem freien Wachsen der Gesellschaft herausgestellt hat, daß manche Berufe z. B. auf den Gebieten von Gelehrsamkeit, Kunst, Wirtschaft, Beamtentum, Soldatentum familiären Traditionen unterworfen sind, so kann dies sehr gut sein. Sind nicht alle Mitglieder der Familie für den angestammten Beruf geeignet, kommt es zu Konflikten.

Noch gefährlicher aber, weil gewollt und unbegrenzbar, ist es, wenn man die individuell-familiäre Tradition auszuschalten versucht und aus bestimmten Berufsgruppen, z. B. Bauern oder Arbeitern, „Gelehrte" züchten will. Das kann man zwar, aber nur bis zu dem Grade, wie ein Gelehrtenberuf lehrbar ist. Das Wesentliche, das Produktive, bleibt unberücksichtigt. Man lehrt nur das „Technische" und dies auch nur in der anerkannten Auswahl, die wiederum in der Unvollkommenheit menschlichen Denkens begrenzt ist. Alles geht zu Lasten der späteren Berufsausübung und zu Lasten des Menschen, der den Beruf ausüben soll. Ist dieser auch nur ein klein wenig von dem Gefühl erfüllt, mit der Auswahl zu dem Beruf eine Berufung erfahren zu haben, so wird sich ein gewisses Verantwortungsgefühl einstellen und, da er diesem im amtlich zugelassenen und vorbestimmten Rahmen oft nicht nachgeben darf, wird er unbefriedigt bleiben. Wer aber nicht das tun darf, was er gern tut, geht bereits den ersten Schritt ins Krankhafte, denn nur selten vermag sich ein solcher Mensch durch Humor oder durch Tagebücher zu retten. Hier sind wir mitten in den heutigen politisch-wirtschaftlichen Problemen, die dem tätigen Arzt täglich sein Wirken erschweren.

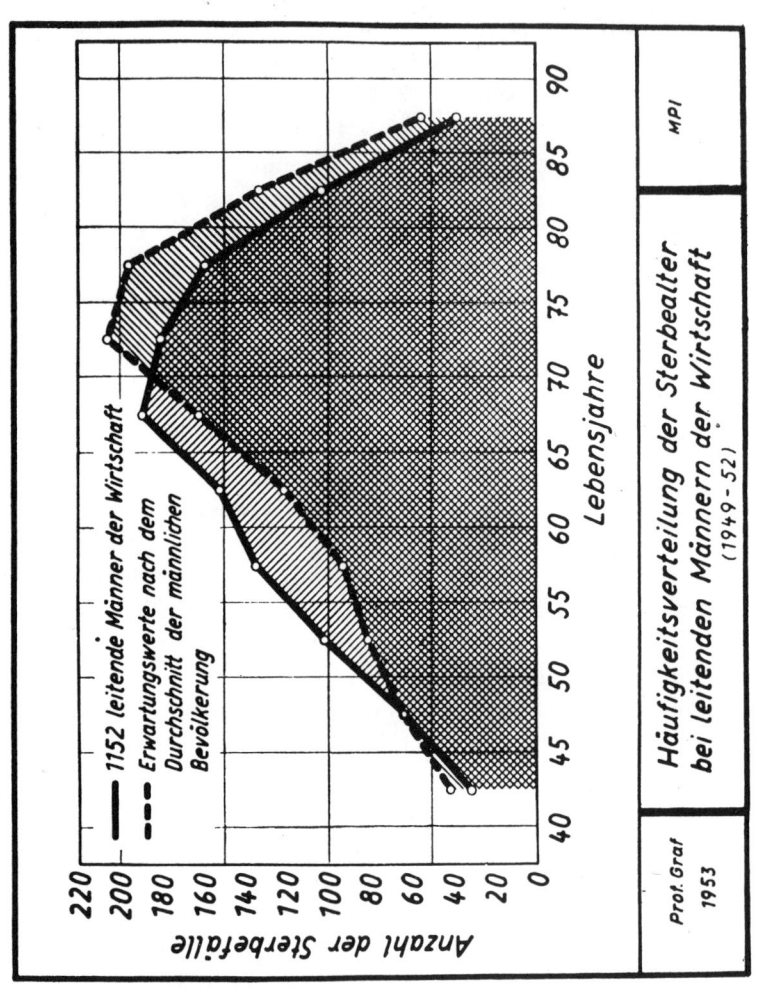

Abb. 27
(Aus „GRAF, Die Krankheit der Verantwortlichen")

Die Lehrmeinung geht dahin, daß Krankheiten durch erkennbare Ursachen, seien es innere oder äußere, entstehen, und daß

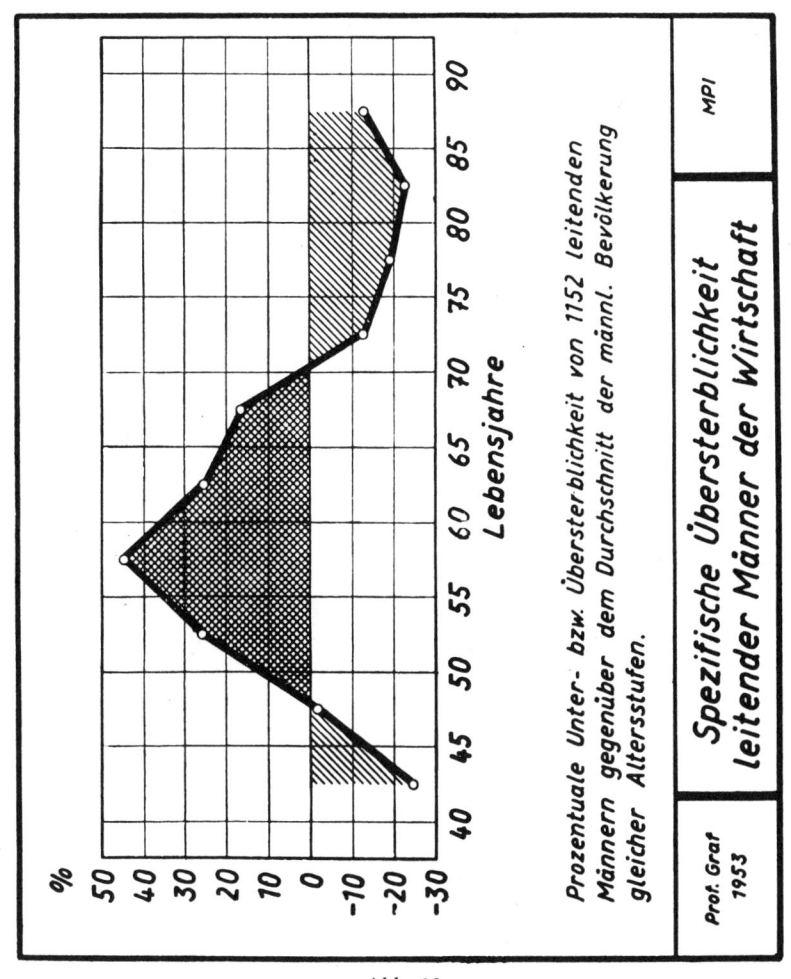

Abb. 28
(Aus „GRAF, Die Krankheit der Verantwortlichen")

diese Ursachen behoben werden können; man mag dazu die technisch-klinische Diagnostik oder die Psychoanalyse anwenden. Aber hinter diesen feststellbaren Ursachen liegt doch die tiefere verborgen, die wir als „Schicksal" bezeichnen, — auch dort, wo anscheinend reine und lückenlose Ursachenreihen vorliegen.

Ich möchte dies an einer ganz anderen Krankheit erklären. Seit der Entdeckung des Tuberkelbazillus wissen wir, daß es keine Tuberkulose ohne diesen Bazillus gibt. Und doch *erklärt der Bazillenbefund nicht die Tuberkulose*. Wo die Krankheit entsteht, sind bestimmte mit dem Bazillus zusammenwirkende Ursachenreihen gegeben. Aber die meisten Menschen bekommen doch eine Infektion und bekommen trotzdem keine fortschreitende Tuberkulose. Deshalb ist das eigentliche Problem so zu definieren: *Nicht, weshalb jemand eine Tuberkulose bekommt, ist allein wesentlich, sondern weshalb trotz der Ausdehnung der Infektion die meisten Menschen nicht an einer tödlichen Tuberkulose erkranken*. Hier beginnt das vorbeugende Denken einzusetzen. Und das gilt sinngemäß für alle andern Krankheiten.

Damit aber findet die ärztliche Forschung eine erweiterte Aufgabe: *es kommt nicht mehr allein darauf an, zu erforschen, weshalb eine Krankheit eintritt, sondern weshalb trotz anscheinend gleicher spezifischer Ursachen eine Krankheit nicht eintritt*. Das bedeutet, daß die *physiologische Reaktionsbereitschaft* des bedrohten Organismus in Zukunft beachtet werden muß.

GRAF hat in seiner Schrift „Die Krankheit der Verantwortlichen" eine interessante Übersicht gegeben, aus der hervorgeht, daß *leitende Männer der Wirtschaft verfrüht sterben* (Abb. 27). Man spricht von *Übersterblichkeit*. Zwischen 50 und 60 Jahren sterben etwa 50% mehr leitende Männer, als nach der Sterberate der Durchschnittsbevölkerung zu erwarten wäre (Abb. 28).

DENNIG schreibt zu diesen Fragen in einer Arbeit in der „Universitas":

„Der menschliche Körper hat sehr große Reserven und kann die Ansprüche des Alltags befriedigen und ausgleichen. Wirkliche Schäden treten nur dann ein, wenn die Beanspruchungen ganz ungewöhnlich stark sind und wenn zugleich eine gewisse Anlage zu einem Leiden oder ein schon ausgebildetes Leiden vorliegt. So sind wohl auch diese Unternehmerkrankheiten anzusehen." Die leitenden Männer haben gewiß ein Übermaß an Arbeit zu leisten, aber es ist auch erstaunlich, wie diese Männer, „die in ihrem Werk die besten Organisatoren sind, ihre eigene Arbeitskraft so miserabel organisieren". *Sie wollen zu viel selbst machen und sich keine Vertreter heranziehen.* Der tiefere Grund ist oft Ehrgeiz und Geltungsbedürfnis. *Nicht selten ist die Arbeitswütigkeit eine Flucht vor dem persönlichen Leben, mit dem man nicht fertig wird. Unglückliche Ehe, innere Leere können sich dahinter verbergen.*

Die Unruhe und Hetze der Zeit tun ein übriges. „Der Unternehmer hat fast nie mehr einen Sonntag, an dem er sich der Familie oder der Selbstbesinnung widmen kann, auch die Sonntage sind ausgefüllt mit Tagungen oder mit ehrenamtlichen Verpflichtungen". Dem Arzt fällt auf, daß selten ein Unternehmer in Gartenarbeit, Reiten oder Schwimmen einen Ausgleich besitzt, vom Wandern gar nicht zu reden. „Ich kenne aber manche Unternehmer, die, wenn sie überhaupt einmal einen Urlaub nehmen, es nicht mehr fertig bringen, ihn geruhsam zu verbringen; sie müssen auch da täglich mit dem Auto jagen."

Dazu kommt dann noch ein übermäßiger Gebrauch an Genußgiften. Man hält sich mit starkem Kaffee und Zigaretten wach und muß, um nachts schlafen zu können, zu Schlafmitteln greifen. Es sind nicht diese Mittel an sich, sondern die Maßlosigkeit ihres Gebrauchs, die den modernen Menschen ruinieren.

Abschließend mahnt der Arzt: „Es wird höchste Zeit, das gegenwärtige zerrüttende Übermaß von Hetze abzuschaffen. Wenn wir auch nicht daran denken, gegen den Strom der Zeit zu schwimmen, so müssen wir uns doch davor hüten, in ihm unterzugehen. Es ist Sache aller verantwortlichen Kreise — seien es nun Wissenschaftler, Politiker, Pfarrer, Hochschullehrer oder Ärzte — für sich selbst und andere das rechte Arbeitsmaß zu finden und zu geben."

Die Bezeichnung „Managerkrankheit" darf aber nicht dazu verführen, allein in den äußeren Berufsumständen die wesentlichen Ursachen zu sehen, sondern man hat zu beachten, daß qualitativ gleichartige Schädigungen sich auch bei den *Angestellten in abhängigen Stellungen* finden. Man findet die gleichen Symptome aber auch bei *Hausfrauen,* in entsprechend abgewandelter Form selbst bei *Kindern:* Appetitlosigkeit, Schlaflosigkeit, schwere Erziehbarkeit und mit zunehmendem Alter das Auftreten von Organerkrankungen, wie Magengeschwüren, Depressionen usw. (s. S. 119).

Es hat den Anschein, als ob sich alle Reaktionsformen um das „Zeitgefühl" anordnen. Die „Zeitnot", richtiger das Gefühl der oder die *Furcht vor der Zeitnot* erscheint als Grundhaltung, dazu aber kommt das *Gefühl, daß man mit seiner Zeit nicht das anfangen kann, was man anfangen möchte.* Es ist ein *Mißbrauch mit der Lebenszeit,* hervorgerufen durch willkürliche oder erzwungene fehlerhafte Zeiteinteilung, und ein Mißverhältnis zwischen Arbeitsleistung und Zeitaufwand. Nach Pariser Statistiken sind vor allem gefährlich in absteigender Reihenfolge

1. Gespräche mit Besuchern und auf Konferenzen,
2. verantwortungsvolle Entschlüsse,
3. Ferngespräche,
4. Verwaltungsformalitäten,
5. Bearbeitung der Tagespost.

Hier handelt es sich um Konflikte des Individuums mit seiner Umwelt und mit sich selbst, der persönlichen Lebensführung.

Die *Frauen der „Manager"* bilden ein besonderes Problem. Viele von ihnen führen eine Art negatives Haremsdasein, ohne ein normales Eheleben, manchmal sind sie dabei die besten Mitarbeiter des Mannes. Gar zu oft aber kommt es zu einer Entfremdung, an der beide Parteien leiden. Keine Statistik erzählt uns von diesen heimlichen Tragödien.

Die chronischen Schlafstörungen

Fast alle Schlafstörungen sind letzten Endes seelisch bedingt, wenn nicht in verhältnismäßig seltenen Fällen körperliche Schmerzen die verständlichen Ursachen sind. Dann bringen schmerzstillende Mittel Schlaf. Aber was beseitigt die seelischen Ursachen?

Sonderbar ist, daß der Schlaf so oft mit dem Tode verglichen wird und daß man dazu neigt, den Abend als das Ende des Tages anzusehen. Die große seelische Unterscheidung zwischen Morgenland und Abendland liegt hier offenbar: *im Morgenland beginnt der neue Tag mit der Stunde des Schlafengehens.* Der Schlaf dient der Sammlung neuer Kraft, um das Tagewerk zu vollbringen, er ist nicht Selbstzweck.

Es scheint erlaubt, den Schlafzustand als den primären Zustand der Lebewesen zu betrachten, das Stadium des Wachens aber als den sekundären und gefährlichen. Wenn man diesen Gedanken durchdenkt, dann bekommt man ein anderes Verhältnis zum Einschlafen. Das gestrige Werk ist getan, das morgige kommt von selbst. Du brauchst nur zu liegen und zu schlafen. Dann brauchst Du keine Sorgen zu haben.

Dieser Rhythmus ist uns von der Erdumdrehung aufgeprägt, er ist für uns unausweichlich. Schwerkraft und Nacht-Tag-Wechsel sind die beiden großen Gewalten, die uns beherrschen, mit denen wir zu kämpfen haben. Nichts ist so unentrinnbar und nichts im menschlichen Leben ist so schwierig wie die tägliche Auseinandersetzung mit diesen beiden Einflüssen. *Sie sind unser unvermeidliches Schicksal*, nicht die belebte Umwelt oder irgendwelche von Menschen geschaffene Organisationen.

Deshalb ist es auch eine Todsünde, den Schlaf zu stören, wie es eine Todsünde ist, den Kampf gegen die Schwerkraft zu unterlassen, d. h. sich nicht täglich ausreichend körperlich zu bewegen.

Die moderne Form der Schlaftherapie über 1—2 Wochen dürfte bald eine wichtige Rolle bei der Behandlung der Zivilisationskrankheiten spielen. Die Erfolge weisen auf die Bedeutung der Übermüdung hin, die durch keine hochwirksamen Schlafmittel (z. B. Barbitursäure usw.) in den wirklichen Ursachen bekämpft werden kann.

Die „Zeitangst"

Dem Menschen fehlt aber nicht nur die Zeit, sondern sein eigenes Inneres ist verloren gegangen. Er ist eine *besoldete Hülle* geworden.

Dieser Verlust des Eigenlebens wird von den östlichen Völkern nicht verstanden und dieser Umstand trägt vielleicht mehr zu den politischen Unruhen bei, als viele im Vordergrund erscheinende wirtschaftliche Fragen. Aus der „Angina temporis" wird, wie man sagt, die „Angina pectoris". *)

Einer der Kernpunkte dieses Zeitversagens ist die Tatsache, daß die Menschen verlernt haben, mit ihrer freien Zeit sinnvoll umzugehen. Man hält sich für „notwendig", „unentbehrlich" und in Wirklichkeit hat jener Unternehmer recht, der einmal schrieb „Mein Unternehmen verlangt meine Abwesenheit" (Neue Züricher Zeitung, 16. 10. 55: „Keine Zeit", Aufsatz von Dr. UTZINGER). Man muß lernen, sich selbst auszuschalten, von sich und seiner Arbeit Abstand zu bekommen, aber gerade dies kann man nicht mehr. Der Geistesarbeiter ist besonders bedroht, er gelangt so leicht zur Schlaflosigkeit mit ihren Folgen. Eine Definition von GAUGER scheint mir hilfreich; man müsse einen Unterschied machen zwischen „wich-

---

*) Nach SPERANSKY „gibt es keine Krankheit, sondern nur kranke Menschen" (Grundlagen der Theorie der Medizin, Verlag Dr. Saenger, Berlin, 1950).

tig" und „wesentlich": *Wichtig ist, was man für Geld kaufen kann, wesentlich ist, was man nicht für Geld kaufen kann.*

So mancher lernt den Unterschied erst, wenn er krank geworden ist, und mancher lernt ihn nie. Ein weiser Arzt kann helfen, ein unweiser Arzt kann schaden.

Die individuellen oder persönlichen Krankheitsursachen

Folgende Eigenschaften, die in jeder Konstellation vorkommen können, auch bei fehlerzogenen Kindern, sind gefährlich: Ehrgeiz, Geltungsbedürfnis, übertriebenes Verantwortungsgefühl, übermäßiger Fleiß, Unterschätzung der körperlichen Erziehung und Ausbildung, ebenso aber deren Überschätzung, Unwissenheit über biologische Gesetzmäßigkeiten, z. B. daß jeder Organismus dauernd einen schweren Kampf gegen die unentrinnbar wirkende Schwerkraft zu führen hat. Wenn sie schließlich siegt, tritt der Tod ein. Das moderne Gebiet der sog. *psychosomatischen Medizin* versucht, hier Geltung zu gewinnen.

Berufskrankheiten

Es gibt Berufe, die an sich gefährlich und lebensverkürzend sind, die aber doch ergriffen werden. Hier kann der Staat mildernd helfen, und dem dienen auch die Berufsgenossenschaften.

Manche Berufe sind aber ausgesprochene „Opferberufe", denen gegenüber wir machtlos sind. Eine wirklich *vollwertige Nahrung* kann hier weitgehend schützen.

Aus „Die Heilkunst", 1955, S. 440: „In Zusammenarbeit mit den Statistikern der großen Versicherungsgesellschaften für die Arbeitnehmer stellte die Berufsberatung der USA-Stadt Chicago fest, daß unter den Fließbandarbeitern der USA viermal so viel Personen an ernsten Herzkrankheiten leiden als unter den Handwerkern, die jenseits eines automatisierten Arbeitsprozesses stehen, die noch Kontakt mit ihrem Werkstück haben und die bei der Arbeit ihre schöpferischen Fähigkeiten einsetzen müssen".

Nur einer allerdings besonders wesentlichen chronisch-tödlichen Krankheit sei gedacht, der Staublungenkrankheit oder *Silikose*. Nach langen Kämpfen wurde sie als Berufskrankheit anerkannt und entschädigungspflichtig. 1949 mußte die Bergbauberufsgenossenschaft etwa 48 Millionen Mark Rente zahlen. Und doch *fehlt* auch hier eine *eingehende systematische Untersuchung der Rolle der Ernährung* und ihrer wahrscheinlichen, unspezifischen Rolle als „Vorursache", wie übrigens auch bei allen andern Berufskrankheiten. Die Ärzte aber müssen lernen, in diesem doppelten Ursachenbereich des Unspezifischen und Spezifischen sich zurecht zu finden, und dazu bedarf es des entsprechenden Universitätsunterrichts. Dieser aber ist nahezu ausschließlich „spezifisch". Wie soll da eine Änderung eintreten?

Die zunehmende Gefährdung der Frauen

Wenn von 1200 Ehefrauen (Heirat August 1952) nur 32 ihren Beruf aufgegeben haben, so ist hier die wirtschaftliche Not wirksam, ebenso aber auch die verfehlte Steuergesetzgebung. Sie wirkt vernichtend auf das biologische Geschehen.

Auf die vermehrte Sterblichkeit der Landfrauen wurde oben hingewiesen (s. S. 100).

Nach der Statistik der Allgemeinen Ortskrankenkassen hat die Zahl der Krankheitsfälle bei den weiblichen Versicherten erstmals die Zahl der Erkrankungen bei den Männern übertroffen (Meldung aus Dortmund vom 24. 2. 1954).

Als Ursachen werden genannt: *Erschöpfung* infolge der physischen und psychischen Doppelbelastung bei jenen Frauen, die *neben den häuslichen Verpflichtungen noch einen Beruf* ausüben. Auch die *Dauerbeanspruchungen bei der monotonen Fließbandarbeit* tragen dazu bei. Frühzeitige Invalidität wird befürchtet.

„Der DGB erwähnt in diesem Zusammenhang eine Statistik aus der Textilindustrie, wonach von 1000 berufstätigen Frauen 636 für zusammen 1054 Kinder zu sorgen haben. Bei 106 dieser Frauen sei der Ehemann vermißt, bei 46 sei er noch in Kriegsgefangenschaft, und bei 54 Frauen sei der Ehemann kriegsversehrt, invalide oder arbeitslos."

Im heutigen Berlin liegen die Dinge besonders bedenklich. Nach KREIL (Neue Zeitung 27. 9. 1953) ergibt sich:

„Die Krankenversicherungsanstalt Berlin weist einen Mitgliederbestand von 937 330 (ohne Rentner) auf, davon sind 537 422 Männer und 399 908 Frauen.

Hier soll ein Sonderproblem aufgezeigt werden, nämlich die Auswirkung der Frauenarbeit auf den Gesundheitszustand der weiblichen Person. Für keine andere Stadt dürfte die Verpflichtung, diesem Problem eine besondere Aufmerksamkeit zuzuwenden, dringender sein als für Berlin; denn hier ist der Prozentsatz der beschäftigten Frauen höher als anderswo. Auch der prozentuale Krankenstand überschreitet den des Bundesgebietes.

Der Krankenstand in v. H. der Pflichtmitglieder nach Geschlechtern in Berlin und im Bundesgebiet zeigt folgendes Bild:

Tabelle 9

Tag 1952	Berlin		Bundesgebiet (alle Kassen)	
	Männer	Frauen	Männer	Frauen
1. 1.	4,08	4,62	3,56	3,05
1. 6.	3,96	4,86	3,18	3,29
1. 12.	4,08	4,67	3,65	3,17

Der Krankenstand der Frauen war in Berlin durchweg in allen Monaten des Jahres höher als derjenige der Männer; im Bundesgebiet dagegen wurde eine Überschreitung nur in drei Monaten festgestellt, und auch in diesen Monaten nur in geringfügigem Maße. Die Statistik umfaßt alle

Kassen des Bundesgebietes, einschließlich der Angestellten-Ersatzkassen. Der Abstand zwischen dem Krankenstand der Männer und dem der Frauen ist übrigens im Bundesgebiet bemerkenswerten Schwankungen unterworfen. Er ist am größten in der Jahresmitte und verringert sich wieder zum Jahresende. Diese Schwankungen weist die Berliner Statistik nicht auf. Auch ein Vergleich Berlins mit den übrigen Großstädten mit dem Stichtag 1. Januar 1953 zeigt ein ungünstiges Bild für Berlin:

Es ergeben sich zwei Probleme:
1. Führt die Berufstätigkeit der Frauen zu einer Schädigung ihrer Gesundheit?
2. Worin liegt die Ursache für die größere Anfälligkeit der Berliner Frauen gegenüber denen Westdeutschlands?

Man könnte vielleicht annehmen, die körperliche Betätigung der Frau in für sie besonders ungeeigneten Berufen könnte die Hauptursache sein. Diese Vermutung wird dadurch widerlegt, daß die ausgesprochenen Frauenberufe, z. B. die Bürotätigkeit, dieselben Erscheinungen aufweisen.

Es ist nicht die körperliche Arbeit, die den höheren Krankenstand begründet, denn Vergleiche mit Industriebetrieben zeigen für Arbeiterinnen ganz ähnliche Ergebnisse auf. Ursache kann demnach auch nicht der Umstand sein, daß Angestellten während der ersten sechs Wochen einer Krankheit der Gehaltsbezug gesichert ist, die Arbeiterinnen dagegen im Krankheitsfall sofort eine Einkommeneinbuße erleiden.

Die Arbeitsleistung der Frau ist einfach überzogen. Ihr obliegen vielfach neben ihrer Berufsausübung noch die hausfraulichen Pflichten im Interesse der Erhaltung der Familie. Dies trifft auf die Frau mit Kindern gleichermaßen zu wie auf die Frauen, die aus den verschiedensten Erwägungen glauben, neben dem Ehemann mitverdienen zu sollen."

Die Deklassierung des alternden Menschen

Es ist hier nicht der Ort, dieses Problem in seinen Abgründen zu verfolgen. Es kann nur festgestellt werden, daß die produktive Generation unserer Gegenwart, das mittlere Alter der Reife, vielfach verhindert, oft *mißbraucht* wird. Die Folgen dieser Entwicklung lassen sich heute noch nicht absehen. Es darf aber schon heute darauf hingewiesen werden, daß ein Volk, wie z. B. das *deutsche Volk*, dessen *wesentliche Eigenschaft die Liebe zur eigenen, schaffenden, produktiven Arbeit ist, die uneigennützig und gerne geleistet wird*, alle Ursache hätte, das stillgelegte Kapital des mittleren Alters endlich wieder voll auszuwerten und nicht brach liegen zu lassen.

Gerade die Altersklassen zwischen 40 und 50 Jahren besitzen nicht nur körperlich in gesundem Zustand die größte Leistungsfähigkeit, sondern sie haben auch beruflich die volle Erfahrung, sowohl ihr Fachgebiet, wie den Umgang mit andern Menschen betreffend. Das gilt in zunehmendem Maße für berufstätige Frauen, die beachtenswerterweise nicht nur in Zivilberufen, sondern auch als Beamte an führende Stellen gelangen. Frauen sind nun einmal „bessere Diplomaten" und es wäre wohl nicht schlecht, wenn derartige entscheidende Stellen eine Doppelbesetzung erfahren würden, von Mann und Frau, die meist leicht die ihnen liegenden Aufgaben untereinander aufteilen könnten. Eine Bürokratin ist allerdings noch unerfreulicher als ein Bürokrat.

Ohne jeden Zweifel neigt die heutige Welt zu einer *Überschätzung der Jugend* und *Unterschätzung des höheren Alters*, obwohl gerade jetzt „alte Männer" oft, auffallend oft, an entscheidenden Stellen stehen. Ihre Lebenserfahrung ist unendlich kostbar für das Ganze.

Daneben gibt es die zahlreichen schöpferischen Geister, die ihre Höchstleistungen erst jenseits des 60. Lebensjahres vollbracht haben. Es ist ein unersetzlicher Verlust, daß nach 1945 viele Tausende von Wissenschaftlern und Künstlern infolge der kurzsichtigen „Parteipolitik" aus ihren Berufen gedrängt wurden und ihre Erfahrungen und Fähigkeiten nicht mehr haben ausüben können.

Der „Staat" *) als Krankheitsursache

Die Umwelt, z. B. der *Staat als Krankheitserreger* bewirkt durch seine Steuergesetzgebung, daß ein Vielfaches an Arbeit geleistet werden muß, was sachlich nicht notwendig wäre. Wir finden hier erstmalig den *Staat als Feind*. Daß die Menschen sich diesen Feind künstlich geschaffen haben, ist für die Wirkung zunächst belanglos. Weil man Ausgaben „abschreiben" kann, fällt es nicht auf, daß man *„seine eigene Zeit abschreibt"*. Die Ergebnisse erscheinen außerdem in verschiedenen Sparten, z. B. in der Krankheitsstatistik oder in der Sterblichkeit, nicht aber in der Bilanz des Unternehmens oder im Haushaltsplan einer Verwaltung.

Diese Form der selbstgeschaffenen „Zeitnot" ist ein *Kennzeichen der abendländischen Zivilisation* und führt dazu, daß wir zwar erstaunliche Maschinen herstellen können, daß die Menschen aber immer weniger glücklich sind.

Der Mensch hat sich aber in seinen Zivilisationen nicht nur fördernde Organisationen geschaffen, sondern auch gefährliche. Zu ihnen gehört der „Staatsbegriff", der einer bedrohlichen Wandlung unterliegt. „Um den Sinn des Staates ringen seit Anbeginn zwei entgegengesetzte Weltanschauungen. Für die eine ist der Staat Selbstzweck, für die andere ist er dienendes Mittel zur Erreichung eines höheren Glückes der Untertanen. Der hl. AUGUSTINUS vertrat die letztere Richtung" (JOSEPH FISCHER, S. 35). „Wo er eine ablehnende Haltung gegenüber dem Staat einnahm, handelt es sich immer nur um das römische Weltreich seiner Zeit" (S. 36).

Der heutige Staat, der mehr und mehr zu einem „Großunternehmen mit eigener Gesetzgebung" wird und der sich dadurch von der unentbehrlichen Verantwortung entbinden

---

*) Unter „Staat" verstehe ich in diesem Buch keinen bestimmten Staat, sondern einen allgemeinen Begriff, wie im Lateinischen: „res publica" oder „civitas".

kann, enthält große Gefahrenquellen. Diese Fragen können in diesem Buch nur erwähnt werden.

In der heutigen Situation befindet sich der Einzelne oft in der Zwangslage, nicht nur gegen den natürlichen Machtfaktor „Schwerkraft" kämpfen zu müssen, sondern zugleich auch, in Form eines „Zweifrontenkrieges", gegen staatliche Maßnahmen, um nicht zu sagen, Eingriffe. In diesem letzteren Kampf kann das Einzelleben seinen Sinn verlieren.

Die Menschen versuchen nun, sich in ihrem Berufsleben schadlos zu halten, und so entwickelt sich das gefährliche Berufsklima. Manche sind „erfolgreich", viele erkranken. Eine Neuordnung ist erforderlich.

Es ist *durchaus möglich, höchste Leistungen zu vollbringen und doch gesund zu bleiben, wenn man rechtzeitig gelernt hat, den Bedürfnissen seiner Organe und seiner Seele zu gehorchen und auf sie zu hören, zugleich aber auch dem Gemeinwohl zu dienen.*

Bevölkerungsaufbau und Gesundheitsaufbau

Der normale Bevölkerungsaufbau aus männlichen und weiblichen Individuen stellt dem Alter nach eine Pyramide dar, die von einer breiten Basis aus sich mehr und mehr verjüngt, derart daß die jugendlichen Jahrgänge an Zahl überwiegen, das Alter langsam zurücktritt. Seine Lebenserfahrung gibt ihm aber ein geistiges Schwergewicht, woraus leicht Konflikte mit Jüngeren entstehen.

Aus diesem Aufbau entsteht eine sog. *Absterbeordnung*, bestimmt durch die natürliche Alterung und die natürlichen

---

*) Weisheit eines Arabers: „Suche das Lebendige und nicht das Tote; habe Zeit für dich selbst; lerne, langsam schnell zu sein" (KOLLMANSPERGER, S. 31).

Krankheiten. Diese Absterbeordnung ist aber in Unordnung geraten, wobei die Weltkriege mit ihren Massenausfällen mitwirken, und bei der der zunehmende Verkehrstod eine weitere noch unübersehbare Rolle spielt.

Durch die Bekämpfung der natürlichen Krankheiten haben wir diese alte Absterbeordnung beeinflußt, derart daß die Pyramide sich nur langsam nach oben verjüngt, weil die Menschen später sterben. Allein aus dieser Verschiebung leiten sich viele Probleme unserer Gegenwart her, sowohl in der Wirtschaft wie in der Politik. Die Völker „überaltern", insbesondere, wenn der Nachwuchs nachläßt.

Es entwickelt sich ein Zustand, der infolge Mangels an Jugend zur Überschätzung der jugendlichen Jahrgänge führt, während die Altersklassen überbesetzt werden. Wiederum entstehen Spannungen, die unvermeidlich erscheinen.

Bei den einzelnen Völkern sind die Veränderungen des Aufbaus verschieden geworden, so daß die Völker noch verschiedener werden als früher. Wiederum entstehen Mißverständnisse.

Anscheinend ist der gesamte Gesundheitsaufbau der Völker verschoben, und wir haben die undankbare Aufgabe, die Ursachen zu studieren und nach Abhilfe zu suchen. Es leuchtet ein, daß in einer so zusammengesetzten Bevölkerung der größere Teil der Bevölkerung „krank" wird. Das ist keine Phantasie und kein Schreckgespenst, sondern *Tatsache*.

Es ist aber durchaus möglich, durch sinnvolle Aufklärung und Erziehung mit dem zunehmenden Alter höhere Gesundheit zu vereinigen. Die gegenwärtige Lage ist allerdings katastrophal, und es ist kein Wunder, wenn Millionen in Genußmitteln einen minderwertigen Ersatz für gesundes Lebensgefühl suchen und finden.

Wir haben drei Wege:
1. Entweder geben wir die Fortschritte der Heilkunde auf; dann wird in 50—80 Jahren der Zustand um 1840 wieder

hergestellt sein, aber alle Arbeit wäre zweck- und sinnlos gewesen.
2. Wir erkennen die Unvollkommenheit der bisherigen Forschungsmethoden und suchen nach den *vermeidbaren Ursachen chronischer Krankheiten*, denen gegenüber wir bisher nur die Diagnostik verfeinert haben. Die *Frühzeitdiagnose* ist zu fordern und die Umerziehung der Ärzte ist unumgänglich, die Ärzte müssen ein Beispiel geben.
3. Zu einem vollen Erfolg bedarf es aber einer *verständnisvollen Mitarbeit der Bevölkerung*. Das hat wiederum offene Aufklärung und Erziehung zur Voraussetzung, und zwar von Jugend auf. Es fehlen die Lehrer, es fehlen diejenigen, die die Lehrer ausbilden. *) Allzuviel Zeit ist versäumt. Die Forderung nach Gesundung und wirksamer Vorsorge kann nicht laut genug ausgesprochen werden.

Die heutige Bevölkerung ist staatsfremd geworden, sie muß wieder gewonnen werden. Denn die *lebenden und gesunden Menschen sind der wertvollste Bestand des Staates.*

Zur Erreichung dieses Zieles bedarf es einer zusammenfassenden Verwaltung, insbesondere wird in allen Staaten ein Gesundheitsministerium federführend sein müssen. Dies Ministerium wird vor allem im internationalen Verkehr große Bedeutung haben.

---

*) Im Universitätsunterricht wird die Hygiene von den Fakultäten zu Gunsten der bakteriologischen Diagnostik bei den Berufungen zurückgesetzt. Eine Aufteilung der Ordinariate für Hygiene und solcher für Bakteriologie ist unbedingt notwendig.

V.

Der Gebißverfall als chemischer Test für unsere gestörte Gegenwart

A. Das Skelett als Mineralreserve

Physiologische Bedeutung des Zahn-Kiefer-Systems

Die fast 100%ige Seuche des Gebißverfalls wird hier als erstes Beispiel eines an sich nicht tödlichen, in seinen Folgen aber verheerenden Geschehens behandelt. Der Gebißverfall ist kein lokales Phänomen, sondern der Ausdruck einer komplizierten Allgemeinstörung, deren Ursachen noch lange nicht ausreichend bis ins letzte analysiert sind. Wir wissen bisher viel zu wenig von der Art, wie die einzelnen Organe auf die zahlreichen verschiedenen Formen des Mangels reagieren können. Nur theoretisch läßt sich Einiges andeuten in Anlehnung an die Untersuchungen von SERGIUS MORGULIS in seinem Buch über „Hunger und Unterernährung".

MORGULIS hat zwar gewichtsmäßig und chemisch, aber nicht histologisch den Gehalt einzelner Organe *hungernder Tiere* bestimmt und kam zu der wichtigen Feststellung, daß *die lebenswichtigen Organe sich auf Kosten der nicht lebenswichtigen funktionsfähig erhalten,* so daß die nicht lebenswichtigen die ersten Verlusterscheinungen aufweisen, die lebenswichtigen sich sogar vergrößern können. Nun hat MORGULIS weder das Skelett noch die Zähne untersucht. Dieser Mangel läßt sich aber dadurch ausfüllen, daß man die Veränderungen der

Zähne und Knochen bei den verschiedenen Mangeldiäten histologisch untersucht, wie H. EULER an zahlreichen Ratten aus meinen Versuchen es getan hat in Parallele zu meinen Knochenuntersuchungen. Zusammenfassend ließ sich sagen: *Es gibt anscheinend keine einzige Mangelkrankheit, bei der nicht die ersten histologischen Veränderungen an den Zähnen, dem Zahnkiefersystem oder in den Wachstumszonen der langen Röhrenknochen, sodann an den Knochen selbst in Erscheinung treten* *). Es sieht so aus, als ob das Skelett nicht nur Stützsystem und die Zähne nicht nur Kausystem sind, sondern *gleichzeitig* sind sie eine ungemein zweckmäßig und leicht zu mobilisierende *Mineralreserve*, aus der lebenswichtige Stoffe jederzeit auf Grund der nervösen Verteilungsregulation durch Osteoklasten oder vaskuläre Resorption entnommen und den bedürftigen Zellen mit dem Blutkreislauf zugeführt werden können.

Bei vorgeschrittenem Abbau und minderwertigem Ersatz finden sich ferner Veränderungen am Zahnhalteapparat, und langsam entwickeln sich die Bilder der Paradentose. Aus diesen Komplexen entstehen dann die zahlreichen lokalen Krankheitsbilder mit ihren Fernwirkungen, den Herderscheinungen, der Herdintoxikation usw.

Früher und auch jetzt hat sich die Human-Medizin nicht genügend für die Zähne und ihre Krankheiten interessiert, der Verfall galt als physiologische lokale Erscheinung, als ein unvermeidbarer Vorgang, dessen ebenfalls lokale Behandlung dem unterschätzten Stande der Zahnärzte überlassen wurde. Daß heute der Zahnarzt ein anerkannter und unentbehrlicher Spezialarzt ist, zeigt den grundlegenden Wandel in der Beurteilung der Zahnkrankheiten. Zahlreiche Untersuchungen über die ganze Welt hinaus geben uns heute anerkannte Tatsachen, die uns die Bedeutung des Verfalls kundtun.

---

*) Die Bedeutung der Gewichtskurven bei Tierversuchen wird überschätzt. Sie sind durch histologische Untersuchungen zu vervollständigen.

Was den Gebißverfall aber für die Bewertung kennzeichnet, ist, daß man ihm gegenüber *nicht mit dem beliebten Hinweis kommen kann, er sei eine Folge des zunehmenden Alters der Bevölkerung.* Nein, der *Gebißverfall beginnt bereits in früher Jugend,* ja im Embryonalzustand bei der Anlage des Gebisses im Uterus. Und so *steht er am Anfang unserer Zivilisationskrankheiten* und ist ein documentum der vorhandenen Schäden, die in unserer Zivilisationskost herrschen.

Aber immer noch überwiegt vielfach die Vorstellung, daß Caries und Paradentose rein lokale Krankheiten seien, eine Auffassung, der nicht scharf genug entgegengetreten werden kann. Praktisch gibt es keine einzige Krankheit, die nicht den ganzen Körper erfaßt und beeinflußt, auch keine mechanische Verletzung, keinen Knochenbruch. Man muß ganz systematisch eine Krankheitslehre aufbauen, in der unspezifische Grundlagen und spezifische Ursachen in ihren gegenseitigen Beziehungen studiert werden. RICKERS Lehre und SPERANSKYS Experimentalarbeiten gehört die Zukunft.

Zum unspezifischen Ursachengebiet gehört fehlerhafte Ernährung, während die Rolle von Bakterien wohl immer die einer spezifisch-lokalen Schädigung ist, wenigstens im Anfangsstadium. Gelingt es, die unspezifischen Lebens- und Gesundheitsbedingungen zu sichern, so werden die meisten spezifischen Schädigungsmöglichkeiten eingeengt. Ist die Ernährung vollwertig, so hört auch der „Zucker als Krankheitsursache" auf, eine Gefahr zu sein.

Historische und geographische Daten [*]

An Steinzeitschädeln fanden EULER und Mitarbeiter für Schlesien, CHRISTOPHERSEN für Dänemark 1,76 bzw. 1,6%

---

[*] Ausdrücklich verweise ich auf das ausgezeichnete Buch von ALBERT VON

Caries, PEDERSEN bei den Eskimos 0,38 %. Die höheren Zahlen von MOHAUPT für den mitteldeutschen Raum (8,85 %) fallen aus diesen sonst einheitlichen Ergebnissen heraus. HATTYASY wenigstens mißt ihnen weniger Wert bei. Es ist auch nicht auszuschließen, daß diese Schädel aus Zeiten eines klimabedingten wirklichen Mangels stammen, so daß in ihnen nicht der Ausdruck eines Normalzustandes gesehen werden kann.

Die Zähne sind gekennzeichnet durch starke Abkauung, Fehlen der Fissurencaries, sie zeigen keine oder nur approximale Schmelzcaries, und auch dann nur im Alter.

Ähnliche Zahlen sind festgestellt bei anderen Völkern vorgeschichtlicher Zeit: bei Illyriern, Slaven, Isländern.

Im 17.—18. Jahrhundert steigt die Caries in Schlesien auf 11,5 % und damit beginnt der heutige Verfall, die heutige Seuche.

HATTYASY hat eingehend über Zahncaries bei heutigen Naturvölkern referiert. Aus seinen Angaben kann man Tab. 10 S. 142 zusammenstellen.

Die gebißschädliche Wirkung der „Zivilisation" ist nach diesen Zahlen nicht zu bezweifeln.

Wenn CREMER die Schuld der Zivilisation an der Entstehung der Caries in Zweifel zu ziehen versucht hat durch die Feststellung, daß Caries auch bei Völkern mit „natürlicher Ernährung" vorkomme, so hat er die ausschlaggebende Vermassung außer acht gelassen. Neben der stets unentbehrlichen Ursachenreihe für jeden Einzelfall gibt es noch die ausschlaggebenden, hinzukommenden Vermehrungs- oder Multiplikationsursachen, die bei den Zivilisationen zusätzlich mitwirken und die die eigentliche Bedeutung für den Gesundheitszustand und die „Seuche" besitzen (s. S. 46).

HALLER: Gefährdete Menschheit, Hippokrates-Verlag 1956. Da das Buch erst nach Abschluß meines Manuskriptes erschien, konnte es nicht mehr im Text berücksichtigt werden. Siehe auch im Literaturverzeichnis die Bücher von R. DEMOLL, JOACHIM BODAMER, EDWARD HYAMS, für die das Gleiche gilt.

Tabelle 10

Cariesbefall auf der Erde

Autoren	untersuchtes Gebiet	„Naturnahe" Verhältnisse	„Zivilisatorische" Beeinflussung
PRICE	Afrika	0 % 0,2 %	6,8 %
PRICE	Australien	0 %	70,9 %
	Neuseeland, Maoris	1,7 %	55,3 %
TURNER	Maoris	1,0 %	95,0 %
PRICE	Stiller Ozean	0,35 %	99,2 %
PRICE	Indianer, Nord-, Mittel-Amerika	0 %	21,6 %
PEDERSEN	Grönland, Eskimos	0,09 %	13,0 %
OSSENDOWSKY	Nordostsibirien	0,0 %	—
ANDERSSEN	Mongolen	0,0 %	—
ANDERSON	China: Erwachsene	2 %	—
	Kinder	16 %	
Verschiedene Autoren	Europa, Durchschnittswerte	—	70—90 %

Die umfangreichste und wichtigste Veröffentlichung von WESTON A. PRICE „Körperliche Degeneration und Ernährung" gebe ich nach einem Referat von Dr. HANS KOBLER (in: „Die Neue Zeitung", 4./5. Juli 1953, S. 20) wieder:

„PRICE untersuchte Tausende von Kindern und Erwachsenen, notierte die Zahl der cariösen Zähne, studierte die Form der Kieferbögen und die Stellung der Zähne im Kiefer, er untersuchte den Speichel in bezug auf den Säuregehalt, ließ sich die Art und Zubereitung der Nahrung dieser Menschen schildern und beobachtete auch soviel wie möglich ihre allgemeine Konstitution, ihre Arbeitsleistung und ihre psychischen Merkmale.

In Europa fand PRICE größere Gruppen solcher Menschen mit ausgezeichneten Gebissen in einigen entlegenen Tälern des Berner Oberlandes in der Schweiz und auf einigen Inseln der Schottland vorgelagerten Äußeren Hebriden. In beiden Fällen hatte die schwere Zugänglichkeit des Gebietes die Bewohner bis in die jüngste Vergangenheit vor dem Einflusse der modernen industrialisierten Nahrung beschützt. Sie ernähren sich selbst noch heute teilweise nach der Art ihrer Vorväter von einfacher, aber natürlicher Nahrung, im ersteren Falle in der Hauptsache von Getreide und Molkereiprodukten, im zweiten von Haferspeisen, Seefischen und etwas Gemüse, Kartoffeln, Kräutern und Beerenfrüchten.

PRICE war von dem hervorragenden Gesundheitszustand dieser Menschen tief beeindruckt, von ihrer Leistungsfähigkeit, ihrer Widerstandskraft, aber auch von ihren Charaktereigenschaften. Die Untersuchung der Zähne ergab, daß weniger als einer unter hundert Zähnen von Caries ergriffen war, trotz sehr mangelhafter Mundpflege. Dieselbe Untersuchung von Einwohnern ganz nahe gelegener Gebiete, die aber durch den Bau von Straßen oder Eisenbahnen schon vor längerer Zeit die übliche ‚zivilisierte' Ernährungsweise angenommen hatten, ergab, daß 20—30 v. H. der Zähne angegriffen waren.

In den anderen Erdteilen bedurfte es der ausgedehntesten und oft mühevollsten Reisen, um solche von der Zivilisation noch unberührte Volksstämme zu studieren. Das Ehepaar PRICE suchte Eskimos im entlegensten Norden Kanadas auf, Indianerstämme nahe bei Alaska und in den Anden Südamerikas, Bewohner von Südseeinseln und Eingeborene Australiens und Neuseelands und Neger im Innern Afrikas. Alle diese primitiven Völker, die solche tadellose Gebisse und einen ausgezeichneten allgemeinen Gesundheitszustand aufwiesen, ernährten sich in der ursprünglichen Art ihrer Vorfahren. Sie sammelten ihre pflanzlichen Nahrungsmittel entweder auf jungfräulichem Boden oder, wo es sich um Kulturpflanzen handelte, sorgten sie für die Erhaltung der wertvollen Humusschichten. Sie kannten kein Weißbrot, keinen raffinierten Zucker, keine industriell hergestellten Lebensmittel, keine Konserven. Wo es sich um tierische Nahrung handelte, wurde sie zum Teil roh verzehrt, und die inneren Organe und das Blut wurden höher geschätzt als das Muskelfleisch. Für alle nahe den Meeresküsten lebenden Völker lieferte das Meer eine unerschöpfliche Quelle von Nahrung in Form von Seefischen und anderen Meerestieren. Aber selbst die im Innern eines Landes lebenden Eingeborenen begaben sich von Zeit zu Zeit, oft auf mühseligen, langen Märschen durch unwirtliches Gelände, zur Meeresküste. um dort gewisse Nahrungsmittel, wie Fischeier, Seetang und anderes, zu sammeln, die sie instinktiv als zur Ergänzung ihrer Nahrung wichtig erkannten. Von Getreiden wurde stets das volle Korn verwendet, das auf primitiven Steinmühlen geschrotet oder vermahlen wurde. Die Milch und Milchprodukte stammten von gesunden Tieren, die im Freien weideten. Die pflanzliche Nahrung wurde zum Teil roh verzehrt. PRICE untersuchte die verschiedenen Kostarten dieser Völker und war immer wieder von dem *außerordentlich hohen Vitamin- und Mineralstoffgehalt der Nahrung* überrascht, der oft ein *Vielfaches des Gehaltes der Nahrung des zivilisierten Menschen* an diesen Stoffen ausmachte."

Einfachheit schafft Wohlbefinden

„Die Menschen, die sich auf diese Art ernährten, zeigten ein tadelloses Gebiß, normal geformte weite Kiefer, in denen alle Zähne gut Platz hatten, und eine ausgezeichnete allgemeine Konstitution. Sie leisteten bis ins hohe Alter schwerste körperliche Arbeit, oft in steilen Bergtälern und in rauhestem Klima. Und noch eines fiel dem Autor des Buches immer wieder auf, nämlich eine *mit dieser gesunden Konstitution einhergehende Intelligenz, Friedfertigkeit, Heiterkeit und Lebensfreude.*"

„Ferner beobachtete PRICE, daß bösartige Erkrankungen, wie Krebs, bei gewissen primitiven Völkern fehlen. Eine gesunde Konstitution bis ins hohe Alter, einschließlich gesunder Zähne, Freiheit von bösartigen und Degenerationskrankheiten, hervorragende körperliche Leistungen, eine fast unglaubliche Widerstandsfähigkeit gegenüber den Unbilden der Witterung, Kälte und Hitze, das sind offenbar die Folgen einer ursprünglichen Lebensweise. PRICE erwähnt als Beispiel gewisse Indianerstämme in den Anden, die den ganzen Tag Lasten von 200 bis 300 Pfund tragen können ohne jedes Zeichen der Erschöpfung, und dies oft viele Tage hintereinander".

Eine zwar kleine, aber wichtige Zusammenstellung der Gebißuntersuchungen durch SAMPSON gibt es von der einsamen Atlantik-Insel *Tristan da Cunha*. Um 1930 lebten dort 163 Nachkommen europäischer Schiffbrüchiger aus England, Schottland, Italien, Holland, St. Helena. Neben einem allgemein guten Gesundheitszustand fanden sich sehr wenig cariöse Zähne:

Bis 13 Jahre nur 1 Milchzahn cariös
bis 32 Jahre 0 %
32—45 Jahre 2,61 %
mehr als 56 Jahre 7,64 %

HATTYASY schließt daraus mit Recht, daß *„die minimale Cariesfrequenz auch für die Europäer ein natürlicher Zustand ist und nicht nur auf die primitiven Rassen beschränkt ist"*.

Ich möchte diese Beobachtungen noch durch meine Beobachtungen in *Chile* ergänzen. Im Museum von La Serena konnte ich dank des Entgegenkommens des dortigen Museumsdirektors CORNELY eine Reihe von Schädeln photographieren, die sämtlich ausgezeichnete Gebisse ohne Caries aufweisen. Nur bei einem Schädel fehlen die Vorderzähne, offensichtlich als Folge einer ausgeheilten Verletzung. Abb. 29 und 30.

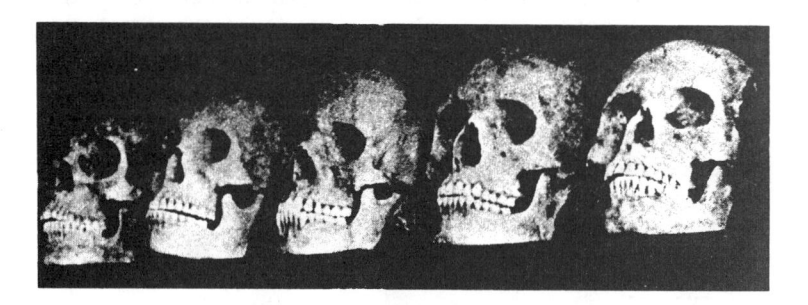

Abb. 29. Indianerschädel aus vorkolumbischer Zeit, Museum La Serena, Chile (Aufnahme des Verfassers).

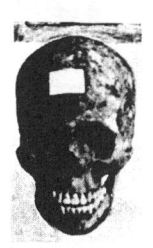

Abb. 30. Indianerschädel (Einzelaufnahme).

Die Schädel stammen aus einer präkolumbischen, der sog. Diaguita-Kultur, die vor etwa 1000 Jahren bestand. Die Nahrung der damaligen Bevölkerung bestand aus Mais, Fisch, Fleisch, Muscheln, Tang usw., wie sich aus den gefundenen Nahrungsresten ergab.

Folgerungen

Alle Völker aller Zeiten besitzen offenbar eine *Anlage zu gesunden Gebissen*, die sich bis ins hohe Alter halten. Die Ausbildung von Abkauflächen ist als normal anzusehen und bemerkenswert ist, daß sie trotz der mechanischen Verletzung der Schmelzschichten nicht zu lokaler Caries führen muß. Erst dann, *wenn zusätzliche Mängel* in der Zusammensetzung des Schmelzes oder in dem Milieu der Mundhöhle entstehen, bilden sich jene Voraussetzungen, die bei weiteren Schadensmöglichkeiten zum fortschreitenden Gebißverfall führen.

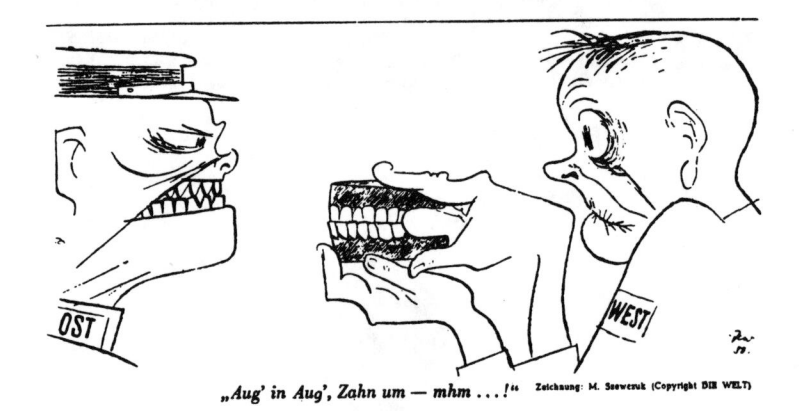

„Aug' in Aug', Zahn um — mhm ...!" Zeichnung: M. Szewczuk (Copyright DIE WELT)

Abb. 31

Man muß diesen Grundsatz der natürlichen Widerstandsfähigkeit des Gebisses zur Basis aller kritischen Bewertungen machen. Die von WIRZ kürzlich in dem „Informationsdienst" der Mitteilungen des Deutschen Gesundheitsdienstes ausgesprochene Behauptung, daß „einige cariöse Zähne kein Zeichen einer Allgemeinkrankheit seien", ist ein mißglückter Beruhigungsversuch und nicht als objektive wissenschaftliche Erkenntnis zu bewerten. *Bereits ein cariöser Zahn muß als Warnungssignal aufgefaßt werden,* daß Mangelzustände drohen.

Ich möchte dies mit der Bewertung bei Entwendung von Geld vergleichen: Diebstahl beginnt bereits bei Pfennigen und nicht erst bei 5.— DM!

Das markanteste, mir bisher bekannt gewordene Beispiel des Verfalls stammt aus Nordschweden: dort bekommen die Kinder bereits zur Konfirmation eine Zahnprothese geschenkt; welch sinnige Gabe für ein Volk, das an seine Zukunft zu glauben vorgibt.

Ich füge in diesem Zusammenhang eine Karikatur aus „Die Welt" Abb. 31, ein, in der die Gebisse des Ostens und des Westens gegenübergestellt werden. Leider ist diese Karikatur keine bloße Karikatur, sondern Realität. Wiederum treffen wir auf die eminente moderne Bedeutung einer politischen Hygiene.

Der Gebißverfall als Folge komplexer Ursachen

Aus den Tierversuchen hat sich, wie gesagt, ergeben, daß es wohl keine bisher bekannte Form einer Mangelernährung gibt, die sich nicht in irgendeiner Weise am Gebiß auswirken kann. HATTYASY faßt sein Urteil dahin zusammen, daß die Gebisse so lange gesund bleiben, wie die *landeseigentümliche Nahrung in naturnaher Form, ohne künstliche, denaturierende Zubereitungsmethoden genossen* wird. Wo aber die primitiven Völker beginnen, *weißes Mehl, Zucker, Süßigkeiten* zu sich zu nehmen, *beginnt der Mangel* und mit ihm der *Verfall.* Man hat daraus einen viel umstrittenen Beweis für eine Schädlichkeit dieser Feinprodukte führen wollen und ist dabei zweifellos oft über das Ziel hinausgeschossen. Es liegt bei diesen Produkten keine ausschließlich aktive Schädlichkeit vor, wohl aber eine *passive, ein Mangelzustand,* der sich beheben läßt, wenn man die Tatsache als solche nur erst zugeben wollte.

NYROP hat in seiner wichtigen Studie „Ernährung und Zahncaries" (1943) die vorliegenden Erfahrungen zu einem Ganzen zusammengefaßt:

„1. daß Zahncaries ein *ernährungsbedingtes Leiden* ist;
2. daß die Zahncaries nur entsteht, wenn die *Struktur des Zahnes verringerte Widerstandskraft* aufweist;
3. daß die Ursache, weshalb die Zahncaries sich jetzt den 100% nähert, in dem Umstand zu suchen ist, daß *vollwertige Ernährungsbestandteile* durch minderwertige ersetzt worden sind;
4. daß *Gluten der ausschlaggebende Faktor im Zahnbelag* ist;
5. daß dieser Belag nur schädlich ist, wenn der Zahn *schon vorher hypoplastisch* ist;
6. daß Zahnbelag mit einem wesentlichen Gehalt an Gluten, das das Anhaften bedingt, teils *säurebildenden Mikroorganismen Obdach gewährt*, so daß sie in Ruhe und Frieden Säure in einer dem hypoplastischen Zahn schädlichen Konzentration entwickeln können, teils diese Mikroorganismen mit der (für sie! der Verf.) richtigen Ernährung versorgt (Kohlehydrate);
7. daß eine von der schwangeren Mutter und von dem heranwachsenden Kind genossene *vollwertige Kost,* die eine kräftige Kautätigkeit verlangt, ein *gesundes* und *gut entwickeltes* Zahnorgan bei dem Kinde ergeben wird."

Es liegen ohne jeden Zweifel Befunde vor, nach denen Säurewirkung oder anatomische Abweichungen oder Bakterien bei der Entwicklung des Bildes der Caries mitwirken können, aber ebenso sicher ist auch, daß diese Experimente nicht 100%ig sind. *)

---
*) Zusatz bei der Korrektur:
 Untersuchungen, über die gesondert gemeinsam mit ESCHLER und PROELL berichtet werden wird, haben ergeben, daß bei Zuchtratten, die eine sogenannte „Normalkost" bekommen, trotz einwandfreier Gewichtskurven und ohne Symptome klassischer Avitaminosen, Störungen in der Mineralisierung der Zähne, insbesondere der Molaren, vorkommen können. Das „übliche

Die bisherigen Versuche sind viel zu einseitig auf *eine spezifische Ursache*, gleichviel welcher Natur, gerichtet und die Nebenwirkungen der Versuchsbedingungen, die ebenfalls vorliegen könnten, sind nicht genügend beachtet.

Mischfutter bestand aus Getreidekörnern, Milch, Brot, Kartoffeln, Rüben, Klee und Gemüseabfällen je nach Jahreszeit". Die Gewichtskurven sind wiedergegeben in der Arbeit von KÖLWEL-KIRSTEIN, BAYERLE und KATZENBERGER (Pathol. Institut München, Abb. 1). Lebensdauer der Ratten 2 Jahre, dann wurden die Ratten getötet. Während die sonstigen Organuntersuchungen von den angegebenen Autoren erfolgten, wurden Zähne und Kiefer durch uns untersucht.

Als vorläufige Zusammenfassung ist zu sagen, daß Gewichtskurven allein kein ausreichender Beweis für die Qualität einer Diät sind. Sie müssen durch umfassende histologische Untersuchungen, insbesondere der Knochen, Knorpel und Zähne, ergänzt werden. In der Unterlassung dieser Untersuchungen liegen die Ursachen für viele Fehler der einseitig physiologisch-chemisch orientierten Ernährungsforschung. Eine weitere Ergänzung der Qualitätsprüfungen der Nahrung ist aber die Ausdehnung der Versuche über 6—8 Generationen (nach POTTENGER), in denen Fruchtbarkeit, Verhalten der Nachkommen, Auftreten von Mißbildungen, Totgeburten, Gebiß- und Kieferschäden systematisch geprüft werden müssen. Es hat den Anschein, daß etwaige Mängel an Großmineralien, wie P, Ca, Mg, Na, K und Fe, sich bereits im Verlauf des Lebens des einzelnen Individuums bemerkbar machen, daß hingegen Fehlen von Spurenelementen, wie F, B, Co, Cu, As usw. sich erst in den folgenden Generationen auswirkt. Voraussetzung dafür, daß diese beiden Formen der Mineralstörungen — die individuelle und die generationsbedingte — sich auswirken können, ist die Anwesenheit der organischen Wirkstoffe, insbesondere von vollwertigem Eiweiß, da bei Mängeln seitens dieser organischen Bestandteile frühzeitig andersartige pathophysiologische Prozesse eintreten können, die die Mineralmängel zurücktreten lassen bzw. maskieren. Die einseitige physiologisch-chemische Ernährungslehre, wie sie heute seitens einiger Autoren für die Praxis als ausreichend angesehen wird, ist zu unvollkommen, als daß man ihr den Anspruch auf Allgemeingeltung zubilligen kann.

Zusätzlich zu diesen ungenügend erforschten Phänomenen kommen dann die Schädigungen durch nahrungsfremde chemische Stoffe, wie Konservierungsmittel, Antibiotica, Sulfonamide, künstliche Farbstoffe usw., deren wirkliche schädliche oder unschädliche Eigenschaften nur dann erkannt werden können, wenn die Methodik der Ernährungsforschung um die oben genannten Untersuchungsmethoden systematisch erweitert sein wird. Bis dahin kann man vor allen diesen Zusätzen nur warnen, sofern sie nicht aus anderen spezifischen Gründen (Infektionsgefahr, wirtschaftliche Zwangslagen und dergleichen) notwendig sind. Man wird aber nach besseren Verfahren zu suchen haben.

Wenn kürzlich CREMER in der schon oben erwähnten Arbeit erklärt: „Ohne Kohlehydrate keine Caries", so ist dies eine gefährlich verallgemeinernde Aussage, weil sie geeignet ist, die Existenz der großen Komplexe und die *Unschädlichkeit der gleichen Kohlehydrate bei vollwertiger, natürlicher Nahrung, z. B. in Form von Frischbrei aus Getreide,* zu negieren. Bei dieser „Naturkost" aber liegt die Möglichkeit einer umfassenden, alle Organe des Körpers betreffenden Vorbeugung.

Bezüglich der Entstehung der Zahncaries wird man zwei große Ursachengruppen beachten müssen:
1. Allgemeinschädigung durch unspezifischen Mangel,
2. Lokalschädigung durch spezifische Ursachen.

Experimentell liegen noch weite Gebiete unbearbeitet, z. B. die systematische *Anwendung der Isotopen.* Man kann diese zu den verschiedenen Mangeldiäten geben und ihre Wanderung verfolgen, man kann aber auch bei Vollkost die Isotopen geben, und sodann bei Hunger und Mangelkost den schrittweisen Verlust studieren. Wahrscheinlich werden sich nur auf diesen beiden Wegen wichtige Probleme, wie z. B. die Beziehungen des Kalks zum Fluor studieren lassen.

So wird man mit der Isotopenforschung ganz neue und grundlegende Einblicke in das organismische Geschehen und die Verteilerorganisation (im Sinne SPERANSKYS) gewinnen. Da nun die Zähne zwar für die Kaufunktion wichtig sind, aber schließlich infolge der nachgeschalteten Magen-Darm-Chemie auch notdürftig ersetzt werden können, und da auf ihnen stets ein starker mechanischer zum Verbrauch führender Druck liegt, kommt es anscheinend hier zu den *ersten Einbußen.* Diese Verluste werden bei vollwertiger Ernährung zwar alsbald wieder ausgeglichen, bei etwaigen Mängeln aber nur unvollkommen, und nun entstehen *minderwertig zusammengesetzte Gebilde,* die durch Zweitschäden, z. B. durch chemische Wirkungen von Säuren usw., zersetzt werden und dann eventuell als Vorstufe der Zahnfäule, der Caries, erkennbar sind.

B. Warum erkranken manche Lebewesen nicht?

So gelangen wir also zu der Einsicht, daß die einseitige heute übliche Fragestellung nach einer spezifischen Ursache von krankhaften Symptomen und Symptomengruppen eine Erschwerung der Forschung mit sich gebracht hat. Viel zu einseitig und voreingenommen ist man gewohnt, nach spezifischen Ursachen zu suchen und die unspezifischen Voraussetzungen nicht zu beachten. Erst wenn man *jedes Forschungsgebiet in zwei Fragen aufteilt:*
1. *Weshalb erkrankt ein Lebewesen?*
2. *Weshalb erkrankt trotz scheinbar gleicher Ursachen ein anderes Lebewesen nicht?*

dann bekommt man auch bei der Cariesforschung die Freiheit in der Fragestellung und Bearbeitung, die durch die heutige Voreingenommenheit gehemmt ist.

Hier möge zusammenfassend betont werden:

Das Cariesproblem ist nicht deshalb so wichtig, weil die Zähne verfallen. Dagegen kann man klinisch mit der modernen Prothetik usw. viel unternehmen. Es ist vielmehr *wichtig wegen seiner Ursachen*. Denn wenn *nahezu 100 % der zivilisierten Bevölkerung einen Gebißverfall aufweisen, müssen ebensoviele auch diesen schädigenden Ursachen unterworfen sein.* Es ist unwahrscheinlich, daß diese Ursachen sich lediglich auf das Gebiß auswirken, zumal dieses ein wichtiges Organsystem im Gesamtkörper ist, vielmehr ist anzunehmen, daß sich *vielfache andere krankhafte Veränderungen auf die gleichen Ursachen zurückführen lassen* werden. Deshalb ist von einer Aufklärung der wirklichen Ursachenkomplexe auch mit weitreichenden praktischen und theoretischen Folgerungen zu rechnen und deshalb ist der Kampf gegen diese — nicht tödlichen — Ursachen so wesentlich. Läßt sich eindeutig der Zusammenhang mit einer chemischen Denaturierung unserer Nahrung beweisen, so würde die *Folgerung sein, daß die*

Zivilisationskost denaturiert ist. Gerade diese Tatsache aber wird bestritten. Es ist aber mehr als wahrscheinlich, daß der *Gebißverfall ein Ausdruck einer allgemeinen chemischen Unordnung unserer Ernährungsbedingungen* ist, *ein Test größten Umfanges.*

Bei der Forschung wird man auch folgenden Umstand zu beachten haben: SERGIUS MORGULIS hat in der S. 138 erwähnten Monographie „Hunger und Unterernährung" (Berlin 1925, Springer) beschrieben, daß trotz starker Gewichts- und Größenabnahme der Hungerorgane einige lebenswichtige Organe sich sogar vergrößern können. Diese erhalten ihre Leistungsfähigkeit also auf Kosten der weniger lebenswichtigen Organe. Darin könnte ein allgemeines Gesetz liegen, das folgendermaßen als Arbeitshypothese zu formulieren wäre:

Auf dem Gesamtgebiet des Stoffwechsels besteht die Wahrscheinlichkeit, daß bei etwaigen Mangelzuständen in der Nahrung die lebenswichtigen Organe (Nervensystem, Herz, Hormondrüsen) ihren Bedarf zu Ungunsten der nicht lebenswichtigen Organe (Knochen, Zähne, Muskulatur, Sehnen usw.) decken können. Demnach müßten dann die weniger lebenswichtigen Organsysteme bevorzugt erkranken. Da das Skelett- und Zahn-System nun neben seinen bekannten Aufgaben zugleich eine Mineralreserve für das Individuum ist, läßt sich der Zahnverfall als erstes Warnungssignal eines geheimen Mangels definieren. Denn Krankheit, im ersten Stadium, ist als Ausdruck unvollkommenen physiologischen Geschehens: Warnung. Bei Nichtbeachtung, z. B. durch die zu unvollständigen physiologischen Forschungsmethoden, wird Krankheit zur Schuld.

Die Nutzlosigkeit einseitiger Maßnahmen

Es erübrigt sich eigentlich, an dieser Stelle auf die vielen Theorien und die auf ihnen gegründeten ebenso einseitigen

Vorbeugungsmaßnahmen einzugeben, da keine Einzelmaßnahme einen durchschlagenden Erfolg bringen kann. Nur ein Beispiel soll erwähnt werden. Seit längerer Zeit sieht man im *Fluormangel,* richtiger in dem „unrichtigen" Fluorgehalt des Trinkwassers, die Lösung des Rätsels. Und die Fluorierung spielt eine große Rolle namentlich in USA.

Bedenken gegen die Fluorisierung

In seiner Schrift „Die erneute Zunahme der Zahncaries" gibt PAZUREK 1951 folgende Berechnung wieder:

„Eine Trinkwasserfluorisierung ist bei uns auch geldlich nicht zu verwirklichen. Nach der Berechnung des Kollegen SCHMIDT in den Z. M. 1950, 23 würde sie sich pro Kopf der Bevölkerung in einem Jahr auf 0.30 DM belaufen. Für den Etat von Westberlin, das eine Bevölkerungszahl von 2 154 470 hat, würde die Trinkwasserfluorisierung demnach die Ausgabe von 646 341 DM bedeuten; das ist eine Summe, die den gesamten Schulzahnpflegeetat aller *zwölf* Westberliner Verwaltungsbezirke für das Etatsjahr 1950, der 453 410 DM betrug, noch um 192 931 DM übersteigt.

Auch die lokale Applikation, die in der Benetzung der Zahnoberflächen mit einer ½- bis 2%igen Na-Fluorlösung besteht, braucht als Allgemeinbehandlung m. E. gar nicht mehr diskutiert zu werden. Sie erfordert eine Behandlungszeit von etwa 10 Minuten je Kind, so daß in 1 Stunde 6 Kinder, an 1 Tage bei sechsstündiger Arbeitszeit 36 Kinder — ich erhöhe die Zahl auf 40 — und in 1 Woche 6mal 40 = 240 Kinder behandelt werden können. Da die Benetzungen 4mal hintereinander in Abständen von je 1 Woche wiederholt werden müssen, kann ein Schulzahnarzt in 4 Wochen also auch nur 240 Kinder und in 1 Jahr bei 40 Arbeitswochen nur 2400 Kinder behandeln. In der Berliner Schulzahnpflege werden aber 6000 Kinder in Ansatz gebracht, die ein hauptamtlicher Schulzahnarzt zu untersuchen, im allmählichen Aufbau zu sanieren und dann saniert zu erhalten hat; aber auch diese Zahl ist erst in einigen Berliner Verwaltungsbezirken verwirklicht."

Abgesehen also von den wahrscheinlich untragbaren Unkosten, die mit der Trinkwasserfluorisierung für uns verbunden sind, scheint die Fluoranwendung aber auch recht erhebliche Gefahren mit sich zu bringen.

GORDONOFF und MINDER stellten z. B. fest, daß die Propaganda zuerst von einem 100%igen, sodann von einem 60%igen, dann von einem 30%igen Schutz gesprochen hat. Hier kommen wir schon in den Bereich der biologischen Streubreite; wenn man mit 80 — 90 % Gebißverfall rechnet, bleiben nur 10 — 20 % für den beanspruchten Schutz übrig.

Die gleichen Autoren weisen aber auf die geringe Differenz zwischen der *therapeutischen* Dosis (1 mg/lit) und der *schädlichen* Dosis (1,6 mg/lit) hin. Unter Fluoreinfluß kommt es zu einer Herabsetzung der Kalkeinlagerung bzw. zu vermehrter Kalkausscheidung, womit die Gefahr „rachitisähnlicher" Störungen eintritt. Es dürften Beziehungen zu den Epithelkörperchen bestehen. Ferner nimmt die *Schilddrüse weniger Jod* auf, so daß eine *erhöhte Kropfgefahr* entstehen könnte. (s. HAUBOLD S. 99 ff). Man muß dabei beachten, daß infolge der Einschränkung der Tangverschwelungen in der Bretagne eine zunehmende Verarmung der europäischen Atmosphäre an Jod zu erwarten ist, was wiederum einen Einfluß auf die geistige Tätigkeit haben könnte.

Auch PRADER/Basel bezweifelt die ausschlaggebende Rolle des Fluors. Er fand im fluorreichen Gebiet um Vesuv und Ätna eine erhebliche Cariesanfälligkeit in den dort ansässigen Familien, hingegen im fluorarmen Gebiet des Nildeltas in Ägypten fast keine Caries. Nun ißt man in Italien das feine Weißbrot, und, wie mir kürzlich PELSHENKE nach seinem 1jährigen Aufenthalt in Ägypten mitteilte, und wie ich es im April 1957 selbst feststellen konnte, dort nach wie vor das aus frischem Schrot gebackene Fladenbrot, wie in alten Zeiten. So würden wir denn doch auf die organischen und anorganischen Spurenstoffe im Getreide kommen und in ihrem Mangel die wahrscheinlichste unspezifische Ursache der Cariesanfälligkeit erneut feststellen. Wahrscheinlich wirkt Fluor ganz anders, je nachdem, ob man Feinmehl oder Vollmehl ißt, bzw. sein Brot daraus herstellt. Eine besondere Schwierigkeit der Fluorfrage liegt darin, daß sie nicht nur eine rein wissenschaftlich-ärztliche Frage ist, sondern gleichzeitig eine geschäftliche genau wie die Poliomyelitis-Impfung.

Man muß auch beachten, daß die landläufigen Auffassungen vom Wesen der Rachitis als einfacher Folge des Vitamin-D-Mangels nicht ausreichen, um dem komplizierten, nur entwicklungsgeschichtlich verständlichen Prozeß des Gebißverfalls gerecht werden zu können.

Sicher ist, daß der Gebißverfall heute alle Bevölkerungskreise erfaßt hat und daß allein deshalb eine wirksame persönlich-ärztliche Prophylaxe undurchführbar ist. Es kann nicht genügend Zahnärzte für alle gefährdeten Kinder geben, und die Fluorisierung des Trinkwassers ist doch ein höchst unsicher begründetes Theorem.

Zur Aufklärung der Fragen wird man etwa so vorgehen können, daß man unter Verwendung der Isotopen Tiere vollwertig ernährt und sie sodann auf Mangeldiäten setzt, damit man den schrittweisen Verlust der Organe an Mineralien studieren kann.

Es scheint, um dies noch einmal zu betonen, so zu sein: Kalkmangel oder Störung der Relation Fluor : Kalk oder Fluor : Kalk : Phosphor schaffen nur eine Vorbedingung für die Entstehung entkalkter Zahnpartien. Diese sind dann weniger widerstandsfähig gegen Säuren, die im Munde durch Bakterien aus Kohlehydraten gebildet werden. Zugleich könnte eine Änderung der Mundflora eintreten. Schließlich entstehen die ersten cariösen Defekte, dringen tiefer, die Pulpa wird bedroht und damit ist der Zahn letzten Endes trotz der konservierenden Methoden meist verloren. Beachtenswert ist, daß bei der von mir gefundenen *Mesotrophiediät ein Rückgang der Alkaleszenz des Speichels* bei Ratten festgestellt werden konnte (von $p_H = 7,8$ auf etwa $7,2 - 7,4$), also eine erhöhte Anfälligkeit gegen Säuren. Hier ist ein weiterer Angriffspunkt für die Forschung.

Eine andere Reihe von Gebiß-Störungen kann sich entwickeln, wenn schwangere Frauen eine vitaminarme Ernährung bekommen. Es treten *Mißbildungen* auf. Diese können aber auch bei Kindern eintreten, wenn Mütter während der Schwangerschaft Infektionskrankheiten bekommen, z. B. Röteln, weil die Virusarten vielleicht lokal intrazelluläre Vitaminverluste herbeiführen können.

Ähnlich komplizierte Ursachen finden sich bei der Entstehung der Paradentose in ihren verschiedenen Formen. Bei der außerordentlich differenzierten und nur entwicklungsgeschichtlich verständlichen Entstehung der Knochen und Zähne, sowie deren Abhängigkeit von einzelnen Vitaminen, Mineralien und Hormonen für jede Teilphase des Werdens, sind wohl niemals Einzelursachen wirksam, sondern kombinierte Ursachen, die durch die Lebensgewohnheiten und Eßgewohnten der Menschen sich häufen.

Die früher vertretene Anschauung, daß Caries lediglich durch Bakterien hervorgerufen werde, ist angesichts der Bedeutung der Nahrungsfaktoren in dieser isolierten Form nicht aufrecht zu erhalten. Bakterien spielen nur eine zusätzliche Rolle.

Ausschlaggebend für ein gesundes Gebiß bis ins höchste Alter ist eine vollwertige naturgegebene Grundnahrung, vor allem für uns Vollgetreide als Brei und Vollkornbrot, die umso besser wirkt, wenn auch die früheren Generationen diese Kost genossen haben. Verhältnismäßig häufig sind Fälle, in denen trotz fehlerhafter Nahrung einzelne Familienmitglieder gesunde Gebisse behalten, andere aber erkranken. In den Fällen, die ich bisher verfolgen konnte, ließ sich wahrscheinlich machen, daß die Ernährung der Eltern und Großeltern sich bei den Kindern und Enkeln individuell verschieden auswirken konnte. Hier bedarf es noch eingehender Studien. Andererseits liegen viele Beobachtungen über rapiden Gebißverfall von Ukrainern und Russen bei Ernährung mit unserer üblichen Kost vor.

Es erübrigt sich hier, eine ausführliche Schilderung der Folgen des Gebißverfalls zu geben. Es genügt, auf die Entstehung von Intoxikationsherden hinzuweisen, den sog. Herderkrankungen in ihrer Gesamtheit, um die Gefahr zu kennzeichnen.

Insgesamt ist der Gebißverfall eine Zivilisationsseuche, die die Gesamtheit bedroht. Der Gebißverfall ist aber *nur ein Indikator für die allgemein gestörte Ordnung der Ernährung* und entwickelt sich wohl deshalb besonders schnell, weil infolge der starken Beanspruchung durch das Kauen ein besonders starker Verbrauch dieser Organe eintritt mit unvollkommenem Ersatz. Bei den übrigen Organen treten die Mangelfolgen wesentlich langsamer auf. Diese gesetzmäßigen zeitlichen Abhängigkeiten von Verbrauch und Ersatz zu studieren, ist eine der wichtigen Aufgaben der Ernährungsforschung.

Daß es vielen Kreisen nicht leicht fällt, diesen allzuoffenbaren Defekt unseres Lebens zuzugeben, daß man versucht, ihn zu bagatellisieren, ist zwar erklärlich, steht aber nicht in Einklang mit den beruflichen Pflichten. Immer wieder werden, namentlich von physiologischer Seite, Einwendungen gegen die Behauptung gemacht, daß grundsätzliche Fehler der Gesamternährung vorliegen sollen. Aber wollen wir nicht einmal prüfen, ob diese Einwendungen wirklich auf sicheren Fundamenten beruhen, so daß eine Bevölkerungspolitik großen Formates darauf gegründet sein kann? Das ist sehr unwahrscheinlich. Die hygienischen Forderungen sind höher zu stellen.

Es ist doch einleuchtend, daß die Behauptung, eine Ernährung sei vollkommen, sich nur auf langfristige, über Generationen sich erstreckende Versuche stützen kann und dies nicht nur bei Tieren, sondern auch bei Menschen aller Altersklassen, Berufe und Völker. Ähnlich der internationalen Organisation des Geophysikalischen Jahres zur Klimaforschung wird man die Gesundheitsforschung organisieren müssen. Das ist billiger und notwendiger als die Atomforschung: *Korn*forschung ist für die Gesundheit wichtiger als *Kern*forschung!

VI.

Verkehrsunfall und Verkehrstod als psychologischer Test

Von den seelischen Triebfedern beim Verhalten im Straßenverkehr

Wenn der Gebißverfall sich letzten Endes auf ein ausgebreitetes fehlerhaftes Denken gegenüber der Nahrung und Ernährung zurückführen läßt, so werden wir nun bei der folgenden Untersuchung der Ursachen des Verkehrstodes ebenfalls das fehlerhafte Denken und Fühlen der Menschen als letzte Ursache finden. Die Bekämpfung dieser von uns hervorgerufenen, man kann sagen, *erfundenen Seuche* kann nicht durch Verkehrsvorschriften und Verbote oder ähnliche amtliche Maßnahmen erfolgen, sondern muß am Zentralpunkt ansetzen, an der Denkweise der Einzelnen wie der der großen Menge der Menschen. Bei letzterer handelt es sich nach den Gesetzen der Massenpsychologie um primitive und einfache Reaktionen, denen ebenfalls nur mit entsprechenden Mitteln begegnet werden kann. Gewiß kann man gefährliche Kurven ausgleichen, kann Warnungsschilder aufstellen, man kann auch wie z. B. auf dem Ernährungsgebiet bestimmte sicher schädliche Methoden verbieten, kann die Herstellung beaufsichtigen, aber es kommt doch letzten Endes immer darauf an, die *Menschen dahin zu erziehen, daß sie bestimmte Dinge nicht tun, weil die Rücksichtnahme auf den Nächsten es verbietet.* Man kann nun einmal nicht alles verbieten, sondern ist auf die *schweigende Mitarbeit der Einzelnen und der Gesamtheit* angewiesen. *Versagen diese, dann hilft alles Verbieten nichts.*

Die heutige Industrie bietet in ihren Fahrzeugen eine Sicherheit, die kaum überboten werden kann. Wer die Fahrzeuge bezahlen kann, seien sie groß oder klein, setzt sich in den Besitz von Kräften, die weit die eigenen übersteigen. Sobald ein Fahrzeug mit oder ohne Führerschein erworben ist und der Käufer das Fahrzeug besteigt, gilt das Wort des Mephistopheles:

> „Wenn ich sechs Hengste zahlen kann,
> sind ihre Kräfte nicht die meine?
> Ich renne zu und bin ein rechter Mann,
> als hätt' ich vierundzwanzig Beine."

Das geistige Verhalten des Menschen zum Fahrzeug ist damit gekennzeichnet. Um hier zu den Anfängen der Maschinen-Technik zurückzukehren, gebe ich einige Daten aus einer ziemlich unbekannten griechischen Sage:

Der Menschheitsheros Prometheus, der unerlaubt das Feuer vom Himmel geholt hatte, wurde dafür im Auftrage des Zeus an den Felsen geschmiedet. Den Auftrag dazu bekam der Götterschmied Hephästos, der aber nicht selbst den Auftrag ausführte, sondern ihn durch zwei zu diesem Zweck von ihm geschaffene Dämonen ausführen ließ, durch *Kratos* und *Bia*, d. h. durch „Macht" und „Gewalttat". Diese mußten das Streben des Menschen zum Fortschritt verhindern im Auftrage neidischer Götter, die um ihre Stellung bangten. Und wir werden sehen, daß ein Teil der Menschheit auch heute stets der Gefahr unterliegt, Kratos und Bia, Macht und Gewalttat anzuwenden, um persönliche Wünsche und Pläne durchzusetzen, mit dem Ergebnis, daß sie das göttliche Streben in sich schädigen und damit sich selbst des Menschentums berauben.

Der Mythos der Maschine

Man kann den Komplex der ärztlich-technischen Fortschritte mit den Auswirkungen vergleichen, die die Erfindung der Maschinen überhaupt gehabt hat. Bekanntlich ist man durch die „eisernen Sklaven" zu der unerhörten Produktionssteigerung gelangt, die das letzte Jahrhundert eingeleitet hat. Es ist auch bekannt, daß bereits frühzeitig, bei Einführung der ersten Webstühle die Weber die ihnen drohende wirtschaftliche Gefahr erkannten und die Einführung bekämpften. Ich verweise auf GERHARD HAUPTMANNS „Weber".

Weniger bekannt ist, daß Zweifel an ihrer unbedingten Nützlichkeit sich auch sonst vielfach erhoben. So finde ich in dem Buch von ADOLF STAHR „Ein Jahr in Italien" (1845/46) folgende Erzählung:

„Bei der Einweihung der Eisenbahn nach Venedig hielt der Kardinalpatriarch statt einer Segens- eine Fluchrede: Diese rastlose sündhafte Erfindungslust des Menschengeistes, deren neueste Ausgeburt die Eisenwege und Dampfmaschinen sind, schmeicheln zwar dem menschlichen Hochmute und berücken den Eigennutz durch allerlei weltliche Vorteile. Aber sie eröffnen auch den Weg zur Untergrabung des alten Gehorsams, der alten Demut und des alten Glaubens". STAHR sagt dazu: „Der Mann könnte Recht haben". Und wir Heutigen müßten ihm jetzt nach 100 Jahren der sich ungestört in rasendem Tempo entwickelnden Technik grundsätzlich zustimmen, solange wir keinen Ausweg aus dem eingeleiteten technischen Chaos sehen. Denn aus dem verantwortungsbewußten Handwerker wurde der Arbeitsdiener, der die Maschinen „bedient". Die „eisernen Sklaven" wurden zu eisernen Robotern und zu den eigentlichen Herren — der Mensch aber als verantwortliches Einzelwesen verlor seinen Persönlichkeitswert, wurde zur Zahl, zur „Masse", unterschieden nur durch die Nummer der täglich zu lochenden Kennkarte. Die Erfinder schufen aber nicht nur Fabrikationsmaschinen zur Erleichterung der notwendigen Produktion, sondern auch viele Dinge, die vorher nicht bestanden und nun propagiert werden mußten, vor allem aber schufen sie die modernen Kriegsmaschinen, deren vollkommenste ein modernes mit diesen Waffen ausgerüstetes

Heer darstellen kann, „um die ohnedies so knapp gemessene Spanne des Daseins noch mehr zu verkürzen" (STAHR).

Bezüglich Wachstum und Zellersatz im gesunden Organismus herrscht zwar ein gewisses Überangebot von Anbaustoffen, dessen Einsatz wird aber erst durch die Intensität des Verbrauchs geregelt. Das geht aus meiner Wachstumsanalyse der Röhrenknochen eindeutig hervor.*) Die heutige auffallende Längenzunahme junger Menschen könnte demnach ohne Erhöhung des Angebots an Anbaustoffen bereits durch den gesteigerten Verbrauch erklärt werden.

Im unbiologischen Wirtschaftsleben ist dagegen die Produktion weit größer als der durchschnittliche Verbrauch. Um das Zuviel an Produktion trotzdem abzusetzen, hat man die Propaganda mit allen ihren Finessen der Tiefenpsychologie usw. entwickelt, durch die der Mensch selbst zu einer gesteuerten und gelenkten „Maschine" wird. (Siehe Referat KARL KORN: „Der manipulierte Mensch" über VANCE PACKARD: "The hidden Persuaders", Frankf. Allg. Zeitung, 10. August 1957.)

Sind wir durch diese Erfindungen glücklicher oder gesünder geworden, oder hat sich nur das an sich schon gefährliche Experiment des Lebens ausgedehnt bis über die Grenze des körperlich und seelisch Erträglichen? Neben den Vorteilen sind zweifellos gewaltige Nachteile entstanden, so z. B. wenn der Mensch von heute immer weniger geht und wandert, sich überhaupt weniger körperlich bewegt. Man sagt zwar „ich fahre" oder „ich fliege", in Wirklichkeit *wird man gefahren oder geflogen, rein passiv fortbewegt.*

Den Höhepunkt der technischen Entwicklung scheinen die Kriegsmaschinen zu bilden obwohl seit langem der Ausspruch eines französischen Moralisten bekannt ist: „Das Waffenhandwerk schafft weniger Besitz als es zerstört" (VAUVENARGUES). Man konnte früher in den Kriegen noch eine Art

---

*) s. KOLLATH: Vollwert der Nahrung, Abb. 1—5 und Text, S. 15 ff.

„natürlicher Regelung" zur Beseitigung eines Bevölkerungsüberschusses sehen, der aber auch ebenso sinnlos gewesen wäre, wie die regelnde Kraft der Seuchen, weil in Kriegen gerade die Besten, Gesündesten und Stärksten zu fallen pflegten, solange zugleich die Initiatoren von Kriegen selbst als Führer in vorderster Reihe kämpften (Troja!). Über diese „primitive" Kriegsform ist man seit der Antike längst hinausgegangen. Immer mehr wurden Söldner eingesetzt, Menschen, die an der Entstehung des Krieges nicht die geringste Schuld hatten, aber ihr Leben verkauften, immer mehr Menschen wurden schuldlos vernichtet, bis es endlich mit den modernen Waffen möglich geworden ist, in Gestalt des „totalen Krieges" Mütter, Kinder, Greise und Kranke neben der kämpfenden Truppe auszurotten. So wurde der Krieg langsam zum organisierten Massenselbstmord, d. h. noch sinnloser, als er jemals früher war.

Zu allen diesen neu erfundenen Schadenswirkungen der Technik, der Seuchenbekämpfung, der Kriegsführung müssen wir eine neue fruchtbarere Einstellung suchen und finden. Wir können diese Entwicklung nicht mehr rückgängig machen, könnten sie aber vernünftiger handhaben. LICHTENBERG hat schon in seinen Aphorismen von einem Staat erzählt, in dem die Kriege dadurch ausgerottet wurden, daß bei Beginn der Feindseligkeiten unter das von außen durch Fenster stets zu betrachtende Arbeitszimmer der verantwortlichen Staatsleiter ein Pulverfaß gelegt wurde, dessen Zündschnur ins Freie führte und von jedermann angezündet werden konnte.

Der Vergleich des Verkehrstodes mit dem Kriege ist durchaus nicht so abwegig, wie der Leser dies zuerst denken wird. Handelt es sich doch bei dem *Massenverkehr unserer Zeit* nicht nur um *chronische Völkerwanderungen,* sondern vor allem um einen *in Permanenz erklärten „Straßenkampf".* Und hier haben wir einzusetzen, wenn wir den Zugang zu dem Verkehrsmassentod unserer Zeit suchen. Die Straßen sind unsicherer geworden als im Mittelalter: Geld oder Leben?, nein, meist Beides! Grund genug, nicht nur die Tatsachen festzustellen, sondern durch Kenntnis der Ursachen die Schäden zu verringern. Früher konnte man die Raubritter ausrotten, und heute? Betrachten wir die Erscheinungen vom ärztlichen Standpunkt aus; dazu gehört, daß man auch die getroffenen Maßnahmen auf ihre Zweckmäßigkeit untersucht. Es ist heute nicht möglich, daß man sich durch gemeinsames Fahren oder durch ein Geleit die gewünschte Sicherheit geben kann. Denn der Verkehrstod ist ein Tod, dem unsere Gewohnheiten nicht gewachsen sind. Er ist ein Zeitraffertod: wer 100 km Geschwindigkeit hat, legt in der Sekunde 30 m zurück, in der Minute 1,8 km, wozu er zu Fuß 20—25 Minuten brauchte. Der Unfallplatz ist in diesem Raum auf wenige Meter zusammengezogen, die biologischen Ordnungen sind zerbrochen.

Angesichts dieser Sachlage ist das Problem im Einzelfall niemals allein auf eine „Schuld" des Individuums zurückzuführen, muß vielmehr in dem Gesamtumfange analysiert werden.

Die sog. Verkehrsteilnehmer

Der *Fußgänger* stellt die höchste Form dar: er kann sich auf allen Straßen, bei jeder Steigung und bei jedem Gefälle bewegen. Er kann durch den Wald gehen, Berge ersteigen und kann sich jederzeit, wenn er müde ist oder wenn es ihm besonders gut gefällt und er Zeit hat, — hinsetzen und ruhen. Er „geht" und deshalb kann er auch sagen: „Es *geht* mir gut" oder „je vais bien", was noch treffender, persönlicher ist, als im Deutschen. Bereits diese beiden so verschiedenen Ausdrucksweisen zeigen den großen Unterschied zwischen dem Deutschen und dem Franzosen. Im Deutschen ist man schon unpersönlich, im Französischen bleibt man das Individuum, der einzelne Mensch.

Der *Wanderer* kehrt nicht notwendigerweise am gleichen Tage nach Hause zurück, sondern erwandert, erweitert (von Weite!) seinen Lebensraum. Er kann alles genau studieren, soweit sein normalsichtiges Auge reicht, er kann aus der Quelle trinken, kann reife Beeren pflücken oder Proviant mitgenommen haben oder bei „Fremden" einkehren, die ihn gastlich oder ungastlich aufnehmen können. Im letzteren Fall geht er besser bald weiter. Aus dem Ur-Wanderer, dem Nomaden, wurden die Siedler, die neue Gegenden *urbar* machten, ein merkwürdiger Ausdruck: indem sie das unbearbeitete Gelände für ihre Lebensmöglichkeit verwendbar machten, stellten sie einen Ur-Zustand wieder her.

Der *Lastenträger* war der Ausbreiter von Stoffen, die an andern Stellen gebraucht wurden. Er ist der erste *Händler* und der erste *Eroberer*.

Der Europäer mag denken, daß diese Gattung Mensch doch nur vorübergehend bestehen konnte. Aber wir dürfen nicht vergessen, daß die Indianer die riesigen Kontinente Amerikas ohne Rad und Wagen vom Norden bis zum Süden besiedelt und später erobert haben. Sie fanden als einzige Hilfe das Tragtier, das zähmbare Lama. Die vielleicht größte menschliche Kultur, die jemals entstand, wurde die Inka-Kultur, deren Leistungen wir erst jetzt langsam kennen und bewundern lernen und deren Tradition bewußt von den Ausbreitern der abendländischen Religion, den spanischen und portugiesischen Eroberern vernichtet wurde. Die Urkunden wurden verbrannt. Nur Weniges können wir erst jetzt in den spärlichen Resten entziffern. Unendlich viel liegt wohl noch in den Urwäldern Amerikas, überwuchert von Pflanzen.

Die Erfindung des „Tragmenschen" — des Sklaven oder des Kriegsgefangenen — dürfte überall frühzeitig erfolgt sein, die Erfindung des Rades blieb den alten Kontinenten Asien, Afrika und Europa vorbehalten. *Ixion* wurde von den Griechengöttern aufs Rad geflochten, *Prometheus* aber brachte den Menschen das Feuer und leitete damit die Technik ein.

Die *Karre* und der *Wagen*, das einspurige und das zweispurige Transportmittel bringen den Fort-Schritt, die Sprache bleibt immer noch beim Schreiten, übernimmt nicht das Fahren als Kennzeichnung des neuen Lebensstandards.

Straßen gab es anfangs nicht. Sie wurden erst möglich, als größere Gemeinschaften und Staaten einen bequemeren Austausch notwendig machten. Wir finden den großartigen Straßenbau der Inkas und der Römer, wir finden die Beschleunigung durch Auswechseln der Ermüdeten im Stafettenverkehr. Es beginnt der Verkehr.

Der moderne Verkehr ist von diesen bewährten Formen mehr und mehr abgegangen und aus ihm ist ein Zustand entstanden, in dem mehr und mehr Bedingungen herrschen, in denen es zu einem immer größeren Mißverhältnis zwischen den Verhaltensmöglichkeiten des Individuums und den Verfahrensnotwendigkeiten der Verkehrsmassen kam. Die Masse beginnt, ihre Forderungen gegenüber dem Individuum zu stellen, das Individuum fügt sich oder fügt sich nicht. Wir haben die psychologischen Grundlagen des modernen Verkehrschaos, in dem die Gesetze der Massenpsychologie vor den Möglichkeiten der Individualpsychologie herrschen. Wir sprechen von Verkehrsbestimmungen, d. h. von obrigkeitlicher Ordnung, nicht von einer automatischen biologischen Selbstordnung. Es ist kein Wunder, daß aus dieser Differenz zwischen Individuum und Masse bisher kein Weg hinausführte, sondern daß der moderne Verkehr jedes Jahr so viele Opfer fordert, wie in früheren Zeiten ein durchschnittlicher Krieg. Der oben erwähnte Straßenkampf hat eingesetzt. Kann er geregelt werden oder wird er sich von selbst totlaufen, wird er an seiner eigenen Unnatur aufhören? Das ist eigentlich die Problemstellung.

Auch der Kleinstkraftfahrer ist nicht mehr „Verkehrsteilnehmer", sondern *„Verkehrsunternehmer"*, denn er ist ja durch den Benzinverbrauch unmittelbar am wirtschaftlichen Umsatz beteiligt und sein Gewinn soll in zeitlicher Verkürzung des Anmarschweges zum Arbeitsplatz oder in verbesserter Freizeitgestaltung oder in ähnlichen erfüllbaren Wünschen bestehen. Das, was den Verkehrsunternehmer von dem echten Unternehmer trennt, ist der Umstand, daß der *echte Unternehmer bereit ist, das gesamte Risiko seines Unternehmens zu tragen, während der Verkehrsunternehmer dies Risiko auf die Versicherung überträgt oder die übrigen Verkehrsunternehmer damit anteilig belastet.* Durch den Fortfall des Risikos entsteht der *Fortfall der inneren Begrenzung,* der von innen heraus erfolgenden Selbst-Steuerung des Fahrzeugführers. Das Risiko tragen andere, und er nur insofern, als er im günstigen wie im ungünstigen Fall „nur" sein und seiner Mitfahrer, aber auch der anderen Fahrer oder Fußgänger Leben riskiert, vom Materialschaden ganz zu schweigen. So *entsteht zwangsläufig eine Tendenz zur Willkür,* die sich hinter einer kaum noch beachteten Einhaltung der Verkehrsvorschriften nicht mehr verbergen kann.

Man kann die Zunahme des Verkehrsunfalls in allen Ländern feststellen, wenn auch die Häufigkeit und die Ursachen mit der Verschiedenheit der Völker schwanken. Man sagt: Der Engländer fährt schnell, aber vorsichtig, der Italiener benutzt die Straße als Rennbahn, der Franzose fährt ohne Regel, völlig individuell, der Deutsche fährt, wie wenn ihm die Straße gehöre — die Denkweise ist also verschieden, das Resultat das Gleiche: la mort.

Statistische Daten aus verschiedenen Ländern

Aus meiner Sammlung von Zeitungsnachrichten gebe ich eine kleine Zusammenstellung:

Badische Zeitung, 9. 8. 55: *Die Unfallkurve steigt weiter.*
Im ersten halben Jahr 4747 Todesopfer des Verkehrs. Die Zahl der Toten hat sich um 0,1%, die der Verletzten um 7.9% erhöht, der Sachschaden um 27% zugenommen.

Glarner Nachrichten, 17. 5. 55: Beherrschung und Disziplin im Straßenverkehr: Letztes Jahr wurden bei 43 000 Verkehrsunfällen 956 Personen getötet. Fast jeden Tag starben 3 Menschen auf unseren Straßen und gegen 73 werden als Verletzte weggetragen. Dieser Zustand wird unhaltbar... Würden wir uns vorsichtig und diszipliniert benehmen, dann könnten viele Unfälle und damit viel Leid und viel Schaden vermieden werden...

Bundesrat Dr. M. FELDMANN, Vorsteher des Eidgenössischen Justiz- und Polizeidepartementes.

Rio de Janeiro: Verkehrsunfälle sind das ewige Sorgenproblem (Dez. 1952). Infolge der Rücksichtslosigkeit und unglaublich schnellen Fahrweise kommen auf den Tag 1,3 Tote und 1,49 Verletzte. In 57% der Unfälle flohen die Chauffeure, in 36% wurden sie an Ort und Stelle festgenommen, und nur in 7% kümmerten sie sich um ihre Opfer. Die Art der Rechtspflege spielt dabei mit: der Verhaftete, auch wenn unschuldig, sitzt wochenlang im Gefängnis und verliert sein Einkommen; wer sich nach geglückter Flucht am nächsten Tag bei einem Anwalt meldet, bleibt in Freiheit, bis der Prozeß stattfindet.

„Amerikas unheimlichster Rekord: Der Verkehr fordert in einem Jahr mehr Tote als drei Jahre Korea-Krieg

W. W. New York, im Januar 1954. Die Todesziffer der Autounfälle in Amerika für das vergangene Jahr: 38 000 Opfer. *Amerika hat damit auf seinen Landstraßen mehr Opfer zu beklagen als im ganzen Korea-Krieg.* Die Zahl der Toten und Vermißten der amerikanischen Streitkräfte vom Sommer 1950 bis zum Waffenstillsand im Sommer 1953 beträgt rund 31 600 Mann. In der gleichen Zeitspanne forderte der Verkehr 110 000 Tote. Die Todesursache „Auto" hat die Tuberkulose in den Schatten gestellt. Nur Herzkrankheit und Krebs verlangen noch mehr Leben als das Auto.

Eine stimmgewaltige Vorbeugungspropaganda ist angelaufen. Sämtliche Rundfunkstationen unterbrachen immer wieder ihr Programm, um die Autofahrer zu warnen. Einer der größten Alkoholkonzerne des Landes brachte ein ganzseitiges Inserat, in dem gesagt wurde: Wir, die wir den populärsten Whisky Amerikas produzieren, fordern: Der letzte Trunk vor dem Nachhausefahren muß ein Kaffee sein!

Es sind heute rund 45 Millionen Autos auf den Straßen Amerikas. Tatsächlich ist das Verhältnis zwischen gefahrenen Kilometern und Unfällen bereits günstiger geworden, denn es wird geschätzt, daß alle diese Fahrzeuge zusammen im vergangenen Jahr den Rekord von einer Billion 500 Milliarden Kilometer zurückgelegt haben."

England: 1952 wurden 4705 Tote und 50371 ernstlich Verletzte festgestellt, aber diese Zahl war doch geringer als im Vorjahr, trotzdem sich die Zahl der Fahrzeuge um 5% vermehrt hatte. Die dortigen Vorbeugungsverfahren scheinen vorbildlich und wirksam. (Frankf. Allg. Ztg., Korrespondent Dr. STERN-RUBARTH).

Deutschland: 326000 Opfer im Jahr 1954, so viel wie die Einwohnerzahl einer Großstadt wie Bochum. Die Rechtsprechung ist machtlos, da sie nicht auf die Gesamtheit der „Verkehrsunternehmer" einwirken kann.

Tabelle 11

Land	Zahl der Toten	Zahl d. Toten pro 10000 Fahrzeuge
Neuseeland	269	5,6
USA	36996	7,2
Kanada	2662	9,3
Südafrika	652	9,9
Norwegen	166	10,6
Großbritannien	5028	11,6*
Frankreich	8500	12,1
Australien	2112	12,6
Mexiko	392	13,6
Schweden	961	14,1
Österreich	383	14,3
Dänemark	395	15,5
Italien	5280	15,6*
Holland	944	17,5
Belgien	1141	17,8
Schweiz	956	20,0*
Bundesrepublik	12000	26,0*
Spanien	375	29,1
Finnland	313	31,9
Japan	3388	70,0
Ägypten	1505	158,6

* Ergebnisse 1954; übrige Länder 1951.

Aus dem „Industriekurier 1955" entnehme ich folgende Zusammenstellung:

„Eine unrühmliche Statistik: Rs — Nach der deutschen September-Statistik hatten wir täglich (im Durchschnitt) 43 Tote im Verkehr zu verzeichnen. Ein trauriges Ergebnis — und keine Anzeichen, wie hier Wandel geschaffen werden soll!

Die Statistik, die Giovanni Conestrini in der italienischen Sportzeitung „Gazzetta dello Sport" über die Todesopfer des Straßenverkehrs veröffentlicht hat, zeigt, daß sich die Bundesrepublik — traurigerweise — in der Spitzengruppe und unter den größeren Nationen sogar an der Spitze der Länder mit der größten Zahl der Verkehrstoten befindet (vgl. Tab. 11).

Wenn auch die Ergebnisse der Statistik von 1951 nicht gut mit denen von 1954 verglichen werden können, weil jedes Jahr einen kräftigen Aufschwung in der Zulassung von Kraftfahrzeugen und damit auch der Unfallmöglichkeiten gebracht hat, so sind doch die Unterschiede von Land zu Land interessant."

Die große Statistik kann uns über die Ursachen aber keine Auskunft geben; dazu bedarf es der *Analyse des Einzel-Unfalls*. Einen anderen Weg kann der Arzt nicht gehen.

Einzelunfälle

Die ganze Problematik ist enthalten in dem bekannten Gedicht von Christian Morgenstern

Die unmögliche Tatsache!

Palmström, etwas schon an Jahren,
wird an einer Straßenbeuge
und von einem Kraftfahrzeuge
überfahren.

„Wie war (sprach er, sich erhebend
und entschlossen weiterlebend)
„möglich wie dies Unglück, ja —
daß es überhaupt geschah?

Ist die Staatskunst anzuklagen
in bezug auf Kraftfahrwagen?
Gab die Polizeivorschrift
hier dem Fahrer freie Trift?

Oder war vielmehr verboten,
hier Lebendige zu Toten
umzuwandeln, — kurz und schlicht:
Durfte hier der Kutscher nicht — ?"

Eingehüllt in feuchte Tücher,
prüft er die Gesetzesbücher
und ist alsobald im klaren:
Wagen durften dort nicht fahren!

Und er kommt zu dem Ergebnis:
Nur ein Traum war das Erlebnis.
Weil, so schließt er messerscharf,
nicht sein *kann*, was nicht sein *darf*.

Wir wollen dieses Gedicht ernsthaft analysieren: Der *alternde Mensch*, der noch *nicht verkehrsgewandt* ist, wird überfahren. In dem festen Glauben an die staatliche und polizeiliche Ordnung studiert er, ob er vielleicht selbst schuld gehabt hat oder ob Autos dort nicht fahren durften. Beruhigt stellt er fest: Seitens des Staates ist alles getan — folglich kann der Unfall nicht stattgefunden haben.

Der Mensch ist offenbar ungeschützt den anderen Verkehrsunternehmern anheimgegeben. Hier stimmt doch etwas nicht.

Ich gebe einen anderen, viel früheren, zeitgenössischen Bericht aus Paris:

Ein Verkehrsunfall am 19. April 1906: der Tod von PIERRE CURIE.
„Seit einigen Augenblicken schreitet ein Mann auf dem Asphalt hinter einer geschlossenen Droschke her, die langsam dem Pont Neuf zustrebt. An der Kreuzung der Straße und des Quais ist der Lärm noch größer. Ein schwerer, zweispänniger Lastwagen, der von der Brücke herkommt, biegt im Trab in die Rue Dauphiné ein.

PIERRE, der die Fahrbahn kreuzen will, um den gegenüberliegenden Bürgersteig zu erreichen, verläßt mit der Plötzlichkeit eines zerstreuten Menschen den Schutz der Droschke, die ihm den Ausblick versperrt, und macht ein paar Schritte nach links, prallt aber mit einem der Pferde des von der anderen Seite kommenden Lastwagens zusammen. Mit einer ungeschickten Handbewegung sucht PIERRE an dem Brustriemen des Pferdes Halt, das Tier bäumt sich, und PIERRE gleitet auf dem nassen Asphalt aus.

Alles schreit entsetzt auf, denn er ist unter die Hufe gefallen. „Anhalten! — Anhalten!" ruft man dem Kutscher zu, der sofort in die Zügel reißt, leider aber die schweren Gäule nicht gleich zum Stehen bringt. PIERRE liegt da, er lebt, ist unverletzt. Er hat nicht aufgeschrieen, sich kaum bewegt. Die Pferdehufe und die Vorderräder des Wagens sind vorüber, ohne ihn auch nur gestreift zu haben — noch ist ein Wunder möglich. Doch die riesige Last rollt durch ihr Eigengewicht von sechs Tonnen noch einige Meter weiter. Das linke Hinterrad stößt an ein verhältnismäßig kleines Hindernis, den Kopf eines Menschen, und zermalmt es. Die Schädeldecke platzt, eine rötliche, zähe Masse quillt hervor, das Gehirn von PIERRE CURIE — dem Entdecker des Radiums.

Polizisten heben den noch warmen Körper, in dem das Leben blitzschnell erloschen ist, auf. Sie rufen mehrere Droschken an, aber die Kutscher weigern sich, die schmutz- und blutbedeckte Leiche fortzufahren..."

Ein Ereignis, damals selten, — heute eine Alltäglichkeit.

(Aus EVE CURIE, Madame Curie)

Eine besondere, dem nachdenklichen Menschen eigentümliche Ursache hat den Tod von CURIE *herbeigeführt: die geistige Versunkenheit in seine Innenwelt. Der Fußgänger als Ursache der Verkehrsunfälle ist auch heute das wichtigste Problem und wird es bleiben.*

Drittes Beispiel: moderne Jugend. Auf dem Fußboden im Zimmer spielen der 6jährige Bruder und die 1½jährige Schwester „Verkehr", indem sie umeinander kriechen. Plötzlich schreit der ältere Bruder die kleine Schwester an: „Mensch, du gehst ja falsch in die Kurve, das kann dein Tod sein!"

Eine neue Jugend mit andern Begriffen wächst heran. Lassen wir sie heranwachsen, sorgen wir aber dafür, daß sie in ihre Zeit passen wird. Angesichts eines solchen kleinen Ereignisses muß man seinen den Erwachsenen gegenüber gerechtfertigten Pessimismus erheblich mildern.

Betriebsunfälle als Vergleich

Diese Zahlen der Verkehrsunfälle sollen verglichen werden mit den eigentlichen *Betriebsunfällen* (Frankfurter Allgemeine Zeitung):

„Im Jahre 1952 haben sich 7200 tödliche Betriebsunfälle in der Bundesrepublik ereignet. Wie das Bundesinstitut für Arbeitsschutz in Soest am Dienstag mitteilte, ereigneten sich davon 6100 in den Betrieben, während sich der Rest auf Unfälle auf dem Wege vom oder zum Arbeitsplatz bezieht. Rund zwei Milliarden Mark gehen der deutschen Volkswirtschaft jährlich durch Renten, Krankengelder und sonstige Unfallversicherungsgelder, die für verunglückte Arbeitnehmer gezahlt werden müssen, verloren".

„Das Bundesinstitut weist darauf hin, daß nach seinen Ermittlungen über *zwei Drittel aller Betriebsunfälle durch die Beschäftigten verursacht werden.* Nur ein Drittel der Betriebsunfälle sei auf Mängel des Betriebes oder der Sicherheitseinrichtungen zurückzuführen. Dieses beunruhigende Ergebnis zeige, daß es nicht genüge, in den Betrieben nur die sachlichen Gefahrenquellen zu beseitigen und gelegentlich einmal Unfallverhütungsplakate auszuhängen."

Die Verkehrsunfälle in der Sicht des Chirurgen

(nach K. H. Bauer)

In der Frankf. Allg. Ztg. vom 9. 7. 1954 findet sich ein langer Aufsatz, in dem das Problem umfangreich erörtert wird.

1953 gab es in Westdeutschland 297 916 Verkehrsverletzte, die in chirurgische Behandlung kamen, also 816 pro Tag. „Bei einer durchschnittlich 30tägigen Behandlungsdauer würden 53 chirurgische Kliniken zu je 200 Betten erforderlich sein, um ihre Behandlung zu gewährleisten".

Die Unfallzahlen nehmen stärker zu als die Zahlen der Kraftfahrzeuge; das wäre zu vermeiden.

Da immer die Tendenz besteht, die veröffentlichten Unfallzahlen niedrig zu halten, sind die tatsächlichen Zahlen, die auch die sog. nicht entschädigungspflichtigen Bagatellfälle umfassen, wahrscheinlich viel höher. Gewiß gibt es erhebliche Veränderungen, wenn man die Bagatellfälle ausschließt, aber schließlich liegt *auch hinter diesen leichtesten Fällen die gleiche seelische Grundursache* und es ist nur ein Zufall, ob der Unfall leichtester Art war oder den Tod zur Folge hatte. Wir wollen ja hier die Ursachen erforschen.

Die *Geschwindigkeit* nennt K. H. BAUER mit Recht als den eigentlichen Ursachenkomplex, also gehören hierher auch jene Ursachen, die zu den hohen Geschwindigkeiten führen. Und da kommen wir wieder zu den *Charaktereigenschaften des Fahrers oder Verkehrsteilnehmers.*

Man kann auch sagen, daß der Mensch „überfordert" sei, u. zw. mit seiner Geschwindigkeit, seiner Stoppstrecke ist er physiologisch überfordert. Er kann nicht nach allen Seiten sehen. Man darf auch nicht vergessen, daß viele Menschen, sowohl Fahrer wie Fußgänger, an *Föhntagen* *) gefährdet sind, weil ihre Reaktionsfähigkeit herabgesetzt ist. Mit den Radiomeldungen über den Straßenzustand wären solche Wetterwarnungen sehr zweckmäßig.

Die Polizei steht auf dem Standpunkt, Verkehrssünder Nr. 1 ist der einzelne Mensch, als ob es keinen Rutschasphalt, kein Kopfsteinpflaster, keine unübersichtlichen Kreuzungen usw. gebe. K. H. BAUER stellt fest, daß die niedrigste Quote Wuppertal mit 5,4 und Remscheid mit 5,7 Verkehrsunfällen aufweist, die höchste aber Freiburg, Mannheim, Frankfurt-Main, Heidelberg, letzteres mit 17,2. BAUER stellt die Frage, ob nicht *Verkehrssünder Nr. 2* die Polizei sei, im weitesten Sinne des Wortes: die *Straßenbaupolizei,* die Aufsichtsbehörden, die städtebauliche Planung, *die Gesetzgeber* usw.

Persönliche Schutzmaßnahmen (Schutzhelm, Gurte), Generalbereinigung der Kreuzungen, Schaffung von Kurven (Steuermittel!) und Wiedereinführung der Geschwindigkeitsbegrenzung sind erforderlich. Die Aufhebung der Begrenzung führte zu einer Zunahme von 2000 Toten von 1952 auf 1953!

---

*) Eine Untersuchung über Unfalldichte in den Hauptföhngebieten gegenüber föhnarmen Gebieten ist mir nicht bekannt geworden.

Die Ursachen des Verkehrstodes und der -unfälle

Der Arzt, dessen Wirken, statistisch gesehen, durch den modernen Verkehr beeinträchtigt wird, muß sich mit diesem neuartigen Problem weit mehr befassen, als bisher. Er muß studieren, ob er irgendwie in der Lage sein könnte, die hemmenden Wirkungen aufzuheben und mitzuwirken an einer allgemeinen Besserung, damit die Divergenzen zwischen dem Verkehr und der physiologischen und psychologischen Leistungsfähigkeit geringer werden.

Am besten wird man heute über die Verkehrsunfälle durch die Berichte in den Tageszeitungen orientiert, wenn sie auch immer nur lokale Ereignisse wiedergeben. Das Publikum wird dadurch immer wieder auf den Ernst der Lage verwiesen, sollte aber noch stärker darauf aufmerksam gemacht werden. Auf Grund des sog. Verkehrsanalysators der Hamburger Verkehrspolizei, zum Teil nach Unterlagen des Wiesbadener Statistischen Bundesamts hat die Illustrierte Wochenschrift „Der Stern" 1954 einen bebilderten Bericht gebracht, dessen Zahlenwerte ich hierunter zusammenstelle:

Die absoluten Zahlen sind so groß, daß sie unsere ärztlichen Erfolge auf statistischem Gebiet illusorisch machen, das entspricht der Abb. 4 im statistischen Teil der Ausführungen.

Am meisten gefährdet sind alte Leute, junge Leute aber sind am gefährlichsten: denn Radfahrer zwischen 20 und 30 Jahren machen 32% der Unfallschuldigen aus.

In Städten sind Fußgänger mit 41% und Radfahrer mit 17%, zusammen also 58% die Unfallschuldigen. Verkehrsschulen, wie z. B. in Stuttgart, könnten bessern, wenn sie von allen Gemeinden eingerichtet werden. Werden durch diese Kategorien der Verkehrsteilnehmer Autounfälle hervorgerufen, so sind die Autofahrer meist auch wirtschaftlich geschädigt, weil die Schuldigen nicht haftpflichtversichert sind.

Die nicht ausgebildeten Verkehrsteilnehmer sind also die „Hauptschuldigen", eine sehr verzwickte Situation. Was hilft alle Ausbildung, wenn andere sie illusorisch machen? Man sollte vielleicht doch den Fußgängern und den Radfahrern ein größeres Recht auf der Straße schaffen, wie z. B. besondere Radfahrwege.

Die Unfallursachen und die Hauptschuldigen

Für 4 Kategorien von Verkehrsteilnehmern wurden 6 Hauptursachen berechnet*). Durch *Nichtbeachtung* von je 3 Ursachen unterteilen die Kategorien sich in zwei Gruppen:
Radfahrer verstoßen am häufigsten gegen Vorfahrt, Einbiegen und Beleuchtung. Leichtsinn, „es wird gerade noch gehen", und Nachlässigkeit dürften die Hauptursachen sein, also mangelnde Erziehung und mangelnde Disziplin. *Abhilfe:* polizeiliche Anmeldung, Kennzeichnung der Räder, Entziehung auf Zeit bei Verstoß, auch wenn ohne Unfall davongekommen!
LKW verstoßen am häufigsten durch *falsches Überholen*. Hier wirkt das falsche Stärkegefühl „Mir kann keiner", zusammen mit der Ermüdung und der Geräuschnarkose geradezu asozial, insbesondere bei gewissen Charakteren.
Kraftfahrer sündigen durch zu hohe *Geschwindigkeiten*. Abhilfe: gesetzliche Begrenzung der Motoren-Schnelligkeit, ohne Rücksicht auf die Rückgänge im Verkauf. Die Unfallverluste sind zu groß.
Allerdings liegen die höchsten Unfallzahlen bei mittleren Geschwindigkeiten **).

---

*) Die Berechnungen stammen vom Globuskartendienst, Hamburg.
**) Am gefährlichsten dürften die Moped-Fahrer sein, die keinen Führerschein benötigen und praktisch keine Verantwortung haben. Dieser Mangel im Gesetz muß umgehend behoben werden.

Fußgänger verstoßen durch *Alkoholgenuß*. Auch hier dürfte *Leichtsinn* und *Gleichgültigkeit* neben *Rücksichtslosigkeit* im Hintergrund stehen. *Vorbeugung:* Verurteilung der Verkehrssünder auf bestimmte Zeit zum Straßenbau wie in Finnland. *Folgerung:* Die Einzelpersonen sind zu einem erheblichen Teil verantwortlich für die Unfälle, der tatsächliche Umfang läßt sich nicht feststellen, weil die Analyse der Unfälle meist einseitig vom polizeilichen d. h. Staatsstandpunkt erfolgt. Hier ist nun die zweite große Gruppenursache zu beachten:

Die Schuld der Allgemeinheit

Nach den statistischen Berichten vom 20. 12. 55 verteilen sich die Unfälle im Lauf eines Monats:

Unfälle auf der Bundesautobahn			1151
,, ,, einer Bundesstraße			18694
,, ,, ,, Landstraße 1. Ordg.			11487
,, ,, ,, ,, 2. Ordg.			3537
,, ,, einer *anderen Straße*			21042

Also zeigen die letzteren die höchsten Unfallziffern, d. h. bewohnte Gegenden sind besonders gefährlich. Die Gemeinden sind dafür verantwortlich zu machen neben dem Staat.

Der Anteil des Straßenzustandes, oft verbunden mit der Blendung war Schuld 1950: 6,1%, 1951: 6,3%, 1952: 7,9%, 1953: 14,9%. Nach dem „Stern" sind diese Zahlen Angaben der Bundesstatistik und diese Erklärung berücksichtigt auch solche Unfälle, „in denen beim besten Willen kein Verschulden eines Verkehrsteilnehmers festgestellt werden konnte". Der wahre Schuldanteil liegt für den Staat wahrscheinlich viel höher (s. K. H. BAUER, S. 173 ff.).

Hier tritt also wieder „*der Staat*", u. zw. in Form einer unpersönlichen Behörde, *ins Blickfeld der Hygiene*, „der Staat, der bisher für sich in Anpruch genommen hat, daß er alles tut, was zum Wohl der Bevölkerung getan werden kann." So ungefähr lautet der Tenor der Veröffentlichungen. *)

Das Unheimliche, das hinter dem Wort „der Staat" liegt, kommt den meisten Menschen heute nicht mehr zum Bewußtsein. Man hält den Staat für eine Realität, wie etwa eine große Fabrik, aber das ist ein Grundirrtum. Der Staat ist *unpersönlich*, er ist *nur eine Vorstellung,* und *hinter dieser Vorstellung steht sein „Funktionär", der Beamte,* der Angestellte, der *ohne eigene materielle Verantwortung* nach „Richtlinien" „verwaltet", nicht aber „waltet". (Die Vorsilbe „ver"- birgt in sich zugleich das zerstörende Prinzip, wie in so vielen Verben der deutschen Sprache. „Walten" hingegen ist das sorgende, verantwortliche Wirken. Hier herrscht ein Doppelsinn, den man kennen muß.)

Es gibt juristische Formulierungen, die „den Staat" entschuldigen sollen. Dahin gehören z. B. Schilder wie „schlechte Wegstrecke", „Schlaglöcher", „Steinfall", „gefährliche Kurve" usw. Alle derartigen Schilder sind zwar Warnungszeichen, entschuldigen den Staat aber nicht.

Es ist bemerkenswert, daß die *Verkehrsexperten der Kraftfahrzeugverbände in dem schlechten Straßenzustand die Hauptursachen der hohen Zahl von Verkehrsunfällen* sehen. „Der Staat" unterläßt zwar vieles, macht vieles falsch, urteilt aber immer in eigener Sache. Wie soll dabei „Recht" gesprochen werden? Ich habe aber den Eindruck, als ob sich die *Schuld der einzelnen Verkehrsteilnehmer und die des Staates zu gleichen Teilen aufteilen* lassen. Die Klarstellung ist deshalb so schwierig, weil die Feststellung der Tatsachen einseitig erfolgt. Vor allem entziehen sich die indirekten Verschuldungen der Feststellung. Immerhin, man kann aus der Art der Verwendung der Verkehrssteuern einen sehr wichtigen

---

*) Die gleiche Denkweise beobachten wir gegenüber den möglichen Atomschädigungen.

Hinweis entnehmen: in dem Berichtsjahr wurden 1.150 Mill. DM KFZ- und Mineralölsteuern an die Finanzämter abgeführt, aber 434 Mill. davon *für verkehrsfremde Zwecke mißbraucht.* Was würde einem Privatunternehmer geschehen, der eine solche Gewinnverteilung in seine Bilanz einzuschmuggeln versucht? Aber „der Staat" ist „sakrosankt", wenn auch nicht geheiligt.

Es wird eines Tages notwendig sein, den Begriff des Staates mit den Methoden der naturwissenschaftlichen Analyse anzugehen), um ihn auch in seinen gefährlichen Auswirkungen bloßzulegen. Dazu bedarf es aber einer Persönlichkeit, die bereit ist, das Schicksal Winkelrieds zu teilen, d. h. sich selbst zu opfern, um dem eigenen Volke zu dienen. Aber die Schlacht von Sempach liegt lange zurück: 1386 drückte Winkelried die Speere der österreichischen Landsknechte in seine Brust und eröffnete der Freiheit eine Gasse! Die heutigen Mittel müssen andere, wissenschaftliche z. B. volkswirtschaftliche sein. Man ist gewohnt, Bilanzen in Betracht zu ziehen. Wie ist es mit den wirtschaftlichen Verlusten?

Die wirtschaftlichen Verluste durch Verkehrsunfälle

In der Gegenwart, in der der Wert des einzelnen Menschen (S. 224) nicht an der Börse gehandelt wird, muß man versuchen, den wirtschaftlichen Verlust als Argument einzuführen. In meinem „Lehrbuch der Hygiene", Bd. 2, S. 319 habe ich eine solche Berechnung für 1935 aufgestellt. Damals wurden 8100 Menschen durch Verkehrsunfälle getötet. Diese Zahl übertraf die Summe der Todesfälle an Masern, Scharlach,

---

*) Erstmalig wohl geschehen in dem Buch von HEINRICH LEO: „Zu einer Naturlehre des Staates", Halle 1833. Neudruck bei Georg Kurt Schauer, Frankfurt/Main 1948, Sammlung Civitas gentium.

Keuchhusten, Diphtherie und betrug 1/3 der Gesamttodesfälle. Wenn jetzt pro Jahr 1—2000 Kinder oder Erwachsene an Poliomyelitis erkranken oder sterben, wird aber eine Millionenaktion zur Schutzimpfung gestartet, deren Ergebnisse und Folgen fraglich sind. Hier ist irgendwie die Denkweise verschoben. Die Ärzteschaft tut nichts gegen die *Verkehrsseuche*.

Bei meiner Berechnung bin ich von der bekannten Cholera-Schätzung von GOTTSTEIN bei der Hamburger Choleraepidemie ausgegangen. Die Todeszahl war fast die gleiche: 8605. GOTTSTEIN berechnete einen Kapitalverlust von 143,6 Mill. Mark. Aus 18 956 Cholera-Erkrankungen berechnete er einen Verdienstverlust von 1,9 Mill. Mark. Bei 250 000 Verletzten wird man mindestens die 10fache Summe, also rd. 20 Mill. Mark einsetzen dürfen.

Berücksichtigt man den tatsächlichen Geldwert, dann sind die Zahlen mindestens zu verdoppeln, also etwa 300 Mill. für Tote, 40 Mill. für Verletzte. Es dürfte nicht falsch sein, wenn wir 50% Zuschlag erheben und den *Gesamtschaden, den unser Volk jährlich erfährt, mit einer halben Milliarde einsetzen.*

Die Summe muß nun in *Vergleich zur wirtschaftlichen Bedeutung der Kraftfahrindustrie* gesetzt werden. WILLI WENZKE hat in „Die Zeit" unter dem 22. 9. 55 folgende Daten mitgeteilt:

„Jeder elfte in Gewerbe und Verwaltung und *in der gesamten Volkswirtschaft jeder 13.* bezieht sein Einkommen in irgendeiner Form durch das Kraftfahrzeug, das in Westdeutschland allein in seiner Produktion 377 000 Menschen beschäftigt. Weitere 357 000 sind mit der Wartung, Instandhaltung, Betriebsstoffwirtschaft und dem Vertrieb tätig, während der gewerbliche Verkehr sogar über 679 000 Beschäftigte verfügt. 26 000 arbeiten in den Nebengewerben, 125 000 im Straßenbau und in den Verkehrsbehörden.

Diese Zahlen beweisen, daß kaum ein Produktionszweig das allgemeine Wirtschaftsleben unseres Staates so tiefgreifend mitbestimmt wie die Kraftfahrzeug- und Kraftverkehrswirtschaft. Allein 23 000 Facharbeiter unserer eisen- und stahlerzeugenden Industrie sind notwendig, um den Jahresbedarf von fast einer Million Tonnen Walzstahlerzeugnissen für die Kraftfahrzeugindustrie zu decken, die andererseits *mit rund 10 Mrd. DM am Nettosozialprodukt* und mit *13 bis 14 Mrd. DM am Bruttosozialprodukt* der westdeutschen Volkswirtschaft beteiligt ist, an unmittelbaren Aufträgen bereits 1953 Aufwendungen in Höhe von 9 Mrd. DM hatte, an Sondersteuern und -abgaben 1,6 Mrd. DM aufbrachte und 1954 *Devisen in Höhe von 1,8 Mrd. DM durch direkte Exporte erlöste*".

Setzen wir den Wert der Unfallverluste mit ¹/₂ Milliarde jährlich ein, wie oben ausgeführt wurde, so ist dies ¹/₂₀ des Nettosozialprodukts oder rund ¹/₄ des Deviseneinkommens. Mir scheint, daß das Gesamtgeschäft nicht gerade wirtschaftlich ist. Dabei sind die Wertverluste an Menschen mit geistiger Schöpferkraft noch nicht beachtet (S. 224 betr. Kapitalwert des Menschen).

Fehler im Fahrzeug? Motorsport?

Der Pressechef der Kölner Fordwerke Dr. SCHREINER sieht das A und O der Verkehrssicherheit in der *Beherrschung des Fahrzeugs*. „Nicht das Fahrzeug, der Mensch am Lenkrad hat nicht immer Schritt gehalten." Er fordert zur Abhilfe *„echten Kraftfahrersport"!* Es gäbe keine böswilligen Kraftfahrer, wohl aber Nichtkönner.

Autorennen müßten demnach die Sicherheit steigern, sie steigern aber nur die Unfälle und die Gefahren*). Ich erinnere an das Unglück in Le Mans, an die zahlreichen Todesopfer der Rennfahrer, an das schlechte Vorbild, das diese Rennen den Jugendlichen jeder Art geben. Diese Rennen als „Sport" zu bezeichnen, ist eine Verkehrung des wirklichen Begriffes, da es sich um Sensationen handelt, nicht um körperliche oder

---

*) Die Behauptung, daß Auto-Rennen die Serienproduktion fördern, ist kein überzeugender Grund. Die Gefahr für die Fahrer ist viel zu groß. („Die Zeit", 2. 2. 56).

geistige Ertüchtigung. Versteht man unter „Sport" *Erziehung* sowie Training und Fairness, dann kann man darüber reden, aber diese Eigenschaften besitzt der sog. Motorsport nicht. Das Beispiel, das diese tödlichen Rennen geben, muß beseitigt werden; jene Fabriken, die sich nicht mehr an solchen Rennen beteiligen, tun sehr viel für die Bekämpfung des Verkehrstodes.

Man muß sich darüber klar sein, daß die heutigen Rennen nur eine moderne Form der Gladiatorenkämpfe sind, die mit dem alten Begriff des Sports nichts mehr zu tun haben. Wenn der Rennfahrer verunglückt, so ist dies zunächst seine Privatangelegenheit. Aber er ist das schlechte Beispiel für die Jugend und die Halbstarken. Das ist Mißbrauch des Sports, wie auch sonst. Ich verweise auf den olympischen Eid*) und den Mißbrauch, der mit der sogenannten Olympiade von heute betrieben wird; Sport als Politikum? Nein! Das Gewissen des Arztes verbietet diese Lehre.

Die Staaten in ihrer Gesamtheit haben vielleicht die Möglichkeit, hier grundsätzlich einzugreifen und diesen „Pseudosport" durch internationales Übereinkommen zu verbieten. Das würde ein *Weg zum Frieden* sein. Man sollte daran denken, daß dann, wenn die Rennen nicht verboten werden, zwei Preise ausgesetzt werden können, der höhere für den zuverlässigsten und strafpunkte-freien Fahrer, und ein zweiter wesentlich geringerer Preis für die lebensgefährliche Schnelligkeit.

Wahrscheinlich wird die Industrie weitere und wirksame Anregungen geben können, da dort alle Erfahrungen zusammenlaufen.

Gibt es eine wirksame Vorbeugung?

Da wir das Kraftfahrwesen nicht mehr aufhalten können, müssen wir nach jeder auch nur leisesten Möglichkeit einer Vorbeugung suchen. Die bisherigen gesetzlichen und polizeilichen Maßnahmen reichen nicht aus, und sie werden künftig ebensowenig ausreichen, wie in andern Fällen. Denn man kann nicht alles vorhersehen und verbieten. *Die praktische Erfahrung der unfallfrei fahrenden Kraftfahrer, die da sagen: „Ich rechne immer mit der Dummheit der andern",* ist in Bestimmungen nicht zu verankern. Wie verschiedenartig die Vorschläge je nach dem Berufsstandpunkt sein können, ergibt sich aus folgender Zusammenstellung, einem Bericht einer Protestkundgebung in Bochum am 22. 11. 55 (Frankf. Allg. Ztg. 23. 11. 55):

rrs. Bochum, 22. November. Unter dem Motto „Du sollst nicht töten!" hat die Evangelische Akademie Westfalen am Montagabend in Bochum gegen die Gewissenlosigkeit und Gleichgültigkeit im Straßenverkehr protestiert.

In sieben Kurzreferaten wurde ein düsteres Bild der gegenwärtigen Situation auf Deutschlands Straßen gezeichnet. Im Jahre 1954 waren nahezu eine Million Verkehrsteilnehmer an fünfhunderttausend Unfällen beteiligt, fast zwölftausend Tote und dreihunderttausend Verletzte gab es allein in diesem einen Jahr. Über die Ursachen gab es viele Stimmen:

Der *Verkehrsfachmann:* Nur fünf Prozent unserer *Straßen* mit ihrem Wert von 45 Milliarden Mark entsprechen den Verkehrsanforderungen unserer fünf Millionen Kraftfahrzeuge. Eine wirksame Abhilfe erfordert 28 Milliarden Mark.

Der *Verwaltungsrat:* Unsere *Verkehrsdichte* ist mit zwanzig Kraftfahrzeugen auf den Quadratkilometer dreimal so groß wie die der Vereinigten Staaten. Es darf keinen Föderalismus im Verkehr geben. 84 Prozent aller Unfälle ereignen sich in Ortschaften. Die Gemeinden brauchen daher mehr Geld.

Der *Wirtschaftler:* Wir Deutschen wollen von allem immer das Größte haben. Es *mangelt* uns an beschränkender *Selbstdisziplin.* Wir treiben Verkehrsluxus.

Der *Gewerkschaftler:* Hemmungsloses Verdienenwollen, Geizen mit der Zeit und die *Seuche der Überladung* sind die Ursachen der meisten Lastwagenunfälle.

Die *Verkehrswacht:* Der Kraftfahrer ist überfordert. Der *Schilderwald* auf unseren Straßen ist *zu groß.* Wir werden des ruhenden Verkehrs nicht mehr Herr. Die Straßenbahnen müssen verschwinden und durch Unterpflasterstraßen oder Oberleitungsomnibusse ersetzt werden. (? Der Verf.)

Der *Polizeibeamte:* Die Jugend kann man erziehen, Erwachsene bestenfalls gewöhnen. Die öffentliche Diskussion über Unfallursachen bewertet falsch. Alkohol ist nur in drei bis vier Prozent aller Unfälle die Unfallursache. Falsches Überholen, Verletzung der Vorfahrt und zu hohe Geschwindigkeit — also Leichtsinn und Rücksichtslosigkeit — verursachen aber etwa fünfzig Prozent aller Unfälle.

Der *Pfarrer:* Bekämpft den schrankenlosen Individualismus und den Kollektivismus auch im Verkehr. Gottes Gebot gilt überall: „Du sollst nicht töten!"

Arzt und Psychologe fehlten leider in diesem Gremium. Warum eigentlich?

Der Fußgänger als Problem

In Frankfurt a. Main hat man die Fußgänger genauer überwacht. In der Frankf. Allg. Ztg. vom 2. 12. 55 finden wir folgende Mitteilungen:

„Im Durchschnitt ist jeder dritte Verkehrstote in Frankfurt ein Straßenpassant. Die Polizei, die zunächst glaubte, man könne die ‚Schwarzen Schafe' unter dem Fußvolk des Straßenverkehrs durch freundliche Ermahnungen belehren, mußte schnell einsehen, daß viele der von ihnen angesprochenen Personen recht unmanierlich reagierten. Die Uniformierten wurden zum Teil beschimpft, ausgelacht. In der Frankfurter Innenstadt wurde einem Beamten von zwei resoluten Damen sogar die Mütze vom Kopf geschlagen, als er die Frauen über die Bestimmungen der Straßenverkehrsordnung aufklären wollte. Seitdem versehen die Kontrollbeamten ihren Dienst, wie es die Gesetzesparagraphen vorschreiben, und lassen, wenn sie einen Verkehrssünder erwischen, alle höflichen Beiworte weg. Es regnet gebührenpflichtige Verwarnungen und Strafanzeigen. Mancher auswärtige Besucher Frankfurts, der die Vorgeschichte dieser unerbittlichen Jagd auf rücksichtslose Fußgänger nicht kennt, wundert sich über die stereotype ‚Notizblockarbeit' der Polizisten. Etwa zweitausend Passanten wurden in wenigen Tagen gebührenpflichtig verwarnt, fast zweihundert angezeigt, vier sollen wegen Widerstandes gegen die Staatsgewalt vor den Richter gebracht werden."

Beobachtet man das *Verhalten der Verkehrsteilnehmer* an einer belebten Kreuzung, dann hat man den Eindruck, daß eine *soziale Rangordnung wie in einem Zoologischen Garten herrscht*. Eine Schilderung aus dem Verhalten der Tiere im Baseler Zoo sei deshalb als Beispiel wiedergegeben:

„Fast überall, wo gleichartige Tiere in Gruppen zusammen leben, besteht eine soziale Rangordnung. Diese wird bei verschiedenen Tieren nach verschiedenen Gesichtspunkten aufgestellt. Bei den einen ist die *körperliche Kraft ausschlaggebend* (LKW), bei anderen, den Lamas z. B., das Alter (hochtourige PKW), bei den Eidechsen das Körpergewicht (leichte Kradfahrer). Bei allen Tiergruppen hat das sozial höherstehende Tier (starkes und schnelles Fahrzeug) Anrecht auf die bevorzugten Plätze im Gehege, Anrecht auf die meisten und besten Leckerbissen (Vorfahrt, Überholen, Einbiegen, Geschwindigkeit) und noch viele weitere ‚Rechte'. Viele Zoobesucher (in diesem Fall die Fußgänger) finden dies ungerecht..." (Die Weltwoche, 1955 S. 23.)

Gegen diese „soziale Rangordnung" arbeiten nun die sich benachteiligt fühlenden Fußgänger und Radfahrer, und es kommt automatisch zu den Dissonanzen, den Unfällen.
Das bedeutet Chaos und Willkür.

Vom Verkehrslärm und seiner Symbolik

Wo die Verkehrsunfälle ihre schweigende Sprache reden, die viel zu wenig beachtet wird und deren Folgen möglichst schnell beseitigt werden, da drängt sich das andere Kennzeichen des modernen Verkehrs uns Tag und Nacht unabweisbar auf. Nur Schwerhörige oder Taube werden verschont. Hier ist die Feststellung der Ursachen viel leichter und begrenzter als bei den Verkehrsunfällen, so daß sie uns einen besseren Einblick in die seelischen Ursachen gestattet.

Die Verkehrs-Lärmerzeugung geht vom Fahrer oder vom Motor bzw. dem Auspuffrohr aus. Eindeutig ist der Fahrer daran schuld, wenn er zu viel Lärm mit den Signalen macht oder den Motor nicht gepflegt oder die Schalldämpferanlagen ausgebaut hat. Es sind entweder Minderwertigkeitskomplexe, die auf diesem käuflichen Wege abreagiert werden oder Rücksichtslosigkeit oder „Balzgeräusche" der Jugendlichen. Unter allen Umständen lassen sich alle diese Ursachen auf ein *übermäßig betontes Ichgefühl* zurückführen, das zu asozialem Verhalten führt.

Bei der *Lärmbekämpfung* geht man nicht von den Ursachen, sondern von der Lautstärke aus und billigt den Fahrern eine Lautstärke von etwa 80 Phon zu, die im Lärmbarometer in der Mitte zwischen elektrischer Hupe, sehr verkehrsreicher Straße, lauter Rundfunkmusik, U-Bahn und lauter Gaststätte liegt. Darüber steht die Kesselschmiede, die zu Taubheit führen kann. Wohnräume, in denen gearbeitet wird, liegen unter 50 Phon. Infolge der Schnelligkeit der Motorräder, der ungenügenden Mittel der Verkehrspolizei *), der Unmöglichkeit, jedem Jugendlichen einen Polizisten mitzugeben, sind alle üblichen Strafmethoden und Vorbeugungsmethoden vergeblich, wenn man sie auf einzelne Übertretungsfälle abstellt. Hier hilft nur das generelle Verbot und eine regelmäßige Kontrolle der Fahrzeuge. Die Technik kann Vieles erreichen, aber den Menschen kann sie nicht erziehen, sofern der Mensch überhaupt erziehbar sein sollte. Und die Technik, die sehr wohl geräuschfreie Fahrzeuge bauen könnte, tut dies nicht, weil sie dann einen verminderten Absatz befürchtet. Es ist ein dauernder circulus vitiosus.

Bei einem Antilärm-Kongreß in Italien (Sept. 1943) ereignete sich folgendes:

„Während des Kongresses ergab es sich plötzlich, daß die vielen aufmerksamen Zuhörer kein einziges Wort eines würdigen Redners mehr verstehen konnten. Niedrig fliegende Flugzeuge näherten sich dem Tagungshaus. Die Fenster waren offen. Man brauchte Sekunden, um sich von dem Dröhnen der Düsenjäger zu erholen. ‚Man spricht heute so viel von Freiheit',

---

*) Höflichkeit muß unter allen Umständen deren oberstes Gesetz sein. Man vergleiche das Verhalten der Schutzleute in England!

rief ein Arzt. ‚Hinsichtlich des Lärms gibt es heute überhaupt kein freies und privates Leben mehr. Unsere Fahrzeuge sind falsch gebaut, unsere Häuser auch. Mit der Bestrafung von Lärmsündern werden wir wenig erreichen. Ein Architekt, der baufällige Häuser baut, kommt ins Gefängnis. Genau so sollte man die Erbauer von Fahrzeugen bestrafen, die nicht lärmarm sind, und genau so auch Erbauer von neuen Häusern, in denen die Wände keine — übrigens durchaus billige — Lärmabdichtung haben. Wenn wir uns nicht zu einem Staatsgesetz über den akustisch einwandfreien Bau von Fahrzeugen und Wohnungen entschließen, wird Italien ein akustischer Höllenpfuhl werden. Wir gehen einem Geschlecht von hypererregten, nervösen Halbwilden entgegen, das Angst vor der Stille bekommen wird. Angst vor Stille aber kann schon ein Symptom von Wahnsinn sein'."

Die *Lärmfolgen* beruhen nicht nur in einer Störung des Schlafes, sondern erstrecken sich über den ganzen Tag. Sie führen zu ständiger Spannung, zu Kreislaufstörungen, Erhöhung des Blutdruckes, zu Herz- und Gleichgewichts-Störungen.

Weder der Staat, noch die Gemeinden nutzen die Möglichkeiten aus, ihre Steuerzahler zu schützen.

Einige *Kurorte* haben immerhin mit der Lärmbekämpfung aus Geschäftsgründen begonnen, Bad Mergentheim, Bad Homburg v. d. H. seien hier genannt.

Ein *allgemeines Hupverbot in allen Ortschaften* ist durchaus möglich und erfolgreich. Nur auf freier Straße sollte Hupen erlaubt sein.

Die viel schädlicheren Motorräder lassen sich nur durch regelmäßige und zu bezahlende Kontrollen erfassen. Wird die Kontrolle nicht eingehalten, so erfolgt zeitweise Stillegung des Fahrzeugs! *Die Steuerzahler haben das größere Recht vor den Belangen der Industrie.* Es dürfte möglich sein, die Schalldämpfung so zu konstruieren, daß bei Ausbau das Fahrzeug nicht mehr benutzbar ist.

Die Weiterentwicklung in dem bisherigen Rhythmus ist nicht zu dulden, wird sich aber von selbst zum Teil aufheben.

Bereits heute können die europäischen Städte den Verkehr nicht mehr bewältigen. Man opfert die alten Kulturbauten und vernichtet unersetzbare Werte, nur damit die Wagen schneller den Ort passieren können. Einem Aufsatz von GEORG BERKENHOFF in „Die Zeit" vom 10. 11. 55 ist die Überschrift gegeben: „Bald steht alles still...", Das Verkehrschaos ist unabwendbar. Wäre es nicht zweckmäßig, wenn Europa auf seinem kleinen Raum den Versuch unterlassen würde, mit den großräumigen Staaten wie USA. zu konkurrieren? *Man muß seine Grenzen kennen und einhalten, wenn man den Anspruch auf Bildung machen will.*

Die Normalisierung des Verkehrswesens

Die tiefsten Ursachen der sämtlichen Verkehrsschäden dürften darin liegen, daß die schnellen und überschnellen Fahrzeuge die Grenze der physiologischen Reaktionsfähigkeit der meisten Menschen überschreiten und daß der Fahrer, der diesen Mangel empfindet, ihn überkompensieren will, aus welchen Gründen auch immer es sei.

Man muß also bemüht sein, dem physiologischen Mangel entsprechende *psychologische Bremsen* entgegenzustellen, und das läßt sich lediglich durch Erziehung erreichen. Diese muß *in den Schulen* beginnen, also eigentlich bei der *Ausbildung der Lehrer.* Mit einer Sofortwirkung ist nicht zu rechnen, gut Ding will Weile haben.

Alle „Strafen" müssen derart entwickelt werden, daß sie erzieherisch wirken, es sei denn, daß besondere erschwerende Umstände die Annahme vorsätzlicher Gewalttat wahrscheinlich machen. Nur dort, wo man mit der Betätigung krimineller Anlagen zu rechnen hat, hat das Strafgesetz einzutreten.

Es muß auch angesichts der großen Schuld, die der Staat auf sein Konto zu buchen hat (50% der Schäden), vermieden

werden, irgend jemand zu verdächtigen, z. B. den Fahrer eines
PKW grundsätzlich als den Schädling zu betrachten, wobei
unklare „soziale" Vorstellungen mitwirken. Diese sollten
durch wirklich *soziale Begriffe* ersetzt werden. Und der *oberste
der sozialen Begriffe heißt nun einmal: gegenseitige Hilfe!*

Es ist auch falsch, den Alkoholmißbrauch des Fahrers immer
in den Vordergrund zu stellen. Sehr häufig liegen neben der
Verkehrsfremdheit tiefere seelische Störungen vor, Sorgen,
Streitigkeiten usw., die vorhergehende Ursachen sind. Jedenfalls ist das Streben, unter allen Umständen einen bestimmten
Grenzwert als Grundlage für eine Bestrafung gesetzlich festzulegen, nicht in Einklang mit der Verschiedenheit der Persönlichkeiten und ihrer Gründe. Schon der Streit, ob 0,6 oder
1,5 $^0/_{00}$ Alkohol als Grenze anzusehen seien, zeigt die Unsicherheit. Es fehlt auch die Rücksichtnahme auf die Stoffwechselintensität, die Tages- und Nachtrhythmen usw.

Angeblich sollen die Blutalkoholuntersuchungen nach den
verschiedenen Verfahren bis zu 1,9 $^0/_{00}$ untereinander abweichen. Die Rechtsunsicherheit ist damit gesteigert, ein Urteil,
das die Gerechtigkeit entsprechend erschwert. Sind „Bestimmungen" eine ausreichende Grundlage für ein gerechtes Urteil
oder dienen sie nur der Entlastung des Gewissens für den
Richter?

Die Zu-Spät-Maßnahmen

Bei einem Unfall treten nacheinander in Aktion: Polizei,
Chirurg, Gerichtschemiker, pathologischer Anatom, Jurist,
Versicherungsgesellschaft usw. Alle kommen zu spät; denn der
Unfall hat ja stattgefunden. Warum fehlen die vorbeugend
wirkenden Berufe, die Ärzte, die Psychologen, die Lehrer?
Auf die Verkehrsschulung in Stuttgart sei noch einmal als Beispiel verwiesen. Eine verbesserte staatliche Aufsicht über das

Vorgehen der Versicherungsgesellschaften dürfte notwendig sein.

Die psychologische Vorbeugung

Es dürfte sicher sein, daß die *Angst* eine der größten Kräfte ist, die wir zur Leitung der Menschen verwenden können. Hier kann man anscheinend viel von England lernen, indem mit Takt und oft mit Humor auf Gefahren aufmerksam gemacht wird, die schlummernde Angst positiv benutzt wird. Das Studium ist anzuraten.

Ich möchte außerdem einige Vorschläge machen, die geprüft werden mögen:

Jede Stelle eines Verkehrsunfalles, insbesondere eines Verkehrstodes, ist durch eine Art deutlich erkennbares Zeichen, z. B. ein *Marterl*, zu kennzeichnen. Der Schuldige hat die Unkosten zu tragen. Name des Toten, Datum und Name des Schuldigen sind anzubringen, außerdem die Art der Schuld.

Wenn im Anfang dieses Abschnitts gesagt wurde, daß der Verkehrstod eine Zeitrafferform des Managertodes ist, so dürfte dies jetzt verständlich sein. Die gleichen seelischen Ursachen stehen dahinter: Geltungsbedürfnis, Rücksichtslosigkeit, mangelhafte Erziehung auf der negativen Seite, Verantwortungsgefühl für eine eilige Aufgabe, Schaffensdrang auf der positiven Seite. Leichtsinn und Verdrängungstendenzen des Gefahrenbewußtseins wirken mit.

Der Verkehrsteilnehmer weiß noch nicht automatisch, daß er sich mit dem Betreten einer Straße seiner freien Bewegungsart nur mit Vorsicht bedienen darf. *Denn er muß sein Individualverhalten nunmehr nach dem Massenverhalten richten.* Auf der Straße müssen die gleichen Gesetze der Höflichkeit und der Rücksichtnahme gelten wie sonst im Leben, wenn Frieden herrschen soll.

Die psychologische Vorbeugung 191

Das Unnatürliche des Verkehrstodes liegt darin begründet, daß wir der Verkehrstechnik mit unserem Reaktionsvermögen weder als Fußgänger noch als Kraftfahrer gewachsen sind. Stets muß man damit rechnen, daß irgendwelche Fehler von irgendjemand gemacht werden können. Ganz ungeeignet am Steuer ist jemand, der über berufliche Probleme nachdenken muß. Der Straßenverkehr ist für jedermann eine öffentliche Handlung, in der er sich den gegebenen Möglichkeiten anpassen muß, um sich und andere nicht zu gefährden.

Es ist interessant, daß manche Schuldige mehrfach Unfälle verursachen. Danach besteht die Möglichkeit, daß bestimmte rücksichtslose, zum Kriminellen neigende Typen vielleicht anstelle von andern Verbrechen Verkehrsschuldige werden. Asoziale Elemente sollten niemals einen Führerschein bekommen, auch wenn sie sog. gebildeten Kreisen angehören. Unser Leben ist ohne soziale Einordnung nicht möglich. Man stellt schließlich notorische Einbrecher nicht als Nachtwächter in einer Bank ein.

Gewiß kann die Technik manches verhindern, aber auch Radar-Bremsen, wie sie neuerdings entwickelt werden, vermögen nichts gegen Dummheit oder Verträumtheit.

Unsere eigenen Sinne, Auge und Ohr, sind unzureichend gegenüber diesen motorisierten Geschwindigkeiten, insbesondere nachts. Manches ließe sich vielleicht durch Erziehung entwickeln, wenn Jugendliche angehalten würden aufzumerken. Unvergeßlich ist mir ein Weg in stockdunkler Nacht in Rostock, als ich den blinden Organisten nach Hause bringen wollte und er mich auf bevorstehende Hindernisse aufmerksam machte, weil seine Sinne feiner waren. So könnte man z. B. eine Art Radarempfang am Armaturenbrett anbringen, der nachts neben der Beleuchtung kommende Hindernisse anzeigt.

Aber die Technik vermag nichts gegen die dem Menschen eigene Unvollkommenheit und gegen die Tatsache, daß immer noch der Mensch der größte Feind des andern Menschen ist.

Ich verweise auf die Ausführungen von PORTMANN über die natürliche Unvollkommenheit des Menschen (S. 24, 25).

Immerhin kann man den Gedanken nicht von der Hand weisen, daß der Massenmord oder Massenselbstmord im Straßenkampf mit irgendwelchen seelischen Störungen in der Gegenwart zusammenhängt, denjenigen nicht unähnlich, wie sie Insekten oder Lemminge bei ihren großen Wanderzügen unaufhaltsam in einen unvermeidlichen Tod treiben, wodurch dann der Überbevölkerung automatisch eine Grenze gesetzt wird. Da gerade zahlreiche Jugendliche sterben, ist diese Auslese um so wirksamer und kann alle Berechnung für die Zukunft beeinflussen. Irgendwo las ich einmal eine Phantasie, in der ein Berichterstatter in den Hades kommt und zu seiner Überraschung feststellt, daß, obwohl kein Krieg herrscht, Charon sich ein starkes Motorboot angeschafft hat, um den gesteigerten Verkehr zu bewältigen, weil es sein Geschäft geworden ist, nicht nur in höherem Alter gestorbene Menschen zu befördern, sondern meist ungeduldige Jüngere, die sich und andere durch ihre Motorräder umgebracht haben. Es ist eine blutige Satire auf unsere Gegenwart.

Wie aber soll man denn den Jüngeren das Bewußtsein eines Lebenssinnes und einer Aufgabe geben, wenn die Älteren ihnen kein überzeugendes Beispiel geben, und wenn der Stiefvater Staat einer der Hauptschuldigen geworden ist!

Neben den üblichen Vorbeugungsmaßnahmen wird man neue suchen müssen, von denen einige vorgeschlagen werden sollen:

1. Wer sich auf die Straße begibt, begibt sich in Gefahr. „Er wollte nur auf die andere Straßenseite und landete im Jenseits" (S. v. RADECKY).

2. Vorsicht ist die erste Verkehrspflicht.

3. Mißtraue jedem andern!

4. Verkehrssünder müssen, auch wenn niemand zu Schaden gekommen ist, wenigstens auf begrenzte Zeit gekenn-

zeichnet werden, z. B. durch eine rote Armbinde oder eine andere Maßnahme. Ihre Fahrzeuge sind auf der Vorderseite und Rückseite zu kennzeichnen, z. B. mit einem großen Totenkopf. Das gilt besonders für rückfällige Schuldige. Man könnte den Schuldigen auch zwingen, einen bestimmten Trauerflor zu tragen, wenn er am Tode von Menschen schuldig geworden ist.

5. Zahlungsunfähige Sünder sind mit Straßenbauarbeiten zu beschäftigen in Strafkompagnien, wie es in Finnland mit Erfolg geschieht.

6. Die Gefahr der Blendung kann man dadurch herabsetzen, daß man eine Mütze mit durchsichtigem, graugelb gefärbtem Schirm trägt, so daß man als Fahrer nur den Kopf etwas zu neigen braucht und die eigene Fahrbahn doch klar erkennen kann.

7. Wer grobe Verstöße beobachtet, ist verpflichtet, sie anzuzeigen, auch wenn kein Unfall eingetreten ist. Ein jeder muß sich dauernd beobachtet fühlen.

8. Und schließlich soll *Wohlverhalten im Verkehr* belohnt werden: Bei unfallfreiem Fahren über je 50 000 km Senkung der Fahrzeugsteuer um einen bestimmten Prozentsatz, ferner Senkung der Versicherungsprämie für Vorsichtige und Hilfreiche.

9. Umgekehrt: Erhöhung der Steuer auf Zeit, wenn wiederholte Schuld vorliegt.

Insgesamt: Der Verkehrstod ist eine neue, von uns erfundene Seuche, die den Krieg in Permanenz erklärt hat. Die Ärzte, deren Wirken in Frage gestellt wird, sollten selbst ein Beispiel geben, so daß jeder Arztwagen Garantie für einwandfreies Verhalten gibt. Das Gleiche sollte aber auch für Beamte gelten und alle an öffentlichen Stellen Stehenden, die auf jedes Vorfahrtsrecht verzichten sollten. Je höher jemand steht, desto mehr Pflichten hat er.

Die Ursachen des Verkehrstodes scheinen mir eine seelische Mangelkrankheit zu sein, einhergehend mit dem Verlust des Gemeinschaftsgefühls, des Verantwortungsbewußtseins und der Rücksichtnahme. Wenn diese Eigenschaften sich mit Triebhaftigkeit kombinieren, dann erhält man einen Ursachenkomplex von Schäden, der der mittelalterlichen Pest gleichzusetzen ist.

VII.

Die kleinen Zivilisationsseuchen
oder
Principiis obsta!

Die großen Krankheiten

In den vorhergehenden Kapiteln wurden diejenigen Krankheiten behandelt, die anerkannte große Objekte des klinischen und forschenden Denkens sind. Sie treten ins Blickfeld, wenn sie entweder für den Kranken oder den untersuchenden Arzt mit seinen fortschreitenden Methoden nachweisbar wurden und irgendwie beängstigend wirken. Man muß sich aber doch fragen, ob denn eine derartige Beschränkung auf nachweisbare und therapeutisch mehr oder weniger zugängliche Schäden der Bedeutung der untersuchten Fragen gerecht wird. Gibt es nicht viele kleine Schäden, oft vorübergehender Art, die nicht ausreichend beachtet werden, die aber doch *bereits Vorstufen späterer größerer Krankheitssymptome sind?* Diese Frage soll hier besonders geprüft werden, u. zw. wieder unter Zurückgehen auf AUGUST HIRSCHS „Historisch-geographische Pathologie".

In seinem Werk behandelt HIRSCH etwa 140 Krankheiten, die teils umschriebene Krankheiten, teils Krankheitsgruppen sind. Er unterteilt sie in

Akute Infektionskrankheiten: Malariafieber, Gelbfieber, Cholera, typhöse Fieber, Beulenpest, Blattern, Masern, Scharlach, Erysipelas, Schweißfriesel, Dengue, Influenza.

Chronische konstitutionelle Krankheiten: Aussatz, Syphilis, Frambösie, Button-Scurvy, *Verruga,* Kropf und Kretinismus, Ergotismus, Akrodynie, Pellagra, Burning of the feet*), Skrophulose, S k o r b u t, Chlorose, Geophagie, *D i a betes*, *G i c h t*, *R h e u m a t i s m u s*, Beriberi.

Krankheiten der Atmungsorgane: Lungenkatarrh und Bronchitis, *Pneumonie* und *Pleuritis*, *Lungenschwindsucht, Keuchhusten, Croup* und *Diphtherie.*

Krankheiten des Chylopoetischen Systems: Krankheiten des Mundes, des *M a g e n s*, des *D a r m k a n a l s (Ruhr, Cholera infantum,* endemische Kolik, Milch-Krankheit, *Darm-Entozoen),* Krankheiten der *L e b e r,* der Milz.

Krankheiten der Zirkulationsorgane: Krankheiten des *H e r z e n s,* der *A r t e r i e n* und *V e n e n.*

Krankheiten des uropoetischen Systems: *N i e r e,* Blase.

Krankheiten der weiblichen Geschlechtsorgane: Leukorrhoe, *U t e r u s -* und *B r u s t d r ü s e n k r e b s, Puerperalfieber.* Anhang: Hydrocele, Unterleibsbrüche.

Krankheiten der Haut: darunter *Furunkel,* Urticaria, *Herpes* usw.

Krankheiten des Nervensystems: darunter Chorea, *Tetanus*, *A p o p l e x i e*, Meningitis, Schlafsucht der *Neger* usw.

Die Einteilung ist also teils phänomenologisch, teils anatomisch, jedenfalls heterogen und die fehlende Kenntnis der Ätiologie führt zu ganz verschiedenen Zuteilungen.

Die kursiv gedruckten Krankheiten sind jetzt sicher als Infektionskrankheiten erkannt, die gesperrt gedruckten als Folgen einer Mangelernährung, die kursiv-gesperrten umfassen unsere Hauptprobleme. Dies sind jene Krankheitsgruppen, deren ätiologische Erforschung zum großen Teil auch heute noch nicht beendet ist, und bei denen zwar die Diagnostik vorangetrieben ist, daneben die symptomatische Therapie, aber nicht die Ursachenforschung.

---

*) Fehlen von Pantothensäure; in Ostasien vorkommend.

Bedeutung der kleinen Leiden

Trotz der Fülle der Namen fehlen aber noch viele Krankheiten, und zwar jene, die als vorübergehende und belanglose Störungen behandelt werden, also „*Bagatellkrankheiten*", von denen man fast niemals etwas Genaueres in der Zeit der klinischen Ausbildung hört, die aber doch einen *erheblichen Teil der ärztlichen Durchschnittspraxis* ausmachen. Ich nenne, neben dem oben ausführlicher behandelten *Gebißverfall*, Neigung zu *Katarrhen* und *Schleimhautentzündungen, schlechte Verträglichkeit von manchen*, namentlich *fetten Gerichten, Gallen- und Leberstörungen,* die verschiedenen Formen der *Verstopfung*, von der spastischen bis zur paralytischen Form, ferner gewöhnlichen *Muskelrheumatismus*, Schmerzen aller Art, insbesondere Kopfschmerzen, *Neuritiden*, Durchblutungsstörungen wie Neigung zu *kalten Füßen*, Neigung zu *Erkältungen, Krampfadern, Hämorrhoiden,* schließlich Müdigkeit, Entschlußlosigkeit, Depressionen, kurz, alle jene Krankheiten, die sich bei genauer Anamnese *mehr oder weniger häufig in der Vorgeschichte jener Kranken* finden, die schließlich mit deutlichen organischen Veränderungen oder funktionellen Störungen der oben beschriebenen Formen zum Arzt kommen und *nun in ihrer Arbeitsfähigkeit kürzere oder längere Zeit herabgesetzt* sind. Was hat es nun mit diesen Krankheiten auf sich? Haben wir vielleicht in ihnen Vor- oder Frühstufen der späteren Störungen zu sehen und *sind diese unscheinbaren Durchschnittsleiden etwa die eigentlichen Folgen der Lebensgewohnheiten, die mit unserer Zivilisation verbunden sind?*

Hierher gehört auch die Zunahme der sogenannten „allergischen" Krankheiten, d. h. derjenigen Symptome, bei denen die Kranken „anders reagieren" (αλλοσ εργειν) als der Durchschnitt.

In USA schätzt man die Zahl der Allergiker auf 88%, also fast die Zahl der Cariesbefallenen.

Von Kennel betont einen Zusammenhang mit dem Zivilisationsmilieu. Es handelt sich um eine komplizierte physiologisch-chemische Reaktion auf körperfremde Stoffe, die angeboren, aber auch erworben sein kann.

Für Deutschland haben wir keine Schätzungen.

Die Natur-Heilverfahren

Überschaut man diese Zusammenstellung, so handelt es sich nahezu in allen Fällen um Krankheiten, deren Behandlung durch Methoden der sogenannten *Naturheilverfahren* auch in Laienkreisen, und gerade in diesen üblich geworden ist, weil die Universitäten ihnen keine gebührende Aufmerksamkeit zuwenden. Erst in der Praxis zeigt sich ihre Bedeutung; aber nur wenige Ärzte geben sich die Mühe und können sich die Zeit nehmen, schmerzende Stellen des Bindegewebes palpatorisch aufzusuchen und durch Massage oder andere Methoden zu behandeln (mit der Hand „be-hand-eln", d. h. also eigene Handarbeit auszuüben und anzuwenden). Herabsetzend werden diese Verfahren betrachtet und geringschätzig beurteilt, gleich den von so ausgezeichneten Therapeuten, wie Pfarrer Kneipp, Priessnitz entwickelten Methoden, und jenen Männern der Naturheilkunde, die als „Außenseiter" bezeichnet und von der „Schule" abgelehnt werden. Könnte nicht in dieser Vernachlässigung einer der schwersten Vorwürfe liegen, die der Schulmedizin zu machen sind: die Unterlassung, jene Symptome zu beachten und zu beheben, die in Frühstadien behandelt die Rückkehr zu voller Gesundheit ermöglicht hätten?

Um der Fülle der Erscheinungsformen gerecht werden zu können, ist es notwendig, den Versuch zu machen, sie ihrer Entstehung nach zu systematisieren. Man kann das gedanklich-analytisch, experimentell und durch klinische Diagnostik erreichen, am besten durch eine Kombination dieser so verschiedenen Methoden. Tierversuche sind auf allen diesen Gebieten kaum durchzuführen bzw. noch nicht durchgeführt, weil man immer auf die großen Organveränderungen und Funktionsstörungen achtet und weil Tiere nicht über vorübergehende Schmerzen klagen können. Lediglich bei wertvollen Haus- und Zuchttieren gibt man sich die Mühe, den Gesundheitszustand durch Tierärzte überwachen zu lassen, sonst überläßt man die Tiere sich selbst. Hier liegen also *große Lücken der Forschung* vor, und es kommt nun darauf an, ein System aufzustellen, nach dem eine solche Forschung möglich ist und Aussicht auf Erfolg verspricht.

Die Symptomketten der Zivilisationskrankheiten (nach INGBER)

EDMUNDO INGBER hat in seinen umfangreichen röntgenologischen Untersuchungen vermittels serienweiser Röntgenaufnahmen über 60 Stunden einen ersten Anfang zu einer exakten Analyse dieser fortschreitenden Krankheitserscheinungen beim Menschen gemacht. Er stellt folgende Reihenfolge auf, die ich nach anatomischen und funktionellen Zeichen getrennt habe (s. S. 200).

Aus diesen Befunden und ihrem Verhalten bei Menschen verschiedenen Lebensalters gibt INGBER folgende Gruppierungen an, die er in diesem Fall insbesondere auf *Ernährungsfehler* zurückführen konnte.

A. *Unordnung der Ernährung*
    a) *Primitive, reversible* (heilbare) *Komplexe*
    b) *Sekundäre* und gemischte, nur noch *teilweise heilbare Komplexe*
    c) *Tertiäre*, mesotrophische und neoplastische, irreversible (unheilbare) *Komplexe*

Röntgenologische Zeichen

anatomische	Zeitliche Folge	funktionelle

1. Veränderungen der Nasen- und Nebenhöhlenschleimhaut
2. Zahnfleischeiterung, Zahnbettschwund, Zahnfäule, Bildung von *Zahnherden*
3. Veränderungen im Brustkorb von lymphopleuroganglionärem Typ ⟶ 1. Verminderung der Spitzen- und Basenbewegungen der Lungen
4. Aorta- und Herzformveränderungen ⟷ 2. Veränderungen der Herzbewegung
5. Nierenveränderung mit und ohne Steinbildung
6. Lebervergrößerung
7. Pankreasveränderung
8. Milzvergrößerung
9. Ödematöse oder atrophische Magenschleimhautveränderung ⟷ 3. Passagestörung am Magenmund
10. Gallenblasenentzündung mit oder ohne Steinbildung ⟷ 4. Passagestörungen der gastro-vesikulären Synergie
11. Vesico-duodenale Perivisceritis 5. Allgemeiner Verlust des Visceraltonus (Glenardsche Erkrankung, Ptose)
12. Mesenteriitis des Transversums 6. Verlangsamung der Magen-Gallenblasen-Entleerung
13. Veränderungen der Autoplastik der Dünndarmschleimhaut 7. Unzulänglichkeiten im Ausscheidungsrhythmus der Nieren
14. Geschwüre der Dickdarmschleimhaut 8. Unordnungen in der Duodenalpassage
15. Typhlo-perityphlo-appendikuläre Entzündung 9. Unordnungen in der Dickdarmpassage (meist Verstopfung)
16. Geschwürige oder atrophische Veränderungen im Descendens und Sigma 10. Sichtbare Fäulniserscheinungen im Dickdarm (Blähungen)
17. Hämorrhoidalveränderungen 11. Rückfluß der im Mastdarm angehäuften Kotmassen

B. *Entartungserkrankungen*

a) *Primäre Gruppe:* schwächliche, lymphatische, funktionell dyspeptische, aber „sonst gesunde" Kinder, die durch frühzeitige Umstellung der Ernährung im Sinne BIRCHER-BENNERS, MAYRS, BERTRAMS und KOLLATHS vorbeugend zur Gesundung zu bringen wären, die aber infolge fehlerhafter Ernährung ihrem Schicksal überlassen werden (s. Versuche SCHMIDT-MELISCHECK).

b) *Sekundäre Gruppe:* fortgeschrittene Schäden bei Personen zwischen dem 30. und 40. Lebensjahr, mit fortschreitender Unzulänglichkeit der Verdauungsorgane. Versagen der Notmechanismen, Neigung zu Infektionskrankheiten, innerhalb von 10 Jahren Versagen der medikamentösen Maßnahmen, chronische Leiden machen operative Eingriffe erforderlich.

c) *Tertiäre Gruppe:* vom 50. bis 75. Lebensjahre Versagen der Verdauungsstationen. 30- bis 40jähriger Leidensweg. Niedergang der Blutkapillargefäßfunktionen, bösartige Neubildungen. Endzustand einer *Entartung der menschlichen Konstitution.*

Das Unspezifische

Eine noch weitergehende Verfeinerung dieser Methoden bedeutet die Untersuchung des *Mesenchyms* und des *Blutbildes,* womit wir Störungen nachweisen können, die klinisch sonst nicht erkennbar sind. Und hinter diesen Störungen liegen vielleicht jene *kolloidchemischen Störungen,* die die frühesten Veränderungen überhaupt erkennen lassen, wo sie *noch undifferenziert* und somit im Sinne der Schulmedizin „unspezifisch" sind. Nach welcher Richtung die Anfangsstörung sich entwickeln wird, hängt von zusätzlichen Ursachen ab, und erst wenn diese erkennbar sind, beginnt das eigentliche Schulwissen.

Ich verweise auf die Arbeiten von PISCHINGER, KLUSSMANN sowie auf eine gute Zusammenfassung von FUDALLA, da ein eingehendes Behandeln an dieser Stelle den Raum überschreiten würde.

Auch liegt mir nicht daran, die kolloidchemischen, funktionellen oder histologischen Befunde zu beschreiben, das muß der Fachliteratur überlassen werden, sondern die diesen Veränderungen entsprechenden *subjektiven Gefühle des der Krankheit entgegengehenden zivilisierten Menschen.*

Würde ein Mensch, der sich gut beobachtet, bei leichtesten Störungen bereits zum Arzt gehen, bei Schnupfen, Zahnfleischreizung, bei mangelndem Appetit oder bei gelegentlichem Durchfall oder seltenem Stuhlgang, dann würde er wohl kaum mit jenem Ernst angehört werden, den diese Frühsymptome verdienen. Man muß sich doch wohl folgendes Geschehen vorstellen: sehen wir von der nervösen Regulation als der überragenden Gleichgewichtsapparatur ab, so finden wir in einer *längeren Fehlernährung wahrscheinlich die ersten Ursachen.*

Ich stelle mir dies so vor:

Lebenswichtige Organe haben einen Mangel an irgendwelchen Mineralien oder Vitaminen oder dgl. Durch „Fernmeldung" wird dieser Mangel an der nervösen Regulationsstelle wahrgenommen und nun werden die entsprechenden Reserven *aus weniger lebenswichtigen Organen mobilisiert* und mit dem Blutstrom dorthin gebracht, wo sie dringend benötigt werden. Die Lebensfunktionen gehen also weiter, werden aber an weniger lebenswichtigen Stellen eingeschränkt oder einseitiger. Nehmen wir an, daß Knochen und Zähne als solche Entnahmestellen vom Körper behandelt werden, so müßte es zuerst zu einer Mangelerscheinung im Skelett kommen. Das ist auch der Fall. *Die weniger lebenswichtigen Organe erkranken zuerst.*

Bleibt der Mangel nun bestehen und fehlen z. B. jene Faktoren, die die Bildung und Funktion der Blutkapillaren beeinflussen (B-Komplex, Vitamin A, Epithelkörperchen usw.), dann kommt es zu Fehlfunktion und Fehlbildung, wie man sie bei der mikroskopischen Betrachtung der Hautkapillaren gefunden hat. Man darf annehmen, daß auch in den inneren Organen sich solche Fehl-Kapillaren entwickeln, die ihrerseits zu lokalen Mangelernährungen führen müßten.

Diese ersten Prozesse würden zu einer Unter- und Fehlernährung der die Kapillaren umkleidenden Bindegewebszellen führen und damit die abweichende Funktion dieser Zellen einleiten.

Da nun die Zellen der großen Organe in ihrer Ernährung von den Leistungen der Kapillaren und Bindegewebszellen abhängen, müssen notwendigerweise schließlich auch die Organfunktionen leiden, und damit gelangen wir erst in den Bereich der anerkannten ärztlichen Diagnostik und der Histopathologie im Sinne VIRCHOWS.

Verschiedenes Verhalten lebens- und nicht lebenswichtiger Organe

Nehmen wir nun an, daß Fehlernährung des Bindegewebes zu einer *erhöhten Krankheitsanfälligkeit* führt, daß diese an einer *Veränderung der Schleimhäute erkennbar* ist, dann gewinnen etwaige *Katarrhe* bereits eine klinische Bedeutung. Hierher wird auch der Faktor „*Erkältung*" gehören, bei dem aber zugleich nervös-regulatorische Störungen beobachtet werden, die allerdings *noch reversibel* sind. Denn man kann den Organismus „*abhärten*". „Abhärten" bedeutet die Gewöhnung an Temperaturdifferenzen in möglichst kurzer Zeitspanne unter *Erreichung eines neuen Gleichgewichts für die durchschnittlichen Bedingungen*. Die Regulation erfolgt durch die nervösen Zentren, die Ausführung durch die Erfolgsorgane. *Anlage und Ernährung spielen dabei eine gemeinsame Rolle.*

Bedeutung der Bewegung

Lebendiges zeigt immer „*Bewegung*" und jede Bewegung erfordert eine *Überwindung der Schwerkraft.* Solange das Lebendige diese Kraft überwinden kann, können Lebensäußerungen vor sich gehen. *Siegt aber die Schwerkraft, dann tritt der Stillstand, der Tod ein,* der Zerfall beginnt. Auch dieser *Kampf kann geübt werden,* wie alle Muskeln geübt werden können. Diese Übung bedeutet aber letzten Endes eine *Übung chemischer Gleichgewichtsvorgänge,* die in komplizierten, nur teilweise erkennbaren Vorgängen Zusammenziehung und Dehnung der Muskelfasern ermöglichen. Die Funktion ist wiederum abhängig vom Ernährungszustand und wird reguliert durch die nervösen Zentren.

Wird der Organismus also nicht abgehärtet, so wird er für Temperatureinflüsse erhöht anfällig, „*Erkältungen*" treten ein, die sich in lokalen Katarrhen äußern, auch wohl in einzelnen Entzündungen. Wird der Organismus nicht ausreichend bewegt, so erschlafft die Überwindung der Schwerkraft, es kommt zu *Stauungen* und sekundär zu lokalen Organveränderungen, wie Krampfadern, Hämorrhoiden, in Frühstufen treten kalte Füße auf, usw.

Der Ernährungsvorgang spielt also bei beiden Prozessen maßgebend mit, und so wird der Einfluß richtiger und falscher Ernährung auf die Ernährungsorgane von entscheidender Bedeutung. Wenn deren Schleimhäute nicht mehr richtig funktionieren, müssen im Innern des Körpers Fehler auftreten; wenn der Darm die zu verdauende Nahrungsmasse nicht richtig bewegen kann, kommt es zu Stauungen, zu Verstopfung, und jede lokale Störung kann weitreichende Folgen haben. Ich verweise auf die obigen Schemata von INGBER.

Zu diesen Folgen gehört die Fehlernährung der einzelnen Organe, wobei die lebenswichtigen auf Kosten der weniger lebenswichtigen leben. Wenn demnach Knochen, Knorpel, Sehnen, Muskeln zuerst Nahrungslieferanten sind und nicht rechtzeitig ergänzt werden, müssen sie minderwertig funktionieren, neben dem Gebißverfall sind Skelettveränderungen zu erwarten, außerdem *lokale Stoffwechselstörungen in den Muskeln* usw. Wir sprechen z. B. von *Muskelrheumatismus:* die Ausbildung von Stauungen kann zur Ansammlung *lokaler* Stoffwechselprodukte führen, weil ungenügende Bewegung oder einseitige Bewegung vorlagen.

Frühzeitig wirken sich Stauungen und Fehlernährung auf die *Funktion der Leber* aus, und von deren Wirken wird das sog. kolloide Milieu des Organismus weitgehend beeinflußt. Es treten im Blut und in der Lymphe nachweisbare Änderungen unspezifischer Natur ein, die sich auf das Mesenchym und dessen Ernährungszustand auswirken.

Alle diese Prozesse, die hier nur kurz skizziert werden, stehen unter dem Einfluß der zum Leben erforderlichen *chemisch-physikalischen Energie,* die durch die *Oxydationen* der Nährsubstanzen frei wird. So gelangt neben der Leber die *Lunge als Aufnahme- und Ausscheidungsorgan* an ihren wichtigen Platz. Wie soll sie richtig funktionieren, wenn die *Luft verunreinigt* ist, wenn nicht tief eingeatmet wird, wenn man dieses alles nicht als Kind lernt, so daß es einem zur zweiten Natur wird?

Schließlich ist das Leben nur möglich, wenn das *Herz* dauernd schlägt. Seine tägliche Arbeit übersteigt alle Vorstellungen und seine Regelmäßigkeit ist seinen Muskelzellen eigentümlich.

Man kann die *Lebenswichtigkeit der einzelnen Organe und der für sie wichtigen Stoffe* daran erkennen, wann ein vorübergehender oder längerer Mangel zu nachweisbaren Schäden führt. Dazu sei folgendes Schema gegeben:

Tod tritt ein
bei Luftmangel . . . . in wenigen Minuten
bei Wassermangel . . . . . . in etwa 17 Tagen
bei Hunger (mit Wasser) . . . in 60 — 80 Tagen
bei Mangel an lebenswichtigen
Vitaminen . . . . in 2 — 6 Monaten
bei Mangel an Großmineralien . ???

Krankhafte Reaktionen leichtesten Grades bis zu unheilbaren Störungen treten ein

bei Fehlen von natürlichen Aromastoffen als vorübergehende Sofortreaktion durch die Verdauungsleukocytose als eine Art Entzündung
. . . . . in etwa $^{1}/_{2}$ Stunde nach Nahrungsaufnahme
bei Fehlen nahrungseigener Fermente durch zuviel Sauerstoff im Darminneren
. . . . . während der Verdauung (24 Std.)
bei Schädigung der Gewebsatmung
. . . . . in Monaten bis Jahren
bei Schädigung des Gesamtstoffwechsels
. . . . . in Monaten bis Jahren
bei Teilschädigungen (Fehlen einzelner Teile des B-Komplexes, mancher Vitamine, Spurenelemente)
. . . . . in Jahren, Jahrzehnten, Generationen

Es gibt wohl keine Krankheit, die spezifisch auf eine Ursache allein zurückzuführen ist, wenn man nicht Infektionen durch gemeingefährliche Mikroorganismen (Pest, Cholera, Gelbfieber usw.) oder Gifte wie Blausäure, Arsen usw. erwähnen will. Alle andern Schadursachen benötigen einer gewissen Reaktionsbereitschaft, und deshalb wurde oben darauf **aufmerksam** gemacht, daß in der Medizin es nicht nur wichtig ist festzustellen, weshalb ein Lebewesen erkrankt, sondern daß es *ebenso wichtig* ist zu wissen, *weshalb bei sonst gleichen Ursachen ein anderes Lebewesen nicht erkrankt.* Das darf niemals vergessen werden, weil hier der *Weg der Vorbeugung beginnt.*

Ein Schema der Ursachen und Folgen

In Abb. 32 habe ich eine schematische Darstellung der zivilisatorischen Krankheitsursachen und ihrer Folgen zu geben versucht.

Die obere horizontale Linie soll eine ausgeglichene Lebenslage symbolisch darstellen. Sie wird schrittweise abfallend dargestellt durch die „Wirkungen unzureichender nervöser Regulation", „Fehlen lebens- und gesundheitswichtiger Bestandteile der Nahrung", „unzureichende körperliche Bewegung" und das „Fehlen hilfreichen Zusammenlebens".

In der unteren horizontalen Linie sind die Lebensjahre eingetragen von der Geburt bis zum hohen Alter.

Bereits vor der Geburt, intrauterin, beginnen Schäden durch Fehlernährung, die z. B. zur Anlage von Mißbildungen führen.

Durch gestörte Regulation, fehlende Abhärtung und Fehlernährung kommt es zu gestörten Funktionen der Blutkapillaren: Katarrhen, Erkältungen usw.

Kommt hierzu Belastung durch verstärkten Abbau, verstärkten einseitigen Gebrauch oder zu geringe Bewegung, so treten Gebißverfall und Skeletterkrankungen ein.

Auf dieser Basis können rheumatische Anlagen entstehen.

Infolge fehlerhafter Ernährung und zu wenig Bewegung entsteht Neigung zu Verstopfung sowie unzureichende Atmung mit ihren Folgen.

Organerkrankungen mancherlei Art treten auf.

Irreparable Schäden der Gewebsatmung bilden eine Vorstufe für Krebs.

208 Die kleinen Zivilisationsseuchen

Schematische Darstellung der zivilisatorischen Krankheitsursachen und ihrer Folgen.

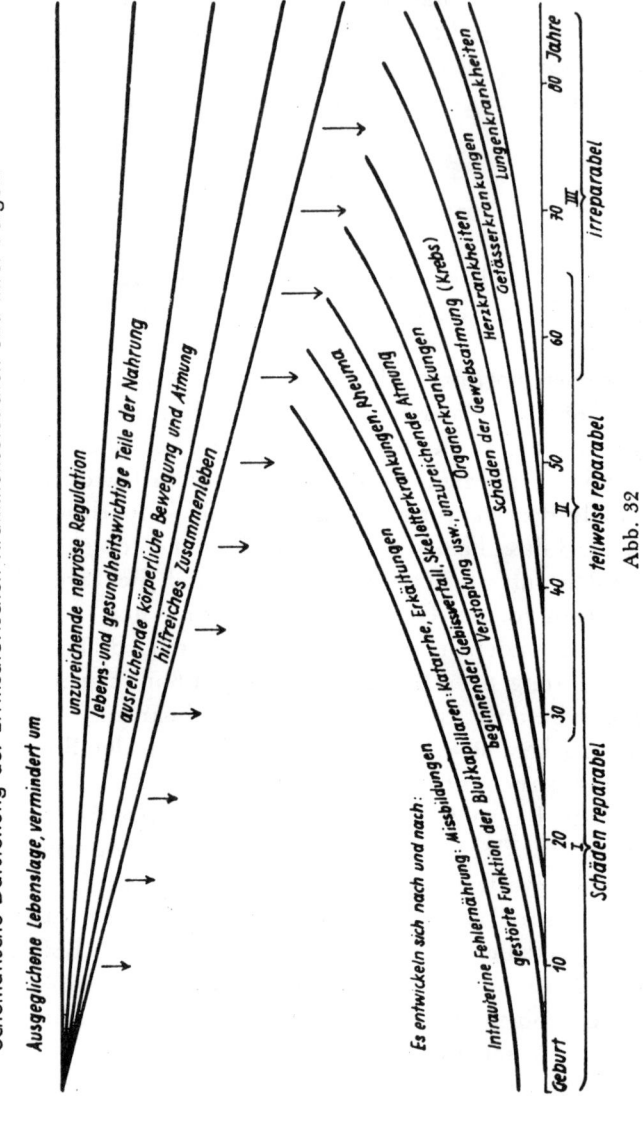

Ausgeglichene Lebenslage, vermindert um
- unzureichende nervöse Regulation
- lebens- und gesundheitswichtige Teile der Nahrung
- ausreichende körperliche Bewegung und Atmung
- hilfreiches Zusammenleben

Es entwickeln sich nach und nach:
- Intrauterine Fehlernährung; Missbildungen
- gestörte Funktion der Blutkapillaren; Katarrhe, Erkältungen
- beginnender Gebissverfall, Skeletterkrankungen usw., Rheuma
- Verstopfung usw., unzureichende Atmung
- Organerkrankungen (Krebs)
- Schäden der Gewebsatmung
- Herzkrankheiten
- Gefässerkrankungen
- Lungenkrankheiten

Geburt 10 20 I 30 40 II 50 60 70 III 80 Jahre

Schäden reparabel | teilweise reparabel | irreparabel

Abb. 32

Das Herz beginnt zu versagen.

Die Gefäße erstarren, werden brüchig, erhöht durchlässig usw. Wir finden Apoplexie, Ödeme usw. Störungen der Nierenfunktionen.

Lungenkrankheiten, wie Altersemphysem entwickeln sich. Allgemeine Rückbildung der Organe und ihrer Funktionen.

Diese Störungen können in den ersten Jahren bis Jahrzehnten völlig rückbildungsfähig sein [Klammer I],

sie sind noch partiell heilbar (symptomatisch) [Klammer II],

sie sind nur chemotherapeutisch oder chirurgisch zu beseitigen, meist unheilbar [Klammer III] (s. auch Schema, S. 200).

Dabei muß man dieses Geschehen sich so vorstellen, daß *alle vorhergehenden Ursachen auf die folgenden Vorgänge wirken*, so daß schließlich ein buntes und kaum noch zu analysierendes Gemisch von fehlerhaften Ursachen und krankhaften Folgezuständen und Funktionen herauskommt. Hier bleibt der praktischen Medizin nichts mehr übrig, als spezifisch zu handeln, um überhaupt etwas zu erreichen.

Das Schwergewicht aber wird man in Zukunft auf die *gesunde Erziehung von Jugend auf* zu legen haben und *alle „kleinen Zivilisationsstörungen" müssen ernsthaft beachtet und beseitigt werden*. Nur so wird man wohl die Folgen der Frühstörungen vermeiden und eine gesunde Bevölkerung heranwachsen lassen können. Der Kranke über 40 Jahre kann kaum noch völlig gesund werden, ihm ist aber das Leben erträglich zu machen. Diese Aussichten nehmen mit zunehmendem Alter ab.

Bedenken wir diese *möglichen Ursachenreihen*, dann *wird man zu den eigentlichen Zivilisationskrankheiten nicht jene großen Komplexe rechnen*, die im ersten Teil als zunehmende Todesursachen statistisch behandelt wurden, *sondern die in der Jugend stattfindenden, beginnenden, meist unbeachtet vorübergehenden, sich aber immer wiederholenden Störungen*.

Es ist also ein Zu-Spät-Versuch, die Erwachsenen umzuändern, hier kann man nur noch mildern, manchmal allerdings in erstaunlichem Umfange. Diese Reparationsfähigkeit gehört zu den größten Wundern, die noch mächtiger sein können als die Fehler des Menschen (s. Tenazität, S. 47). Die Hoffnung darf niemals aufgegeben werden; je früher man aber mit vorbeugenden Maßnahmen beginnt, desto wirksamer werden sie sein und damit ist die Linie der zukünftigen Medizin weitgehend vorgezeichnet: *wirksame Vorbeugung bei Kindern, entsprechende Erziehung der werdenden Mütter, der Eltern, der Lehrer, der Ärzte, und eine Gestaltung des sozialen Milieus, die eine Einordnung der Individuen in die Gemeinschaften leicht ermöglicht.*

Bei aller Anerkennung der großen Erfolge der wissenschaftlichen Medizin wird man auf Grund dieser Analysen und der gegenwärtigen Lage zu fordern haben, daß sie sich weit mehr als bisher ihrer noch unerfüllten Aufgabe der Entwicklung einer vorbeugenden Heilkunde zu widmen und nicht mit der Bekämpfung der Bakterien und der Entwicklung der Chemotherapie allein zu beschäftigen hat.

Aufgaben der Einzelnen an ihrer Gesunderhaltung

Es ist auch nicht zu empfehlen, in der Bevölkerung den Glauben an irgendwelche, nur als magisch zu bezeichnende Wirkungen aufrecht zu erhalten oder zu fördern, sondern man muß die Bevölkerung dahin aufklären, daß *Abhärtung, körperliche Bewegung, vollwertige Ernährung, gute Atmung und Rücksichtnahme auf den sozialen Partner die von jedem Einzelnen durchzuführenden Vorbeugungsmaßnahmen gegen spätere Krankheit sind.*

Ein unerfüllbares Programm? Ich glaube, nein! Es bedarf aber der bewußten Mitwirkung der Ärzte, der Universitäten, der Regierungen, der Stadtverwaltungen usw., um ihrerseits den sonst hilflosen Einzelnen jene Möglichkeiten zu schaffen, ohne die sie rettungslos den Spätschäden ausgesetzt sind, die nicht mehr völlig geheilt werden können. Es ist, wie auch sonst im Leben:

Nicht die großen Krankheiten sind es, die zur Vernichtung und zum Zerfall führen, sondern die sich täglich wiederholenden kleinen und unscheinbaren Störungen, die nun einmal mit dem technischen Aufstieg der Menschheit bisher unauflöslich verbunden waren. Hier kann eine weitere Entwicklung zu einer schrittweisen Beseitigung dieser Schadwirkungen führen und dann, in dem Sinne, wie es in diesem Buch darzustellen versucht wird, eigentlich erst jenen Hochstand herbeiführen, den erreicht zu haben man sich heute ohne zureichenden Grund einbilden möchte. Und das Schlimmste ist, daß man sich der Mangelhaftigkeit des gegenwärtigen Zustandes im Stillen bewußt ist, es aber aus Mangel an Mut und dem erforderlichen Entschluß zur Neugestaltung z. B. wegen wirtschaftlicher Verluste nicht zuzugeben wagt.

VIII.

Die Staatsentfremdung als dritter „historischer Test"

Krankheit und Gesundheit als Wirtschaftsfaktoren

Motto: *Wer nicht lernen will, muß zahlen!*

Mehrfach wurde im Vorhergehenden das politische und wirtschaftliche Gebiet gestreift und es wird nunmehr erforderlich, diese Fragen zusammenhängend zu behandeln.

EMIL ABDERHALDEN, der bekannte, vor einigen Jahren in Zürich verstorbene Physiologe aus Halle, schrieb 1921 ein Buch: *„Das Recht auf Gesundheit und die Pflicht, sie zu erhalten".* In diesem Buche finden sich folgende Sätze:

„Solange der Staat ungeheure Summen ausgeben muß, um lebensuntüchtige Individuen mühsam am Leben zu erhalten, solange er Millionen für geistig Minderwertige auswerfen, gewaltige Kranken- und vor allem Irrenhäuser unterhalten muß, bleibt für die körperlich und geistig Gesunden immer nur ein Bruchteil jener Summen übrig, die zur Verfügung ständen, müßte nicht eine so gewaltige Zahl von Opfern mangelhafter Fürsorge für die Gesunderhaltung verpflegt werden" (S. 5/6).

„Keine Ausgaben tragen so reichlich Zinsen, wie jene, die der Gesunderhaltung des Volkes dargebracht werden."

„Jedes Individuum hat ein Anrecht auf Lebensbedingungen, die Geist und Körper gesund erhalten."

ABDERHALDEN bespricht die Betriebskrankheiten, den 8-Stunden-Arbeitstag, die Wohnungsfrage, den eigenen Landbesitz, die Ernährungsfragen. die Aufklärung für gesundes Leben, insbesondere der Hausfrauen, den Mißbrauch von wertvollen Nahrungsmitteln zur Umwandlung in Arzneimittel, den Schutz gegen irreführende Reklamen, die Notwendigkeit, Wächter der Volksgesundheit einzustellen und auszubilden, sowie ausführlich die *Pflicht des Menschen, seine Gesundheit zu erhalten.*

Ein Erfolg war dem Buch und seinen Gedanken nicht beschieden.

Die damals anerkannten Methoden der Hygiene gelten auch heute noch und sind praktisch kaum erweitert worden. Die Zivilisationskrankheiten steigen weiter an, und man bemüht sich, diese Zahlen nicht bekannt werden zu lassen. Weil man keinen Weg weiß, diese Gefahr zu verringern, scheut man sich, auf sie hinzuweisen.

Ich will einige historische Daten anführen, aus denen hervorgeht, daß seitens weitsichtiger vorausschauender Ärzte die Problemstellung schon lange erkannt worden ist.

Vor etwa 150 Jahren schrieb SCHERF: *„Unter dem Begriff der Gesundheit müßte man nicht nur die Abwesenheit von Krankheiten, sondern die gesamten körperlichen Kräfte und Fähigkeiten des Menschen auf der höchstmöglichen Stufe der Vollkommenheit verstehen"* (zit. nach BUURMANN).

1725 wurde die erste moderne „*Medizinalordnung in Preußen*" erlassen.

1779 veröffentlichte J. P. FRANK sein „*System einer vollständigen medizinischen Polizey*".

1796 erscheint HUFELANDS „*Makrobiotik*", grundsätzlich das erste Lehrbuch einer allgemeinen Hygiene mit der Definition: „Das Leben verlängern heißt, es nicht verkürzen".

1823 veröffentlicht CHRISTIAN FRIEDRICH NASSE seine Schrift: „Von der Stellung der Ärzte im Staat".

Nach 1840 vom gleichen Autor: „Zum Schutz der Handwerker in den Fabriken".

1840 FRÖBEL: „Gründung des allgemeinen deutschen Kindergartens".

1818—1901: MAX V. PETTENKOFER, der Vater einer wissenschaftlich fundierten Ernährungslehre.

1887: PETTENKOFER fordert Lehrstühle für Hygiene an den Universitäten und technischen Hochschulen.

1884 war VIRCHOW im Preußischen Abgeordnetenhaus noch dagegen, der Hygiene ein Kolleg einzuräumen. Sie brauche nicht im Zusammenhang vorgetragen zu werden, der Student könne alles in Physik, Chemie, Mikroskopie verteilt lernen.

Und doch fällt er in jenen Jahren seinen Ausspruch: *„Eine vernünftige Staatsverfassung muß das Recht des Einzelnen auf eine gesundheitsgemäße Existenz unzweifelhaft feststellen."*

Von ihm stammt auch das Wort: *„Der Arzt ist der natürliche Anwalt der Armen"* und das weitere, modern anmutende Schlagwort: *„Erst Gesundheit, dann Bildung"*.

Magna Charta der Gesundheit

Seit etwa 1880 müssen wir die *Entwicklung der spezifischen Medizin* als beherrschende Tendenz rechnen, die heute vielfach ganz unzulänglich und tendenziös als „Schulmedizin" bezeichnet wird. Sie hat die Erforschung der spezifischen Diagnostik und Therapie und die Aufteilung in Spezialfächer als historisches Ergebnis gebracht. Bakteriologie, Chemotherapie, Pharmakologie, Röntgendiagnostik, Strahlentherapie usw. werden als neue Verfahren entwickelt und dokumentieren ihre großen Erfolgsmöglichkeiten. Der Weitblick der genialen Begründer dieser Methoden ist aber immer mehr eingeengt worden, und so ist es zu begrüßen, wenn heute ein neues großes Gesundheitsprogramm in der *„Magna Charta der Gesundheit"*, die am 22. 7. 1946 von 61 Nationen in Washington beschlossen worden ist, vorliegt. In Deutschland, von dem ursprünglich diese Ideen ausgegangen sind, wie aus den oben angeführten historischen Daten hervorgeht, ist diese Magna Charta kaum bekannt geworden wegen der politischen Ereignisse. Die wichtigsten Sätze seien zusammengestellt:

In dieser „Magna Charta" wird *„die Freiheit von Krankheit und Schwäche als eines der wichtigsten Menschenrechte"* bezeichnet. Es wurden bestimmte Leitsätze aufgestellt, die in der Präambel der Verfasser der Weltgesundheitsorganisation angeführt sind. Es sind folgende drei Sätze:

1. *Gesundheit wird bezeichnet als Zustand völligen physischen, geistigen und sozialen Wohlbefindens und nicht nur als Fehlen von Krankheit und Schwäche* (s. oben SCHERF).

2. Es wird betont, daß *Gesundheit zu den Grundrechten eines jeden menschlichen Wesens gehört* ohne Unterschied von Rasse, Religion, politischer Überzeugung, wirtschaftlicher und sozialer Lage.

3. Die *Gesundheit aller Völker wird als Grundlage für Frieden und Sicherheit* bezeichnet und ist von der restlosen Zusammenarbeit der Einzelpersonen und Staaten abhängig.

Ich halte diese Schöpfung für wichtiger und zukunftsträchtiger als die meisten heute so hoch eingeschätzten Erfindungen. Denn hinter diesen Formulierungen steht eine große, menschliche Idee, die *Idee der Verpflichtung des Menschen gegenüber dem Lebendigen.* Ideen erweisen sich aber immer als dauerhafter und wirksamer als technische Maßnahmen. Es kommt nur darauf an, daß diese Idee sich schneller durchsetzt als die drohende Zerstörung durch die Zivilisation.

Gesundheit ist Wirtschaftsgut

Es kommt nun darauf an, die vorgeschlagenen Methoden auf ihren tatsächlichen Wert zu prüfen. Hier leistet uns das Buch von Winslow, Professor für öffentliches Gesundheitswesen an der Yale Universität in New-Haven USA, einen bedeutenden Dienst; es ist in Deutschland unter dem Titel „Gesundheit ist Wirtschaftsgut" („Health is Wealth") erschienen. Herausgegeben ist das Buch von der *Weltgesundheitsorganisation,* stellt also deren *Ausführungsbestimmungen zu der Magna Charta* dar.

Nach Winslow sind die zu bekämpfenden Krankheiten in erster Linie die ansteckenden Krankheiten (Malaria, Darmkrankheiten, die durch Insekten übertragen werden, und Krankheiten, die von Mensch zu Mensch übertragen werden usw.). Sodann folgen Geisteskrankheiten. Hier findet sich folgender Satz:

„Viele Fachleute glauben, daß in unterdurchschnittlich entwickelten Ländern der geistige Gesundheitszustand besser ist als das in wirtschaftlich besser gestellten Ländern der Fall ist."

Vergleicht man nun dieses Buch von WINSLOW mit dem im Vorstehenden vorgelegten statistischen Material, so erkennt man, daß wiederum der *Ausgangspunkt irrig* ist, insofern man von der „Zunahme der Lebenserwartung" als dem „besten Maß für die wirtschaftliche Belastung eines Landes durch Krankheit ausgeht". Es fehlt der ausschlaggebende Umstand, daß viele der länger lebenden Menschen durchaus nicht zugleich gesünder geworden sind, sondern daß sie verfrüht an „Alterskrankheiten" und vermehrt an Zivilisationskrankheiten erkranken und sterben. Infolgedessen werden die Folgerungen auch einseitig und unzureichend gezogen.

In dem Teil „Gesundheit von Mutter und Kind" liest man bei WINSLOW sehr richtig:

„Eine erfolgreiche Arbeit auf dem Gebiet der Gesundheit für Mutter und Kind beruht darauf, daß man *die Leute lehrt, was sie selbst für sich tun können.* Zur Verbesserung der häuslichen Errährung ist in manchen Fällen Zusammenarbeit mit Organisationen von Landwirtschaft und Tierhaltung angebracht. Zur Besserung des Lebensstandards ist außerdem *Zusammenarbeit mit Erziehungsbehörden, Wohlfahrtsämtern und Behörden,* die sich mit der Verbesserung der hygienischen Verhältnisse beschäftigen, notwendig.

Die *positive und erzieherische Aufgabe der Medizin ist in der vergangenen Zeit relativ vernachlässigt worden.* Es besteht die Notwendigkeit, größte Anstrengungen und Versuche anzustellen, die es ermöglichen, breiten Massen der Bevölkerung gesunde Lebensbedingungen zu schaffen. Es wäre kaum vertretbar, Maßnahmen zur Stärkung des Willens zum Kinde zu ergreifen, wenn nicht gleichzeitig Anstrengungen gemacht werden, das *Leben lebenswert zu gestalten.*"

Die Ernährungsfrage wird von WINSLOW vor allem darin gesehen, daß man den *Hunger bekämpft,* d. h. daß der *täglich mehrfach bemerkbare Mangel an Kalorien in den Vordergrund gestellt* wird. Die darüber hinausgehende „Qualität der Nahrung" wird nur kurz erwähnt, insofern als Blutarmut,

Beriberi, Pellagra, Rachitis und Skorbut als Mangelkrankheiten behandelt werden. Das ist sehr wenig. *Die Möglichkeit, daß es darüber hinaus noch weitere Mangelkrankheiten geben könne oder Fehlernährung allgemein, die zu Zivilisationskrankheiten führen könne, wird nicht einmal erwähnt.* Und so sind auch die *Vorschläge und Vorbeugungsmaßnahmen unvollkommen und unvollständig* und beschränken sich auf „Vitaminierung", Fluorierung zur Cariesverhütung (S. 26 l. c.), hinzu kommen landwirtschaftliche Maßnahmen, wie Bekämpfung der Bodenerosion, Bewässerung von Wüstengebieten usw. (l. c. S. 44).

Die Erzeugung von Lebensmitteln „wird nicht nur durch Vernichtung von Unkraut gefördert, wie auch Gesundheit in hohem Grade nicht nur durch Bekämpfung von Krankheiten gefördert wird."

Schließlich werden die „Aufgaben der gegenseitigen Hilfe" in Gestalt der „technischen Hilfe" erörtert — aber auch hier findet man nichts von der Bedeutung der Zivilisationskrankheiten, und das in einem Buch der Weltgesundheitsorganisation! Diese Ratschläge reichen nicht aus.*)

Das reguläre Budget der WHO betrug 1953/1954 8,5 Millionen Dollar, eine winzige Summe, gemessen an den Ausgaben für die Atombomben.

Moderne Auffassung der Sozialhygiene

Immerhin findet sich in dem Buch von WINSLOW der Versuch einer Definition der *„modernen Auffassung der Sozialhygiene"*: „Sozialhygiene ist die Wissenschaft, das Leben zu verlängern und die körperliche Gesundheit und Leistungsfähigkeit durch planmäßige Anstrengungen der Gemeinschaft

---

*) s. KOLLATH: „Ordnung unserer Nahrung".

zur Besserung der Umgebungshygiene, Bekämpfung von ansteckenden Krankheiten, Erziehung zur Hygiene des einzelnen, Errichtung von ärztlicher Hilfe und Pflege für die Früherkennung und vorbeugende Behandlung von Krankheiten und zur Entwicklung sozialer Einrichtungen, die jedem einzelnen im Rahmen der Gemeinschaft einen genügenden Lebensstandard sichern, der der Erhaltung der Gesundheit dient, zu fördern."

Diese „Definition" ist eine Kennzeichnung von Teilaufgaben, aber keine wirkliche Begriffsbestimmung, die exakten wissenschaftlichen Wert hat.

Wie wäre es mit folgender Definition: *„Soziale Hygiene umfaßt die Gesamtheit aller öffentlichen und persönlichen Maßnahmen, die der Gesundheit der Menschen, Tiere und Pflanzen dienen. Sie ist Gegenstand allgemeiner Bildung und Erziehung".*

E. Schröder, Göttingen, hat mit Recht darauf hingewiesen, daß auch „Ärzte selbst durch Jahre und Jahrzehnte hindurch den Grundcharakter des Gesundheitswesens verkannt und ihn weithin einseitig dahin entwickelt haben, das Gesundheitswesen lediglich als Teil der Krankheitsforschung und Krankheitsbehandlung anzusehen".

Krankenhäuser als Festungen

So ist es nicht verwunderlich, wenn man eine Abhilfe bisher vor allem in immer mehr und immer größeren Krankenhäusern sieht.

Das Clinical Center von Washington enthält 1100 Laboratorien, aber nur 500 Betten. Krebs, Kinderlähmung und Geisteskrankheiten sollen hier erforscht und geeignete Methoden zu ihrer Bekämpfung entwickelt werden. Das größte Krankenhaus Stockholms, das Söderkrankenhaus kostete 90 Millionen Schwedenkronen und der Aufenthalt ist so teuer, daß für jeden Patienten neben dem gesetzlichen Versicherungsbeitrag seitens der Stadt täglich ein Zuschuß von 35 Kronen erforderlich ist, wie man mir mündlich mitgeteilt hat.

Es ließen sich diese beiden Beispiele beliebig aus aller Welt vermehren, und es ist wohl kaum zu viel gesagt, daß einst *von unserer Zeit zu unserem Gedächtnis Krankenhäuser, Fabriken und Finanzämter künden werden, wo das „finstere" Mittelalter Dome, Rathäuser und Burgen erbaute* im gemeinsamen Willen zur Bewahrung seines Wollens und Strebens. In unserer Zeit wurden diese Burgen und Schlösser zu Asylen, Altersheimen, Nervenheilanstalten und Gefängnissen und die Kirchen wurden vielfach zu Ruinen. Welchem Zweck werden einmal unsere Krankheitsburgen und Finanzburgen dienen?

„Das Volk", ich verwende hier den politischen terminus technicus, ohne bestimmte Klassen zu meinen, wird über die Wirklichkeit nicht orientiert, sondern läßt sich durch die technischen Fortschritte täuschen. Die großen öffentlichen Organisationen, wie die *Krankenkassen,* sehen aber bereits die Grenzen ihrer Möglichkeiten und *fordern vorbeugende Gesundheitsfürsorge:*

„Die Vereinigung der Ortskrankenkassenverbände in der Bundesrepublik fordert, daß die vorbeugende Gesundheitsfürsorge (Vorsorge im Sinne Kötschaus) als Pflichtaufgabe der Krankenversicherungsträger gesetzlich verankert wird. Bisher seien den Krankenversicherungsträgern für vorbeugende Maßnahmen — wie Mütterberatungsdienst oder regelmäßige Zahnuntersuchungen — nur unzureichende Grenzen gesetzt, da die Bestimmungen hierüber noch aus dem Jahre 1911 stammten. Die Vereinigung hält es für untragbar, daß die soziale Krankenversicherung gewöhnlich erst dann einsetzen könne, wenn bereits ein Gesundheitsschaden eingetreten ist" (15. April 1953 od. 54).

Eine Wandlung scheint bevorzustehen.

Öffentliche Aufwendungen zur Vorsorge — Gesundheitspolitik

(nach Buurmann)

Wichtiges Tatsachenmaterial zu dem gleichen Fragenkomplex liefert uns der Vortrag „Gesundheitspolitik" von Buurmann auf der Konferenz der „Gesundheitsminister" in Düsseldorf am 13. 2. 1952. Hier finden wir so manches von dem, was sein *sollte*, und dem, was *ist*.

Buurmann geht von der Feststellung aus, daß die *vorbeugende Medizin in Deutschland viel zu wenig beachtet werde*, und gibt dazu Daten, deren Bekanntwerden wirklich wichtig ist:

„Für die Tuberkulosebekämpfung wurden im Jahre 1924 in Preußen 100 000 Mark eingesetzt, für die Bekämpfung der Kleinkinder- und Säuglingssterblichkeit 300 000 Mark, für die Förderung der Viehzucht 500 000 Mark und für veterinärpolizeiliche Maßnahmen 1 000 000 Mark."

„Im Jahre 1926 wurden für die Tuberkulosebekämpfung im Etat nur 400 000 Mark gefordert, aber für den Ankauf eines einzigen Zuchthengstes in England 600 000 Mark verausgabt. Im gleichen Jahr wurden für den Umbau der Oper 4 Millionen bewilligt".

„Pro Kopf wurde für den öffentlichen Gesundheitsdienst 1950 in den verschiedenen Ländern eine Summe von 1,41 (Baden) bis 4,30 DM (Bremen) veranschlagt, das sind 0,63 bzw. 1,22% des jeweiligen ordentlichen Haushalts. Rheinland-Westfalen hatte 1,54%."

„Vergleichsweise ist es für den Durchschnitt des Bundesgebiets 2,21 DM, also 22 Zigaretten zu 10 Pfg. pro Kopf und Jahr."

Buurmann führt weiter an, daß 1950 z. B. im Bund pro Kopf 1,31 DM für den öffentlichen Gesundheitsdienst verausgabt wurden, 69,57 DM für Besatzungskosten.

Für 20 Zigaretten mußte der westdeutsche Arbeiter 60 Minuten arbeiten, d. h. für 2,00 DM. Ob er nicht auch eine Stunde im Jahr für die eigene Gesundheit und die seiner Familie arbeiten möchte?

Mit diesem vergleichenden Argument habe ich 1937 den Widerstand der Behörden und des Städtetages in Mecklenburg überwunden, indem ich für die wirtschaftliche Sanierung des Medizinaluntersuchungsamtes den Wert einer Zigarette = 3 Pfennige pro Einwohner und Jahr forderte. Gegen dies Argument war man machtlos! Mein Vorschlag wurde angenommen. Die Gebühren dienten der Seuchenbekämpfung.

Der Zuschußbedarf betrug 1950 in der Bundesrepublik für den öffentlichen Gesundheitsdienst je Kopf 1,77 DM, für Rechtspflege 7,90 DM, für Schulwesen 19,50 DM, für Benutzung öffentlicher Verkehrsmittel 41,44 DM, für alkoholische Getränke 76,84 DM und für Tabak 78,37 DM!

Für Heilverfahren, durchgeführt von der Angestelltenversicherung, der Invalidenversicherung und der knappschaftlichen Rentenversicherung, wurden 1950 zusammen 195,3 Millionen Mark ausgegeben, für den öffentlichen Gesundheitsdienst nur 109 Millionen Mark. Könnten, so fragt man sich wohl, diese Werte nicht zweckmäßiger umgetauscht werden, indem man durch eine richtige, *wirksame Gesundheitspflege und Erziehung* das Erkranken überhaupt weitgehend eindämmen und die Menschen froher, glücklicher machen würde?

In der entsprechenden Landtagsdebatte wird festgestellt, daß „die Abgeordneten ein *mangelndes Interesse für Gesundheitsfragen* haben; das beweise die Leere der Bänke im Parlament bei Beratung von Fragen der Volksgesundheit."

Man kann wohl kaum behaupten, daß sich in dieser Einstellung bis jetzt Wesentliches geändert habe. Am besten wird dies dadurch kommentiert, daß zahlreiche Völker besondere Gesundheitsministerien haben, daß aber entsprechende Ministerien sowohl im Westdeutschen Bund wie in den Ländern fehlen und sie nur als „Abteilungen" meist dem Innenministerium angegliedert sind, gelegentlich auch dem Arbeitsministerium. Auch heute noch sind die für Gesundheitswesen vorgesehenen Mittel auffallend gering, worauf die Abgeordnete Frau Dr. STEINBISS (11. 4. 51) aufmerksam machte (nach BUCHKA):

„Wenn wir weiter das Gesundheitswesen in der Bundesrepublik so hintansetzen wollen, wie wir es bisher getan haben, so werden wir dem Volke auf die Dauer großen Schaden zufügen . . . ."

„Der Bund muß sich entschließen, hier die Aufgaben zu übernehmen". (Inzwischen ist der Bundesgesundheitsrat ins Leben gerufen worden, in dem sich aber *nicht ein Vertreter der modernen Gesundheitsbewegung* befindet und *dessen Mitglieder zur Geheimhaltung verpflichtet* sind. Eine Begründung dafür habe ich nicht finden können, vielleicht wird sie auch geheimgehalten.)

Mit 10 Vorschlägen gibt BUURMANN *Anregungen zur Gesundheitspolitik*. Sie beziehen sich auf die sinnvolle Ordnung der Verwaltung, die Erziehung, die Bekämpfung nervöser Störungen, auf Fürsorge allgemein, die Bekämpfung von Geschwülsten, Rheuma, ansteckenden Krankheiten, insbesondere der Tuberkulose, die Wasserversorgung, die Abwasserbeseitigung, das Wohn- und Siedelungswesen, Erhöhung der Mittel zur Abwehr von Gesundheitsgefahren, bessere Gestaltung der Gesundheitsämter und die Ausbildung von Hilfskräften.

Kein Zweifel, daß dies alles berücksichtigt werden muß und kann, daß die bisherige Hygienelehre diese Dinge auch lehrt und untersucht. Aber ist dies denn wirklich alles, was wir heute machen können und müssen? Nein! Wir brauchen viel mehr, wir müssen, wenn wir wirkliche Vorbeugung treiben wollen, unsere *geistige Einstellung von Grund aus ändern*, um 180^0 drehen, damit überhaupt erst einmal der *wesentliche Grundgedanke der Gesundheitspolitik erkannt* werden kann. Dieser Grundgedanke heißt:

Das Hauptgebiet der heilenden Medizin liegt im Gebiet des Spezifischen, das Hauptgebiet der vorbeugenden Medizin liegt aber im Gebiet des Unspezifischen. Die Heilkunde geht vom kranken Individuum als der vorhandenen Wirklichkeit aus, die Hygiene vom Streben nach einem vorläufig noch unerreichten Ideal.

Der BUURMANNsche Vortrag ist sehr verdienstvoll in seinem Tatsachenmaterial. Aber manches muß ergänzend zugesetzt werden. Es reicht nicht aus, wenn man von den Ärzten genügendes Verständnis für die vorbeugende Heilkunde fordert, wenn sie diese an den Universitäten nicht im vollen Umfange lernen können und wenn die Verwaltungsorgane und die großen Versicherungsorganisationen abseits stehen!

Die Krankheit als Wirtschaftsfaktor

Die Unkosten, die die Krankheiten hervorrufen, lassen sich nur ungefähr abschätzen. Einige Zahlen seien genannt:

Bei der letzten Typhusepidemie im Hagener Raum (August 1955) kostete ein Kranker 3. Klasse 450 DM, bis zur Genesung 750 DM, dazu kamen 125 DM Medikamente, zusammen also etwa 1000 DM. Insgesamt kostete die Seuche 750 000 DM. Nach einer Berechnung der Weltgesundheitsorganisation betrugen die Gesamtverluste der USA durch Erkrankungen infolge unreinen Trinkwassers 82 Mill. Doll. (1949).

Ungleich größer sind die Gesamtverluste. Einer nicht mehr feststellbaren Angabe verdanke ich folgende Zahlen für jährliche Verluste in USA:

durch frühzeitigen Tod	11 Md. Doll.
durch dauernde Invalidität	11 Md. Doll.
durch vorübergehende Invalidität	11 Md. Doll.
durch kurzdauernde Erkrankungen	5 Md. Doll.
Gesamtverluste durch Krankheit	38 Md. Doll.

Die Verlustberechnung für die Hamburger Cholera-Epidemie 1892 durch GOTTSTEIN wurde oben erwähnt (S. 180).

Es ist kein Wunder, wenn die Ausgaben ständig wachsen und trotzdem nicht ausreichen. In Ergänzung zu den obigen Angaben von BUURMANN sei mitgeteilt, daß mit Recht über „zu wenig Mittel für Gesundheitspflege" geklagt wird (Denkschrift des Freiburger Staatl. Gesundheitsamtes 1955). Südbaden bringt pro Kopf und Jahr für öffentliche Gesundheitspflege 1.10 DM auf, also 1 Schachtel Zigaretten! Die vorgesehenen Mittel reichen nicht aus, um die gesetzlichen Aufgaben zu erfüllen. Und die gesetzlichen Aufgaben sind wiederum unzureichend.

Im Jahresbericht der Deutschen Forschungsgemeinschaft (Sept. 1955) wird mitgeteilt, daß der Bund seine Zuwendungen von 15 Mill. auf 10 Mill. herabgesetzt habe. Anscheinend werden 11,4 Mill. vom Stifterverband, also von der Industrie hinzugegeben, so daß diese einen erheblichen Einfluß auf die Forschungsaufgaben bekommt. „Der Hauptteil der Schwerpunktmittel ist der naturwissenschaftlichen Forschung zugeflossen, während Medizin und Geisteswissenschaften stark zurücktreten mußten" (Aus Frankf. Allg. Ztg. 27. 9. 55) [s. S. 220 ff.].

Unter dem Titel „Patient, Arzt, Kasse" erschien 1954 ein Buch von W. Bosch. Der Autor kommt zu dem Schluß, daß „die von unserm Volk aufgewendete Summe von etwa 4,5% des Volkseinkommens nicht niedriger, aber auch wohl kaum höher sein dürfe". Jeder Pfennig müsse deshalb so angelegt werden, daß er denkbar größten Erfolg bringt. „Denn jeder hat zwar ein großes Interesse daran, gesund zu sein, aber niemand hat ein Interesse daran, für die Gesundheit mehr auszugeben, als notwendig ist." Diese Feststellung trifft in der Tat den Kern der Sache.

Die *Ärztevereinigungen* haben einen *Reformplan* vorgelegt (1955) und die Dinge sind jetzt in Bewegung gekommen. Voraussetzung aber ist, daß man sich über die wesentlichen Aufgaben wirklich einigt.

Vieles geschieht vergeblich, aber nichts ist umsonst.

Der Kapitalwert des Menschen

Die Unterlage für jede Berechnung sollte eigentlich wohl der Wert des Menschen sein. Und hier treffen wir auf eine erschreckende Lücke unserer Vorstellungen. Wer will denn heute den Wert des Menschen berechnen?

Man hat einmal den chemischen Substanzwert des Erwachsenen von 70 kg berechnet und kam auf eine Summe von etwa 3,50 DM. Das ist offenbar nicht sehr geeignet.

Früher konnte man einen gewissen Anhalt aus dem Preis entnehmen, der für Sklaven gezahlt wurde. Im früheren Gefängnis in der englischen Kolonie Barbados, das jetzt ein interessantes Museum beherbergt, finden sich noch aus den Jahren um 1800 Verkaufsanzeigen für Sklavenmärkte, die erkennen lassen, daß die körperliche Arbeitskraft in Rechnung gestellt wurde. Ich sah diese Urkunden 1950.

Aus „Kampf der Gefahr!", Schriftenreihe 2/55, Herausgeber A. J. STREUBERT, Nürnberg, Johannisstraße 32, entnehme ich:

„Wieviel ist ein Mensch wert?

5 Rinder boten die alten Griechen, wie Homer berichtet, für eine junge Frau,

11 Thaler zahlte 1750 die englische Krone für einen preußischen Reiter,

60 Mark betrug 1890 der Preis für einen Negersklaven im Sudan.

820 000 DM kostete einen italienischen Fußballclub der Wunderstürmer Schiaffino."

Eine weit verbreitete Einschätzungsmethode der Menschen ist die ihrer körperlichen Leistungsfähigkeit. Sie hat den Vorzug, daß sie zeitlich und mengenmäßig meßbar ist und kann in der Tat als Lohngrundlage dienen. Dabei aber erfolgt eine Lohnabstufung nach dem Wert der produzierten Ware und der Qualität der Arbeit. Hier liegen zahlreiche Möglichkeiten zu Ungerechtigkeiten, die zweifellos einen Untergrund sozialer Spannungen bilden können.

Eine auf dieser Basis beruhende, gehobene Einschätzungsmöglichkeit kann man aus der Höhe der Gehälter entwickeln, indem diese als Zinsen für das zur Hervorbringung erforderliche Kapital betrachtet werden. Setzt man den früheren Durchschnittssatz für mündelsichere Papiere mit 4% an, so würde ein Mensch, der 4000 DM Gehalt im Jahr bekommt, 100 000 DM Kapital repräsentieren, ein Gehalt von 40 000 DM bereits 1 000 000 DM. Das sind schon ganz repräsentable Werte, die allerdings kaum ausgezahlt werden dürften.

Ganz anders aber werden diese Berechnungen ausfallen, wenn man die *tatsächliche Leistung der Menschen* betrachtet. Ich möchte die Leistung eines großen Chirurgen und eines Hygienikers gegenüberstellen. Ein Chirurg wird im Lauf eines arbeitsamen Lebens kaum die Zahl von 100 000 Patienten überschreiten, meist darunter bleiben. Wenn er durch seine Kunst geholfen hat, so hat er den Staat durch die wiederhergestellte Arbeitsfähigkeit dieser 100 000 bereichert, was für seine eigene Bewertung zugeschlagen werden müßte.

Anders ist dies mit einem Hygieniker, z. B. der Entwicklung der Typhusschutzimpfung durch PFEIFFER und KOLLE. Wenn z. B. das deutsche Heer im Kriege 1870/71 angeblich 1 Armeekorps durch Typhus verloren haben soll, so fiel bereits im ersten Weltkrieg dieser Seuchentod nach Durchführung der 2. Impfung praktisch fort und die Einsparung von Soldaten kann man vielleicht auf 1—2 Millionen Menschen berechnen. Und diese Leistung setzt sich unendlich fort, solange Schutzimpfungen durchgeführt werden.

In diesen Fällen *überschreitet die geistige Leistung jegliche Schätzung,* genau wie bei der Entwicklung von chemischen Heilmitteln und anderen grundsätzlichen Entdeckungen auf medizinischem Gebiet. Allein hierin liegt ein *Gegenbeweis gegen eine ausschließlich wirtschaftlich-materialistische Geschichtsauffassung.*

Gehen wir nun noch einen Schritt weiter und zur *geistigen Arbeit,* zur schöpferischen künstlerischen und weltanschaulichen Gedankenleistung, dann erst gelangen wir zu jenen Maßstäben, nach denen Menschen eingeschätzt werden dürfen: dem *persönlichen, ganz individuellen Wert,* der ohne Rücksicht auf körperliche Arbeit und amtliche Einstufungen jedem Menschen zuzubilligen ist und zuerteilt werden muß.

Erst jetzt haben wir eine ausreichende Grundlage dafür gewonnen, wie der Staat sich zu seinen Bürgern verhalten müßte: *die Bürger sind sein wertvollstes Kapital, das weit über allen wirtschaftlichen Formgebilden liegt und das zu schonen und zu pflegen er verpflichtet ist.*

Gegenüber dieser Pflicht des Staates hinsichtlich der Menschenwerte muß das heute vielfach noch herrschende Prinzip als eine *tiefe Entwicklungsstufe* bezeichnet werden, möge man von „körperlicher Arbeit" reden, oder möge der Ertrag der körperlichen oder geistigen Arbeit in Form von Abgaben und Steuern den lebenden Menschen entzogen werden *). Berechnet man die Steuer-Prozente auf die Arbeitstage des Jahres unter Abzug der Sonn- und Festtage, so kann man ohne Schwierigkeiten feststellen, wie viele Tage jeder Mensch für sich und seine Familie arbeitet.

Dabei wird man den heutigen Ansprüchen eine Abgabe an direkten und indirekten Steuern bis zu 20% etwa zubilligen müssen, während man sich im Mittelalter und bis weit in die Neuzeit mit „dem Zehnten" begnügte.

Diese Gedankengänge sollen lediglich zu einer Prüfung anregen, um zu einer wirklichen, dem Menschenwert entsprechenden Schätzung des „menschlichen Kapitals" zu gelangen und um aus dem derzeitigen Stadium des Korallenstaates oder Insektenstaates mindestens zu jener Stufe zu gelangen, die dem Herdenstaat der Pflanzenfresser entspricht, bis endlich *menschenwürdige Menschenstaaten* entstehen können.

Techniker und Mediziner der Vereinten Nationen sollen ausgerechnet haben, daß der Tod eines 18jährigen dem Staat durch den damit verursachten Arbeitsausfall einen Verlust von 20 000 Dollar, der Tod eines 22- bis 45jährigen einen solchen von 38 000 Dollar verursacht. Dabei wäre der reine Verlust an direkten und indirekten Steuern, die der Tote als Lebender hätte weiter zahlen können, noch nicht einmal eingeschlossen.

---

*) Wenn z. B. in Französisch-Marokko rückständige Steuern in Form von Straßenarbeiten abgeleistet werden können, so sieht man, wie die Begriffe ineinander übergehen (nach F. Sieburg).

Ich will auf Grund dieser beiden Zahlen, deren Richtigkeit wir als Hypothese betrachten wollen, eine Kurve zeichnen, die den Geldwert des Menschen darstellt, und diese Kurve soll hier zur Diskussion gestellt werden (Abb. 33). Es würde sich lohnen, diese Kurve genauer zu berechnen, man würde auf sehr verschiedene Werte kommen, Werte, die wahrscheinlich tiefere Aufschlüsse über die Politik der Völker geben könnten als un-

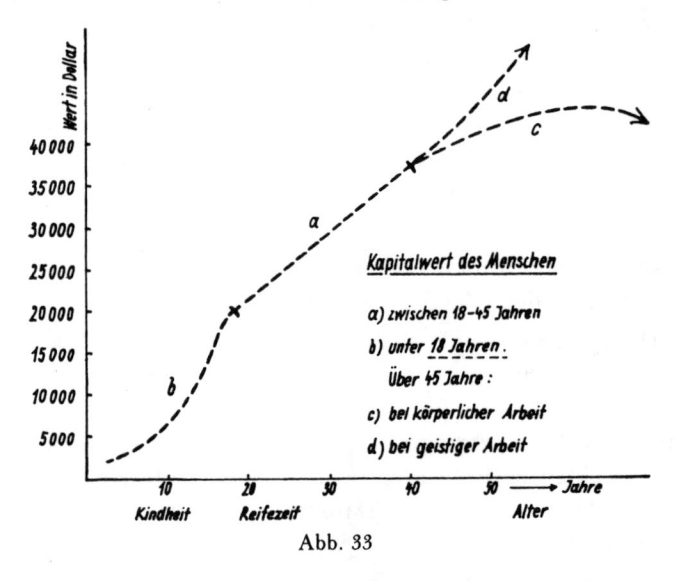

Kapitalwert des Menschen

a) zwischen 18-45 Jahren
b) unter 18 Jahren.
Über 45 Jahre :
c) bei körperlicher Arbeit
d) bei geistiger Arbeit

Abb. 33

sere bisherigen Methoden. Es liegt doch auf der Hand, daß ein Volk ganz anders reagieren wird, je nachdem ob das Individuum hoch oder gering eingeschätzt wird. Sicher ist so viel, daß der Zahlenwert des Individuums in der Kindheit geringer sein wird als später, nachdem dieser Mensch durch eine mehr oder weniger kostspielige Ausbildung „wertvoller" geworden ist. Es werden auch Unterschiede nachweisbar sein, je nachdem ob ein Mensch lediglich „ungelernter" körperlicher Arbeiter ist oder ob er „hochqualifiziert" ist, eventuell „geistiger Arbeiter". Die beiden letzteren dürften *mit höherem Alter einen immer höheren Wert* darstellen, während der *ungelernte Arbeiter mit dem Nachlassen seiner körperlichen Leistungsfähigkeit an Wert verliert.*

Damit kommen wir zu einem der wesentlichsten Gesichtspunkte des Themas. Es handelt sich um die

Wirtschaftswerte der Heilmittelindustrie

Obwohl es sicher sein dürfte, daß das Nichterkranken am billigsten ist, weil 1. der Gesunde weiter arbeitet und 2. keine besonderen Aufwendungen für Heilverfahren erforderlich sind und 3. keine Unterstützung für Angehörige gezahlt werden muß, läßt man viel zu viel Menschen krank werden. Aus den Behandlungsverfahren hat sich nun eine gewaltige und mächtige Industrie entwickelt, die ihrerseits Forschungsinstitute zur Gewinnung neuer Heilmittel verwendet.

Unter dem Titel: „Hoher Aufwand für die Forschung" fand sich in der Frankf. Allg. Ztg. vom 26. 2. 55 folgender Bericht über die Entwicklungsarbeiten der pharmazeutischen Industrie:

„Bei stark gestiegener Produktion (536 Mill. DM im Jahr 1950, etwa 1 Md. DM 1954) ist der Preisindex mit etwa 120 (1938 = 100) verhältnismäßig stabil geblieben. Dagegen sind die Indices für chemische Verbrauchsgüter auf 165, für chemische Schlüsselgüter auf 195 und für medizinisch-mechanische Erzeugnisse auf 220 gestiegen." .... „Man rechnet, daß von 1000 chemischen Versuchen in der pharmakologischen Prüfung nur 10 für brauchbar befunden werden, von denen wieder *nur einer die klinische Prüfung* besteht. Von den einzelnen Unternehmen werden etwa 10—12%/o des Umsatzes für die *Zweck-Forschung* aufgewendet. In diesem Zusammenhang spielen die Personalkosten eine bedeutende Rolle. So sind in einem Werk mit 400 Beschäftigten allein 41 Akademiker für die Forschung und Überwachung der Produktion tätig." Diese Unkosten müssen mit der verkauften Ware bezahlt werden.

Es ist kein Zweifel, daß viele heute unentbehrliche Produkte dieser privaten Initiative entstammen, aber gerade deshalb sollten diese weltweiten Unternehmen nicht vergessen, daß sie nur dann auf einen dauerhaften Absatz und Umsatz rechnen können, wenn die Produktion sich durch ihre Qualität und Gefahrlosigkeit von selbst empfiehlt. Hier aber werden viele Fehler gemacht, insofern manche berechtigte Kritik als geschäftsschädigend bekämpft wird und dabei Methoden angewendet werden, die von dem Prinzip einer Freiheit der Forschung und Wissenschaft weit entfernt sind.

In einem Zeitungsaufsatz fand ich den Satz, der die Lage kennzeichnet: „Allmählich scheint es zur Gewohnheit zu werden, unbequeme wissenschaftliche Argumente nicht sachlich zu widerlegen, sondern dadurch zu entkräftigen, daß man ihre Urheber diffamiert."

Hier beginnen Wirtschaft und Politik bedenkliche Pfade einzuschlagen. Nach meinen Erfahrungen ist es wohl überall möglich, Verfahren und Produkte zu ersinnen, die unbedenklich sind.

Ich gebe ein besonders interessantes, sehr bedenkliches Beispiel:

In der in Apotheken verteilten „Zeitung für Gesunde und die es werden wollen" (29. Jg, Nr. 6) fand ich folgende Ausführungen:

„Kürzlich berichteten wir über den vom bisherigen französischen Gesundheitsminister PAUL RIBEYRE ausgearbeiteten Plan eines „weißen Pools", einen *Gesundheitspakt nach Art des Schumannplans*, der unter anderem einen gemeinsamen europäischen Medikamentenmarkt organisieren will. Er besitzt anscheinend nur noch wenig Aussicht auf Realisierung. Dies ist nicht allein in der französischen Regierungskrise begründet, sondern der „Pool blanc" hat bisher nicht allzuviele Gegenliebe gefunden, zunächst schon gar nicht bei der Weltgesundheitsorganisation in Genf, die der Ansicht ist, daß ihr Amt für die Weltgesundheit genüge, und die neue „separatistische" Planung für überflüssig hält. Aber auch die pharmazeutische Industrie in der Schweiz, in Frankreich und Belgien hat sich aus wirtschaftlichen Gründen gegen den Plan ausgesprochen. Nach einer „Spiegel-Information" ist das Syndikat der Heilmittelfabriken Frankreichs sogar der Auffassung, daß das Zustandekommen des Pools die französische Heilmittelindustrie ruinieren werde. Deswegen *sähen sich die Mitgliedsfirmen gezwungen, den medizinischen Zeitschriften Frankreichs, die auch nur ein einziges Wort zugunsten des "weißen Pools" schreiben sollten, alle Inserate zu verweigern."*

Man sollte nicht glauben, wie kurzsichtig selbst große Industrien sein können, die nur „rechnen". Es heißt aber: „Wer rechnet, muß zweimal rechnen!" Ob derartige Dinge auch in andern Ländern vorkommen? Ich hätte es nicht gewagt, dieses Zitat zu bringen, wenn es nicht in einer Apothekerzeitung gestanden hätte.

Hier besteht *eine beachtliche Aufgabe im Verhalten des Staates,* der allein in der Lage ist, eine absolut objektive Forschung zu garantieren. Die Forschung kann nur durch ihn finanziert werden, jede Bindung durch Stiftungen bedeutet die Möglichkeit einer Beschränkung. Soweit die Berichte in den Zeitungen erkennen lassen, ist die Finanzierung der deutschen Forschung durch den Bund etwa die Hälfte dessen, was seitens der Industrie gestiftet wird. Das Verhältnis ist ungesund. Wäre es für die Industrie und den Staat nicht viel erfolgreicher, wenn sich die Industrien zusammenschließen und Gemeinschaftsforschung treiben würden, deren Unkosten steuerlich absetzbar sind? Und wenn der Staat sich als Kontrollinstanz wie im früheren Kaiserlichen Gesundheitsamt als unabhängiger Diener des Ganzen in die Forschung einschalten würde?

Die Forschung ist den einseitigen Weg gegangen, der schnell Ruhm brachte und wirtschaftlichen Erfolg. Es könnte vieles besser gemacht werden.

Allzuleicht ist die Spekulation darauf, daß die Geburt von Menschen immer wieder einen spontanen Nachschub erbringt, daß der gesunde Mensch gern arbeitet und staatlich nur insofern interessant ist, als er der beste Steuerzahler ist. An der Erhaltung der Gesundheit ist man weniger interessiert als daran, den erkrankten Facharbeiter wieder arbeitsfähig zu bekommen, was nicht mit Gesundheit identisch zu sein braucht.

Es ist kein Wunder, wenn die Bürger dies merken und wenn sie beginnen, in dem Staat, welcher es auch in der Welt sein mag, eine Gefahr zu erblicken, ja, einen Feind. Der nächste Schritt ist der, die Allgemeinheit auszunutzen, und schließlich zieht sich eine steigende Zahl aus dem öffentlichen Leben zurück, verliert die Verbindung mit der lebensunentbehrlichen Gemeinschaft. So entsteht dann jenes seelische Phänomen, das man als *Staatsentfremdung* bezeichnen kann und das sich als *dritter Test den großen Ursachenkomplexen der Zivilisationskrankheiten anschließt.*

IX.

Die Bedeutung der Ernährung in der Politischen Hygiene

Zentrale Wichtigkeit der Ernährungsfragen

Die Ernährung, die die gesamte lebende Welt zu einer großen Einheit verbindet, hängt einerseits von geographischen und klimatischen Bedingungen ab, andererseits aber kann sie maßgebend durch menschliche Maßnahmen beeinflußt werden. Sie ist sogar der wichtigste Faktor, weil wir ihn beherrschen können. Denn Erbanlagen, die Gegebenheiten des jeweiligen Vaterlandes, die gesamte Umgebung, die Gestaltung der Gemeinwesen müssen wir mehr oder weniger hinnehmen, wie wir sie vorfinden. Nur wenigen Menschen ward die Fähigkeit, ändernd einzugreifen. Die Mehrzahl fügt sich den Gegebenheiten und arbeitet, um sich am Leben zu erhalten. Mit diesem stillen Fleiß der meisten Menschen spielen sich die aufregenden geschichtlichen und wirtschaftlichen Ereignisse ab. Die große Menge der Namenlosen, die in Wirklichkeit das Geschehen tragen, muß alles erdulden, erträgt alles und leidet oder freut sich. Für diese Menge zu sorgen, ihr namenloses Geschick zu erleichtern, ist die Aufgabe wirklicher Staatsmänner. Denn ein Volk ist wie ein Meer: Wir sehen die vom Wind bewegte Oberfläche, diese Wogen aber werden getragen von den dunklen Tiefen, die ihrerseits nur der Schwerkraft und der Macht der Gezeiten folgen, ewig bewegt im wechselnden Strom. Ob aber ein Molekül Wasser sich in der Tiefe des Ozeans befindet oder im Wellenschaum, der die Küste umspült, das ist unüberwindliches Schicksal. Der einzelne Mensch aber unterscheidet sich doch darin, daß er gelegentlich aus der Umklammerung des Unentrinnbaren dahin gelangt, daß er die dem Lebendigen eigene Grundeigenschaft der Freiheit als Geschenk bekommt, einer Freiheit, von sich aus zu entscheiden, ob und was er tun oder nicht tun will. Diese Menschen können dann zum Segen oder zum Fluch für die Namenlosen werden. Aber auch sie unterliegen dem Wechsel der Gezeiten bzw. der historischen Ereignisse. Vielleicht kommt alles bezüglich ihres eigenen Geschicks darauf an, ob sie rechtzeitig geboren wurden oder im falschen Moment. Geht ihr Streben mit der gerade herrschenden Tendenz ihres Zeitalters, so wird es erfüllt werden, stimmt es nicht überein, so werden sie zugrunde gehen.

Zu allen Zeiten konnten die Menschen richtig und falsch handeln, als Folge ihrer ihnen gegebenen Freiheit, und beide Formen des Handelns ergaben dann die mittlere Proportionale, den vernünftigen Durchschnitt. Es ist hier nicht der Ort, diese kulturgeschichtlichen Fragen eingehend zu erörtern, sie sollten nur gestreift werden, um die Breite der Probleme zu kennzeichnen. Auch heute noch gelten diese primitiv scheinenden Gesetzmäßigkeiten, denn auch wir Menschen der Gegenwart können richtig und falsch handeln; wir glauben zwar, auf Grund unserer wissenschaftlichen Forschung die Fähigkeit zu haben, nur noch richtig zu handeln, doch dieser Glaube beruht auf zu kurzfristigen Erfahrungszeiten. Rückblickend erkennen wir bereits gar zu oft, wie falsch sich ein angeblicher Fortschritt ausgewirkt hat. Es gibt wenige Gebiete, die diese großen dauernden Probleme so deutlich erkennen lassen wie die Geschichte der Ernährung. Traurig ist es allerdings festzustellen, daß die Menschen als Einzelpersonen wie in der Gesamtheit stets dazu neigen, immer wieder die gleichen Fehler zu machen. TREITSCHKES Wort: „Wir lernen aus der Geschichte, daß wir aus der Geschichte nichts lernen!" gilt leider auch hier. Sicher wissen wir aber, daß die richtige Ernährung von uns weitgehend beherrscht werden kann, daß wir aber auch völlig falsch leben können. Denn unser Organismus hält erstaunlich viel aus, er reagiert zwar mit Krankheiten, aber diese sollen dann eben „Schicksal" sein; ungern gibt man zu, daß sie auf eigener Schuld beruhen. Fehler einzugestehen, kennzeichnet aber den überlegenen Geist.

Im folgenden soll nun eine gedrängte Übersicht über das heutige Ernährungsproblem gegeben werden, wobei von historischen Gegebenheiten ausgegangen wird.

Bedeutung der Klimate

Betrachtet man die Lage der alten Kulturen auf einer Erdkarte (Abb. 34), so fällt auf, daß die Kulturen der Antike auf der nördlichen Halbkugel bis etwa 40°, auf der südlichen bis zum 20. Breitengrad gereicht haben. Geographische und klimatische Verhältnisse haben dabei sicher mitgespielt, weil ausreichende Nahrung Voraussetzung für diese Kulturen war. Unsere sog. Abendländische Kultur ist aus diesen klimatisch günstigen Gebieten in nördliche Gegenden abgewandert, ein Vorgang, der mit einer Umwälzung in der Ernährung einhergehen mußte: ohne die Nahrungszubereitung mit Feuer war auf die Dauer das Leben nicht mehr möglich. Zugleich gelangten die Menschen in die Gebiete ausgeprägten Wechsels der Jahreszeiten. Entsprechende Maßnahmen, wie Landwirtschaft, Vorratspflege usw. waren die Folge. Ferner mußten Jagd und Fischfang in den kälteren Gebieten unentbehrlich werden. Die Gestaltung von Wohnungen, von Kleidung usw. zur Regelung des Wärmehaushalts wurde notwendig. Es galt das einfache Gesetz: Wer friert, ist arm, faul oder dumm! Aus diesen primitiven Notwendigkeiten, die eine „Not wenden" sollten, entwickelten sich die Eigentümlichkeiten des abendländischen Gemeinschaftslebens, allerdings besonders dadurch gekennzeichnet, daß sie von der rein materiellen Existenz in einer Gegenwart weiter schritten zu den beherrschenden religiösen Gedanken, denen sie den Sinn des Wirkens zu entnehmen suchten.

236   Die Bedeutung der Ernährung

Abb. 34

Wanderung und Ausbreitung der Menschheit

Alte Kultur-Zentren

······ Nördliche Grenze der Hafer-, Weizen-, Roggen-, Wiesenzone

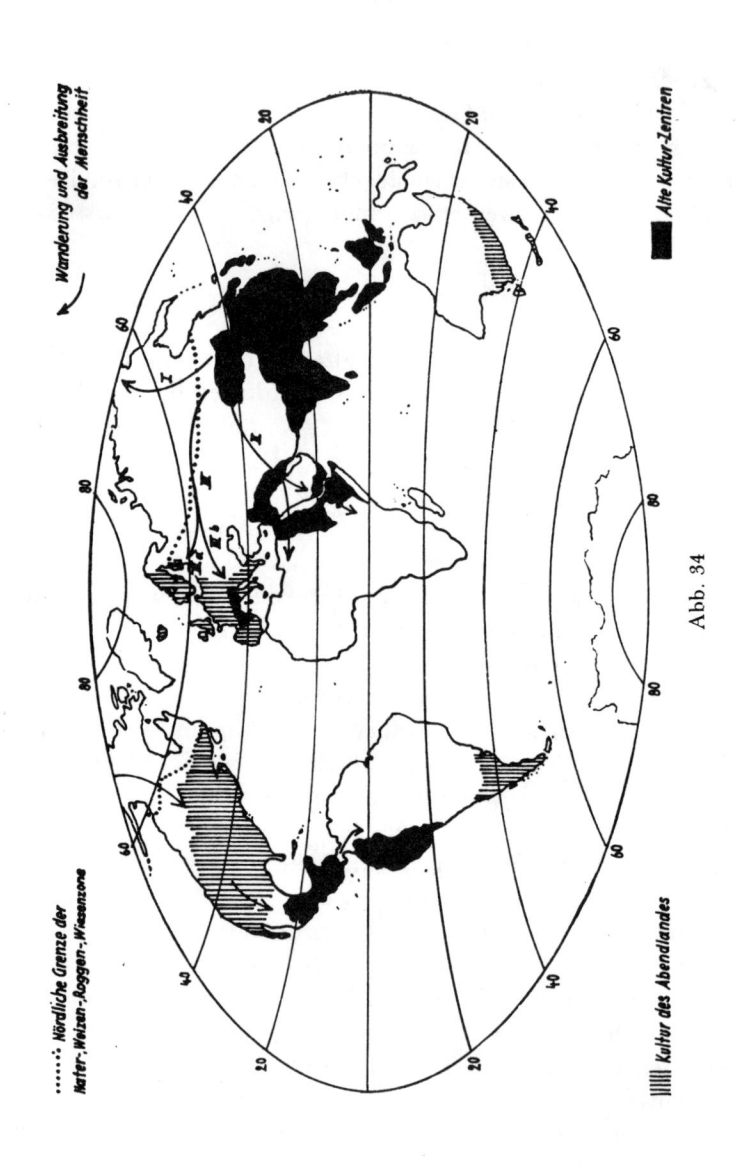

||||| Kultur des Abendlandes

Kulturpflanzen und frühe Kulturen

Es ist uns bekannt, daß die Gebiete der frühen Hochkulturen, die durch die Ausgrabungen des letzten Jahrhunderts immer deutlicher vor uns entstehen, weitgehend mit den *Hauptzentren der alten Kulturpflanzen* übereinstimmen. Diese Zentren liegen zwischen dem 40. Breitengrad nördlicher und südlicher Breite und sind lokalisiert in Gegenden, die frühzeitigen Ackerbau möglich machten. So ist auch das Wort Cultura = Ackerbau als Stammwort für unsern heutigen Begriff „Kultur" zu verstehen (S. 43).

„Kultur" dient also zunächst der Erhaltung des Organismus durch Bekämpfung des Hungers und bekommt erst später den Sinn des geistigen Lebens, den wir heute mit diesem Worte verbinden.

Wanderung der frühesten Menschen

(s. Abb. 34)

Frühzeitig scheinen die Menschen, wenn der Boden nicht mehr genug Nahrung trug, ausgewandert zu sein, etwa nach dem von v. EICKSTÄDT entworfenen Schema, wonach aus einem großen Kulturzentrum im späteren chinesischen Raum eine Gruppe I über die Beringstraße nach Alaska wanderte und von dort langsam Nord-, Mittel- und Südamerika bevölkerte. Wiederum wurde in klimatisch und geographisch günstigen Gebieten (Mexiko, Ecuador, Peru, Chile) mit zunehmender Seßhaftigkeit das Entstehen alter Kulturen, die uns noch unvollkommen bekannt sind, ermöglicht. Diese Abwanderung muß sehr früh erfolgt sein, bevor die Völker im asiatischen Raum das Rad als Beförderungsmittel erfunden hatten. Denn das Rad blieb, wie schon erwähnt, den Indianern unbekannt.

Eine Gruppe II wanderte wohl südlich des Aralsees und des Kaspischen Meeres nach Mesopotamien und Syrien. Von dort erfolgte später eine Trennung: einmal nach Süden und über das Rote Meer nach Abessinien, eine andere Gruppe über die Landenge von Suez nach Ägypten.

Eine Gruppe III dürfte den nördlichen Weg nach Europa eingeschlagen haben (IIIa), wahrscheinlich noch vor der letzten Eiszeit, und aus dieser Gruppe könnte die Besiedlung des Mittelmeerraumes, aber auch des Ostseeraumes stammen (IIIb).*) Es wird auch heute angenommen, daß von Nord-Spanien über Nord-Afrika eine zweite Besiedelung von Ägypten und Mesopotamien erfolgte, die in die bereits bestehenden Bauernkulturen die künstlerischen Fähigkeiten brachte.

Nur die Mittelmeer-Gruppe blieb in klimatisch günstigen Räumen, andere Gruppen mußten mit den kälteren Lebensbedingungen fertig werden und notwendigerweise andere Lebensgewohnheiten annehmen, um existieren zu können. Dabei dürften sich als Folgen einer Anpassung wesentliche körperliche Veränderungen vollzogen haben.

Vor allem mußten auch die Getreidesorten angepaßt werden, und die Grenze für eine Dauerbesiedelung lag dort, wo Getreidefelder mit Sicherheit jedes Jahr reiften. Die heutige nördliche Grenze für die Hafer-, Weizen-, Roggen- und Wiesenzonen ist mit Punkten in Abb. 34 eingezeichnet. Diese Grenze ist auch die heute noch gültige Grenze für die Dauerbesiedelung, aber die Nahrung muß doch in den südlicheren Gegenden gewonnen werden. Dank der modernen Konservierungstechnik und Transportmittel kann man sich jetzt fast überall lange Zeit ernähren, ohne sich allerdings auf die Dauer behaglich zu fühlen. Zwar versucht man, auf Grund von Berechnungen derartige Behaglichkeitsräume zu schaffen, wo die

---

*) Es wird auf das bedeutsame Buch von ALEXANDER V. RANDA: „Der Balkan, Schlüsselraum der Weltgeschichte", Verlag Anton Pustet, Graz-Salzburg-Wien 1949, verwiesen.

Natur es eigentlich unmöglich macht, aber das ist immer nur für begrenzte Zeiten möglich. Ohne die wissenschaftliche Ernährungsforschung wären die Polargebiete auch heute noch unbewohnbar.

Der Einfluß der Ernährungsforschung

JUSTUS V. LIEBIG hat in seinen „Chemischen Briefen" *) den Grundton für die Rolle der Chemie angeschlagen, der auch heute noch bestimmend wirkt, wenn er sagt: „Kaum ist bis jetzt eine Anforderung der Gewerbe, der Industrie, der Physiologie durch die wissenschaftliche Chemie unbefriedigt geblieben. Eine jede Frage, scharf und bestimmt gestellt, ist bis jetzt gelöst worden, nur wenn der Fragende selbst nicht klar über den Gegenstand war, über den er Erläuterung begehrte, blieb er ohne Antwort" (S. 13). „Ohne ein genaues Studium der Chemie und Physik werden die Physiologie und Medizin in ihren wichtigsten Aufgaben, in der Erforschung der Gesetze des Lebens und der Hebung und Beseitigung von anomalen Zuständen im Organismus kein Licht erhalten" (S. 24). „Ohne Kenntnis der Chemie muß der Staatsmann dem eigentlichen Leben im Staate, seiner organischen Entwicklung und Vervollkommnung fremd bleiben, ... die höchsten materiellen Interessen, die gesteigerte und vorteilhaftere Hervorbringung von Nahrung für Menschen und Tiere, die Erhaltung und Wiederherstellung der Gesundheit, sie sind aufs Engste geknüpft an die Verbreitung und das Studium der Naturwissenschaften und insbesondere an das der Chemie" (S. 25/6).

LIEBIGS rein chemische Auffassung vom Lebensgeschehen wurde bereits 1855 durch den Physiologen MOLESCHOTT bestritten und begrenzt, aber ohne praktischen Erfolg, da die

---

*) 1. Aufl. Heidelberg, Akad. Verlagshandlg. von C. F. Winter 1844

akuten Erfolge Liebigs jede Kritik zu widerlegen schienen. Moleschott, Vertreter biologischen Denkens, wirkt auch unerkannt mit seinen Vorstellungen heute noch.

Moleschott würde heute vielleicht von der herrschenden chemisch-analytischen Richtung als „Mystiker" oder „Fanatiker", mindestens als „Außenseiter" — einer der schwersten Vorwürfe, die von Fachgenossen gemacht werden können — bezeichnet werden, und doch hat er auf lange Sicht gesehen recht behalten. Sein Buch „Vom Kreislauf des Lebens" (1855) ist auch heute nach genau 100 Jahren noch lesenswert.

Zunächst aber siegte die eindrucksvolle Praxis Liebigs und die Fülle der erstaunlichen technischen Ergebnisse.

Liebig und mit ihm seine Nachfolger haben nicht daran gedacht, daß *ihre Ergebnisse von dem jeweiligen Stadium der wissenschaftlichen Methodik abhängig* waren und *infolge deren steter Unvollkommenheit selbst unvollkommen* sein mußten. Wenn aber *etwas Unvollkommenes für das Ganze angesehen* wird, so müssen *notwendigerweise Fehler* entstehen, weil „etwas fehlt". Und wenn man eine Ernährungslehre auf den unvollkommenen Anfangsergebnissen aufbaut, so werden diese Fehler sich früher oder später auswirken, ohne daß die Anfangsergebnisse selbst falsch zu sein brauchen. Nur die Folgerungen, die man aus ihnen zog, waren *voreilig*. So gelangen wir zu der deprimierenden Einsicht, daß das, was einen großen Fortschritt bedeutet hätte, infolge der Überschätzung des Wertes der Ergebnisse *Ursache zu einem tragischen Rückschritt* werden sollte, der auch durch alle Entdeckungen des folgenden Jahrhunderts noch nicht aufgeholt worden ist, wir würden heute sagen, „wiedergutgemacht" worden ist.

Die Richtigkeit der Gedankengänge Liebigs gilt auch heute noch als unbestritten und unbestreitbar, obwohl zahlreiche Beobachtungen ergeben haben, daß die chemischen Befunde zwar richtig, aber nicht die allein wesentlichen sind, sondern *daß der ernährte Organismus maßgeblich bei der Verwertung seiner Nahrung mitwirkt*. Diese Unterschätzung der Rolle des Lebendigen kennzeichnet jene Nachfolger Liebigs, die auch heute noch den Standpunkt vertreten, daß allein mit chemischen Methoden das Ernährungsproblem gelöst werden könne. Sie stehen also auf einem wissenschaftlichen Standpunkt, der vor 100 Jahren seine Berechtigung hatte und inzwischen längst überholt ist. Das ist um so bedauerlicher, als sich immer mehr Zusammenhänge zwischen den heutigen Zivilisationsseuchen und der einseitig geleiteten Zivilisationskost herausstellen. Gegen einen 100jährigen Irrtum ist schwer zu kämpfen.

LIEBIG erklärte ausdrücklich die „alte Experimentierkunst" als überwunden. Unter ihr verstand man die Summe der alten handwerklichen Erfahrungen, bei denen chemische, ihrem Wesen nach noch unbekannte Vorgänge mitwirkten. Die meisten physiologischen Chemiker folgen seinem Beispiel, und sie erkennen nicht, daß jeder moderne Tierversuch ein Bestandteil dieser geschmähten „alten Experimentierkunst" ist. Lange bevor wir die chemische Natur der Vitamine kannten, konnte man die ihnen entsprechenden Mangelkrankheiten hervorrufen. *Der lebende Organismus ließ Mängel erkennen, bei denen der damalige Stand der Chemie versagte.* Daß bei allen Tierversuchen die zahlreichen unbekannten Funktionen des lebenden Tieres mitwirken, wird auch heute meist übersehen. Sie besitzen trotzdem ihren Wert als *Indikatoren für ungelöste Probleme.*

Heute gelten tatsächliche Befunde oft als nicht existent, weil man die chemischen Unterlagen noch nicht hat. Diese Einseitigkeit hat die Freiheit der Forschung geradezu gefährdet.

Die heutigen Ergebnisse der wissenschaftlichen Ernährungslehre sind weit entfernt, uns ein zuverlässiges Bild der Wirklichkeit zu geben, und die Erforschung der erst in langen Zeiträumen auftretenden Mangelfolgen (Mesotrophieversuche, POTTENGERs Katzenversuche über Generationen usw.) wird uns ebenso eine neue Welt erschließen, wie die Erforschung der „Sofortwirkungen" der Nahrung, z. B. die Beeinflussung der Verdauungsleukocytose nach den Arbeiten von KOUSCHAKOFF, sowie die Besonderheiten der pflanzlichen Rohkost, wie sie in Selbstversuchen von dem japanischen Forscherehepaar KURATSUNE festgestellt wurden.

Für die Unzulänglichkeit der rein chemischen Methodik sei ein Vergleich angeführt:

Niemand wird so beschränkt sein, den Versuch zu machen, aus einer zerkleinerten und aufgelösten Maschine, einem Radio, einem Auto usw. durch rein chemische Analyse feststellen zu wollen, um was für einen

Apparat oder gar, um welche Firma es sich gehandelt habe. Auf die Funktion wird er erst recht nicht schließen können. Und doch hält man sich für berechtigt, solche Verfahren auf die Analyse der Nahrung anzuwenden. Man stellt sich unbewußt immer noch den Ernährungsvorgang viel zu einfach vor und vergißt völlig, daß sich alles lebende Geschehen auf den so unendlich großen inneren Oberflächen der Zellen abspielt. Dort finden die Synthesen statt, die unter Energiebindung die organische Substanz bilden, aus der später Kohle und Erdöl geworden sind.

Die Entwertung unserer Nahrung durch nahrungsfremde Zusätze

Maßgebend für den Erfolg der rein analytischen Richtung waren die weiteren Ergebnisse der experimentellen Krankheitsforschung, vor allem die Erfolge der Bakteriologie und ihrer Ausgestaltung zur Sterilisation und Desinfektion. Damit wurde es möglich, Lebensmittel haltbar zu machen, ohne daß zunächst erkannt wurde, daß bei diesen Erhitzungsverfahren schwerwiegende Mängel eintraten. Man stellte sich den Ernährungsvorgang eben viel zu einfach vor. Man gelangte aus den gleichen primitiven Vorstellungen heraus auch zu der mechanischen Verfeinerung der Nahrung und konnte alle Befunde ins Große, in die Industrie übertragen, so daß sich eine Nahrungsindustrie entwickelte, die praktisch zu einer bequemen indirekten Massenverpflegung der zivilisierten Völker geführt hat.*) So kam es zum heutigen Zustand der durch Propaganda und Verpackung verlockenden Auswahl der täglichen Nahrung, und die Erfahrungen, die Güte des frischen Produkts zur Grundlage zu machen, gingen zurück. Manche früher unentbehrliche Lebensmittel, wie z. B. das Korn, waren im Kleinhandel überhaupt nicht mehr erhältlich.

---

*) LENZNER-TORNOW: „Gift in der Nahrung", 3. Aufl. Hyperion-Verlag, Freiburg/Br. 1956, gibt die modernste Zusammenstellung.

Die meisten Menschen wissen heute nicht mehr, aus welchen Gründen heraus sie handeln und essen. Sie sind einer fortlaufenden Propaganda und „wissenschaftlichen Aufklärung" unterworfen und wissen nicht, daß es sich nahezu immer nur um „Teilwissen" handelt. Es sollen einige Beispiele für diesen Zustand angeführt werden.

Es ist der Chemie gelungen, zahlreiche Produkte herzustellen, die anscheinend auf Grund ihres Aussehens oder Geschmacks mit den natürlichen Stoffen gleichartig sind, so daß man z. B. Zucker durch süßschmeckende Stoffe ersetzen zu können glaubte. Der Mangel der menschlichen Sinne tritt hier scharf hervor.

Nach BERGNER wurden 1952 in den USA. nicht weniger als 842 chemische Substanzen gezählt, die als Zusätze zu Lebensmitteln vorgeschlagen worden sind. Von ihnen sollen rund 700 praktisch gebraucht werden, obwohl nur von 428 mehr oder weniger genau bekannt ist, daß sie in landläufigem Sinne nicht „giftig" sind (Mitt. des Landesgewerbeamtes Baden-Württemberg 1956, Nr. 1).

Aus einer Zusammenstellung im „Reformwaren-Echo" habe ich die heute genannten und angewendeten chemischen Mittel zu einer Speisekarte *) geordnet, die ich im folgenden wiedergebe:

Die chemisch denaturierte
Speisekarte des Tages

Wenn bei der Auswahl und Zubereitung der Tagesnahrung nicht der Grundsatz des „möglichst Natürlichen" berücksichtigt wird, sondern die chemischen Möglichkeiten voll aus-

---

*) Zum Teil nach dem Artikel „E 605 in unserer Nahrung" von Dipl.-Chem. ELISABETH TORNOW, München, „Neuform-Echo" 1954, Nr. 11/12. Dank des neuen Lebensmittelgesetzes hat dieser Text historische Bedeutung, hoffentlich!

genutzt wurden — wenn also der Verbraucher ausgesprochenes Pech hatte, dann konnte die Speisekarte des Tages folgende nahrungsfremde Stoffe enthalten:

Frühstück:

Kaffee: Schellack- oder Kolophonium-Glasur, auch Farbstoffe
Brötchen: Insektizide Stoffe, zusätzl. Reste von Bleichmitteln oder Backhilfsmitteln, wie Bromate, Borate, Perkarbonate, Persulfate usw.
Butter: jetzt meist natürliches Milchfett
Margarine: billige Sorten oft aus gehärteten Fetten hergestellt, evtl. gewonnen durch Extraktionsmittel wie Tetrachlorkohlenstoff usw.
Marmelade: als Konservierungsmittel Benzoesäure, Salicylsäure (vitamin-schädigend), ferner Anilinfarben
Apfelsinensaft: Thioharnstoff oder Diphenyl, schädlich z. B. für Schilddrüse; insektizide Stoffe
Obstsaft: Kaliumpyrosulfat, schweflige Säure
Milch: falls hitzekonserviert, im Eiweißmolekül geschädigt

Mittagessen:

Suppe: insektizide Stoffe, Konservierungsmittel, Farbstoffe
Teigwaren: wie Brötchen
Tafelwasser: Katadyn-Silber, hemmend auf Darmbakterien
Bier: ohne besondere Zusätze (Gesetz!)
Wein: schweflige Säure, Zucker

Vorgerichte:

aus Fischen: Benzoesäure und andere Konservierungsmittel, Öle aus überhitzten Fetten

Krabben: Borsäure (giftig)
Saure Gurken: Benzoesäure
Seefische: Foromycin (Formaldehyd) beseitigt zwar den Geruch, hemmt aber nicht evtl. Zersetzung
Kartoffeln: Naphtylessigsäuremethylester, DDT u. ähnliche Stoffe, vitamingeschädigt durch langes Kochen
Fleisch: mit Antibioticis gewonnen, früher auch Thiuracyl (Schilddrüse schädigend)
Bratfette: aus Extraktionsfetten hergestellt, katalytisch hydriert

Nachtisch:

Aprikosen: schweflige Säure
Pudding: wie Brötchen — künstl. Aromastoffe, Farbstoffe, Gelatine, schwefl. Säure, Anilinfarben
Speiseeis: Benzoesäure-Ester, Farbstoffe
Rauchwaren: minderwertige Rauchwaren werden behandelt mit Oxychinolin, Salpeter, Bleichmitteln usw.

Abendessen:

je nach Wahl
Weißbrot: wie Brötchen
Butter: natürlich.

Natürlich sind also eigentlich nur noch Butter und Bier, das reicht aber nicht zur Dauerkost aus. Diese Tabelle zeigt die Gefahren auf, wenn die Aufsicht versagt.

GABEL hat in einem Bericht auf Grund internationaler Angaben (WHO und Internat. Vereinigung für Ernährung und Landwirtschaft [FAO]) vom 19.—24. 9. 1955 festgestellt:

„Wenn wir, um nur wenige Beispiele zu nennen, heute nach Brot suchen müssen, das aus noch naturbelassenem Mehl gebacken ist, wenn wir heute kaum noch Apfelsinen und Zitronen kaufen können, die nicht zur Minderung von Transportverlusten chemisch konserviert worden sind, wenn wir jetzt gar auf verlockend aussehende ausländische Äpfel stoßen, die von der Behandlung mit Schädlingsbekämpfungsmitteln her Arsen enthalten, so sehen wir die Auswüchse einer hemmungslos auf Absatzsteigerung ausgerichteten Technik, die nicht länger ertragen werden können, geschweige denn sich noch ausweiten dürfen. Der unbedingte Schutz des Verbrauchers steht über sämtlichen wirtschaftlichen und wirtschaftspolitischen Interessen, auch über Interessen von Spezialindustrien, die sich auf den Vertrieb von chemischen Lebensmittelzusätzen eingestellt haben".

Die Ursache dieser Irrwege ist das Fehlen einer eindeutigen, die Gesundheit schützenden Lebensmittelgesetzgebung und das Überwiegen chemischer und wirtschaftlicher Gesichtspunkte.

Unterbewußte Beeinflussung

Wie weit das unterbewußte Denken reicht, dafür sei ein Beispiel angeführt:

In der „Ernährungsumschau", dem offiziellen Organ der Deutschen Gesellschaft für Ernährung, 1954, Heft 4, wird darauf aufmerksam gemacht, aus der Statistik gehe hervor, daß in der Ernährung der deutschen Bevölkerung ein Rückgang *derberer* Nahrungsmittel, wie Kartoffel, Brot, Grobgemüse, zugunsten der über den Tiermagen *veredelten**) Erzeugnisse, wie Fleisch, Milch, Butter, Käse, Eier, vorliegt. Es wird aus dieser Statistik

---

*) Nach EICHHOLTZ: „Die toxische Gesamtsituation auf dem Gebiet der menschlichen Ernährung", Springer-Verlag, Berlin-Göttingen-Heidelberg 1956, wurde das irreführende Wort „Veredelung" zuerst bei einer wissenschaftlichen Tagung im Kaiserlichen Gesundheitsamt 1914 verwendet, in der die möglichen Gefahren von Lebensmittelzusätzen beraten wurden. Es wird ausdrücklich auf diese Ausführungen hingewiesen.

die an sich richtige Ansicht geschlossen, daß der Grund dafür der *Wunsch nach hochwertiger Nahrung* *) und der Wille, möglichst viele Vitamine aufzunehmen, sei. Die Tatsache ist richtig, die Folgerung ist falsch; denn aus den naturwissenschaftlichen Grundlagen, wie sie uns die Verhaltensforschung ergibt, interessiert den Menschen nicht hochwertige Nahrung und nicht der Wunsch nach viel Vitaminen; sondern die Auswahl der angeblich veredelten Erzeugnisse in Form tierischer Produkte entspringt lediglich dem bevorzugten Geschmack und der irregeleiteten Vorstellung, daß diese Kost besonders wertvoll sei.

Es ist deshalb nicht richtig, daß der Genuß von Obst und Obstsäften für ein steigendes Vitamin-Empfinden der Bevölkerung spricht, sondern auch hier ist der Geschmack (Süßigkeit und Aroma) ausschlaggebend. Wenn wirklich ein Vitaminempfinden vorhanden wäre, dann müßten gerade Vollkornbrot, Grobgemüse und Kartoffeln bevorzugt werden. Die Propaganda wirkt hier mit.

Die Fassung des Artikels, daß gerade diese wirklich hochwertigen Produkte als *derbere* Nahrungsmittel bezeichnet werden gegenüber den *veredelten* tierischen Erzeugnissen und daß die Gemüse als *Grobgemüse* bezeichnet werden, läßt erkennen, daß der Verfasser dieses Artikels nicht seinem Urteil, sondern seinem magischen Vorurteil gefolgt ist.

In welchem Umfange heute auch bei anscheinend exakten Schilderungen vorgefaßte Meinungen mitwirken, dafür sei ein zweites Beispiel angeführt.

In der Frankfurter Zeitung vom 22. 11. 55 wird unter der Überschrift: „*Hochwertige Nahrungsmittel bevorzugt*" mitgeteilt, daß sich in den Arbeiterhaushalten vom 1. Halbjahr 1953 bis zum 1. Halbjahr 1954 eine Verbrauchsumschichtung von den billigeren auf die teueren Nahrungs- und Genußmittel vollzogen habe. „Die verbrauchten Mengen an Bohnenkaffee seien um 90%, an echtem Tee um über 40%, an Bier um 36%, an Käse um 17% und an Sahne und Rahm um 12% gestiegen. *Der Verbrauch an Frischgemüse sei zwar um 10% gesunken, dafür habe aber der Verbrauch an Gemüsekonserven um 35% zugenommen.*" Kommentar erübrigt sich.

---

*) s. DEUTSCH-RENNER, unten S. 273, über das Fehlen eines Vitaminbewußtseins.

Die Ernährung der alternden Menschen

In der Berichterstattung des „Med. Monatsspiegels" von Merck vom November 1955 heißt es S. 257:

„*Was dem Säugling recht ist*... Säuglingsernährung *in Dosen* ist eine bekannte Sache. Der Umsatz an Kindernahrung dieser Art beträgt in den USA jährlich 200 Mill. Dollar. DMI berichtet, daß ein amerikanischer Konservenfabrikant auf den Gedanken gekommen ist, nun auch für alte Leute fertige Mahlzeiten in Büchsen auf den Markt zu bringen. Diese fertigen Mahlzeiten sind arm an Fett und reich an Eiweiß, sollen also für Greise eine Kraftnahrung sein, die stärkt, nicht dick macht".

Die Überschätzung des Fleisches

Vielleicht die größten Fleischportionen werden wohl in Südamerika verzehrt. Ich erinnere mich mit Grausen an die Portionen im Speisewagen zwischen Mendoza und Buenos Aires. Aus Zeitungsnachrichten entnehme ich folgende Ausführungen:

„Jeder der 18 Millionen Argentinier verzehrt durchschnittlich ein halbes Stück Rindvieh pro Jahr. Die Hauptstadt Buenos Aires mit ihren rund 3 Millionen Einwohnern verzehrt jährlich 400 000 Tonnen Rindfleisch, also 130 kg pro Person."

Leber- und Gallenleiden sind weit verbreitet. Die *Fleischkost wird als Test für den sozialen Standard* bezeichnet. Die Familien sind gezwungen, um ihren Ruf aufrecht zu erhalten, eine solche Fleischkost regelmäßig zu essen und ihren Angestellten zu geben. Die Argentinier essen angeblich 5mal so viel Fleisch wie die Amerikaner in USA, aber auch deren Verbrauch liegt weit über der Gesundheitsnotwendigkeit.

Zu den größten Fehlern gehört diese Überschätzung des „Schnitzels" oder „Beefsteaks", wie man es z. B. in den angelsächsischen Ländern findet. Gleichzeitig erfolgt ein hoher Fettkonsum, der durch seinen hohen Cholesteringehalt als eine der Ursachen für Arterienerkrankungen angesehen wird. Der Glaube, man könne die Gefahr durch rohe Zwiebeln beheben, ist unberechtigt; die schwersten Kalkstörungen sah ich bei Ratten, denen ich gekochtes Fleisch mit Fett unter Zugabe von gekeimter Gerste gab. Ohne ausreichende Mineralien und Kohlehydrate als Grundkost gelangt man nicht zur Gesundheit, sondern zur Krankheit. Ferner fehlen dieser Kost viele Wirkstoffe der natürlichen Vollwertkost.

Zum Verständnis der Spaltungen in der heutigen „schizoiden" Zivilisation*)

Der technische Fortschritt wurde zu einem *hygienischen Rückschritt,* so wurde oben die Situation bezeichnet, in der wir uns befinden und die zu so vielfachen Spaltungen in den Völkern, unter den Berufen, in der Verwaltung geführt hat, daß man nur vor zwei Entscheidungen steht: entweder das Bestehen dieser Spaltungen überhaupt zu leugnen und die Entscheidungen der Zukunft zu überlassen, oder den Versuch zu machen, auf irgendeinem Wege zu einem objektiv verständlichen und praktisch durchführbaren Arbeitsprogramm zu gelangen. Ich habe versucht, in der Abb. 35 die Tendenzen einiger großer Fragenkomplexe über das letzte Jahrhundert optisch darzustellen, und zwar A) der *Lebenskonstanz,* B) der *industriellen Technik,* C) der *Lebenserwartung,* D) der *Ernährungsforschung* und E) der *Abnahme der Volksgesundheit.* Diese großen Gebiete greifen ineinander, und während sie sich vor dem Beginn der experimentellen Naturforschung seit Jahrtausenden mit geringen vorübergehenden Abweichungen im wesentlichen gleichförmig verhalten haben, hat es den Anschein, als ob seit etwa 1840 eine *zunehmende Entfremdung und Spaltung dieser großen Einheiten* stattgefunden hat, die so weit geht, daß die Angehörigen der einzelnen Komplexe sich nicht mehr gegenseitig verstehen, sondern mehr und mehr dazu neigen, die immer mehr in Erscheinung tretenden Fehler unseres Daseins stets den anderen vorzuwerfen und die eigene Richtung für die einzige Lösungsmöglichkeit zu betrachten.

---

*) Ein besonders wichtige Behandlung dieses Phänomens findet sich in dem Buch „Verlust der Mitte" von Hans Sedlmayr (Salzburg 1955. Otto Müller Verlag.) — S. auch S. 256.

Dabei gehe ich von der Annahme aus, daß jeder einzelne Forscher oder Techniker oder Arzt bestrebt ist, das Beste zu leisten, was er leisten kann, daß aber das Wissen eines Jeden über diese großen Komplexe unvollkommen ist. Die einen glauben ausschließlich an die tatsächlichen Ergebnisse der Forschung auf ihrem Gebiet und betrachten diese trotz deren Unvollkommenheit in der Praxis als die einzig zu verantwortende Richtlinie, während andere sich der *Unvollkommenheit des jeweiligen Wissens bewußt* und deshalb bestrebt sind, auch die noch unerforschten Gebiete des Naturgeschehens zur Geltung kommen zu lassen.

Es handelt sich um eine Scheidung der Geister: will man dem Unerforschbaren und doch Vorhandenen seinen seit Urzeiten zukommenden Rang zuerkennen oder hält man das Wissen des Menschen für so gewaltig, daß es an die Stelle dieses Unbekannten zu treten vermag? Dabei muß festgestellt werden, daß es sich bei dieser Alternative um eine *Kernfrage der geistigen Struktur des abendländischen Menschen* handelt, die bereits in der Antigone von SOPHOKLES ausgesprochen wurde:

„Vieles Gewaltige lebt, doch Nichts
ist gewaltiger, als der Mensch.
Denn selbst über die düstere
Meerflut zieht er, vom Süd umstürmt,
hinwandelnd zwischen den Wogen
den rings umtosten Pfad.
Die höchste Göttin auch, die Erde,
zwingt er, die ewige, nie sich erschöpfende,
während die Pflüge sich wenden von Jahr zu Jahr,
wühlt sie durch der Rosse Kraft um.

Flüchtiger Vögel leichten Schwarm
und wildschweifende Tiere im Wald
auch die wimmelnde Brut des Meers

fängt er, listig umstellend, ein
mit netzgeflochtenen Garnen,
der vielbegabte Mensch,
bezähmt mit schlauer Kunst des Landes
bergedurchwandelndes Wild, und den mähnigen
Nacken umschirrt er dem Roß mit dem Joche rings,
wie dem freien Stier der Berghöhn.

Und das Wort und den luftigen Flug
des Gedankens erfand er, ersann
staatsordnende Satzungen, weiß dem
ungastlichen Froste des Reifes und
Zeus Regenpfeilen zu entfliehen;
überall weiß er Rat;
ratlos trifft ihn nichts
Zukünftiges; *vor dem Tode nur
späht er kein Entrinnen aus;
doch wider schwere Seuchen wohl
fand er Heilung.*

In Erfindungen listiger Kunst
weit über Verhoffen gewandt,
neigt bald er zu Bösem, zu Gutem bald, achtet hoch
der Heimat Gesetz,
der Götter schwurheilig Recht,
hebt die Stadt. Ihr ein Fluch,
lebt, wer, frech gesellt
dem Laster, voll Trotz sich bläht.
Mög' er nicht an meinen Herd
gelangen noch in meinen Rat,
solch ein Frevler!"

Nichts Großartigeres über das Wesen des Menschen aus der nachfolgenden Literatur ist mir bekannt geworden und nichts, das die Dauer dieser Probleme über alle historischen Ereignisse hinweg besser beweisen könnte. Und diese Erkennt-

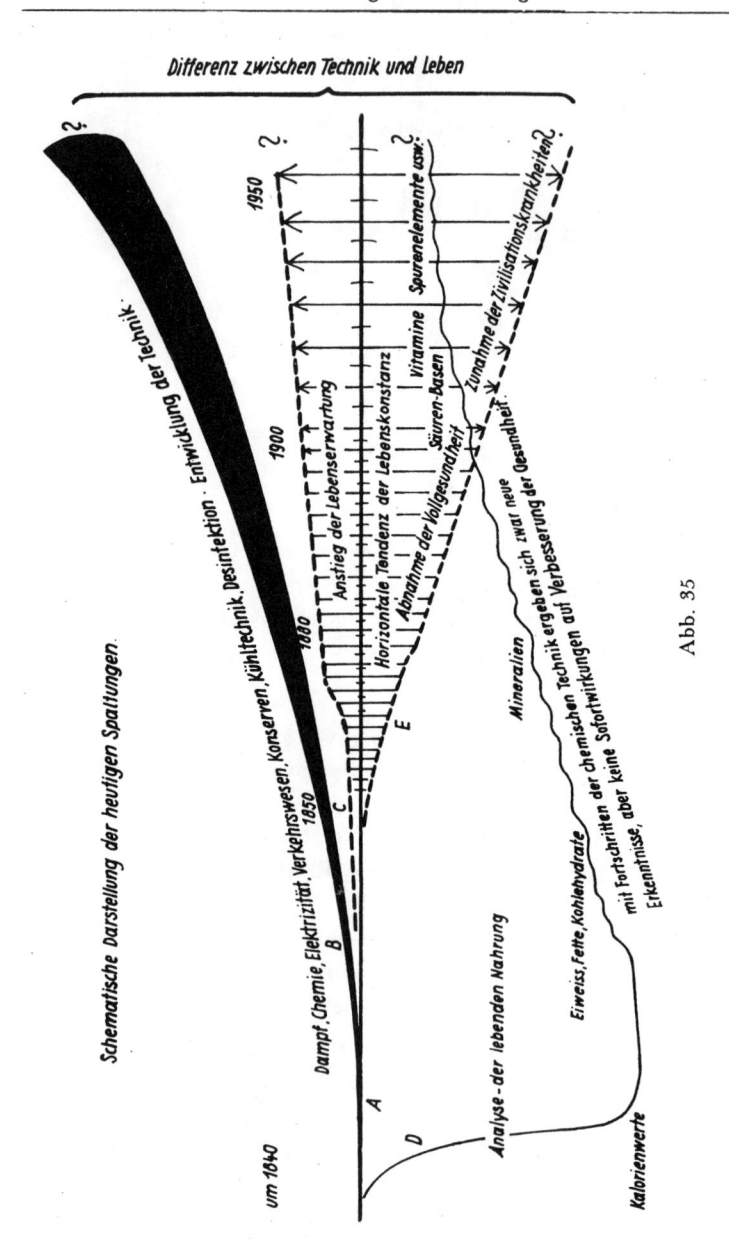

252 Die Bedeutung der Ernährung

Differenz zwischen Technik und Leben

Schematische Darstellung der heutigen Spaltungen.

Dampf, Chemie, Elektrizität, Verkehrswesen, Konserven, Kühltechnik, Desinfektion · Entwicklung der Technik.

um 1840 — 1850 — 1880 — 1900 — 1950 — ?

Anstieg der Lebenserwartung
Horizontale Tendenz der Lebenskonstanz
Abnahme der Vollgesundheit
Säuren-Basen
Vitamine
Spurenelemente usw.
Zunahme der Zivilisationskrankheiten?

Analyse der lebenden Nahrung

Eiweiss, Fette, Kohlehydrate
Mineralien

mit Fortschritten der chemischen Technik ergeben sich zwar neue Erkenntnisse, aber keine Sofortwirkungen auf Verbesserung der Gesundheit.

Kalorienwerte

A B C D E

Abb. 35

nis ist deshalb so wichtig, weil wir dadurch in die Lage versetzt werden, unsere heutigen Probleme losgelöst von Tagesereignissen wirklich „sub specie aeternitatis" zu sehen. Das Vorübergehende in unseren Problemen müssen wir erkennen und uns bemühen, in *unserer* Gegenwart *unsere* Pflicht zu tun. Und diese Pflicht ist nicht, unser Teilwissen ausschließlich unseren Wünschen zuzuwenden, sondern *dem Lebendigen* als jenem Ganzen, von dem wir nur ein flüchtiger Moment sind, *zu dienen*.

Wenn auch in den Worten von SOPHOKLES die Probleme der Ernährung, der Technik, der Herrschaft über die Erde ausgesprochen sind, so sind diese noch niemals in einem solchen gewaltigen Grade von den Menschen umgestaltet worden wie heute, und das Übermaß des Wissens ist der Grund, der zu der Überschätzung geführt hat.

Erklärung zu Abb. 35, die Spaltung unserer Gegenwart betreffend

In meinem „Lehrbuch der Hygiene" habe ich ausführlich begründet, weshalb ich das Jahr 1840 als den Beginn der Neuzeit betrachten möchte. Ich muß auf diese Ausführungen, Bd. I, S. 34 f. verweisen.

Die horizontale Linie A soll die in geschichtlichen Zeiten gleichbleibende *Tendenz des Lebens zur Konstanz* darstellen.

Mit dem Jahr 1840 beginnt B die *moderne Technik*, als Anwendung von Dampf, Elektrizität, Chemie usw. Sie führt zur Entwicklung des Verkehrswesens, zur Kühltechnik, zur Konservierung, Sterilisation, Desinfektion, zur Anwendung der Motoren, der Entwicklung der Flugtechnik, der Atomtechnik usw. Mit der zunehmenden Stärke der ansteigenden Kurve ist die absolute Zunahme angedeutet.

Diese Technik *entfernt sich immer steiler von der Lebenskonstanz* und die *Differenz wird immer größer*. Es gelingt, kurzfristige, das Leben des Individuums bedrohende Krankheits- und Todesursachen immer wirksamer zu bekämpfen, und damit *steigt* die *Tendenz der Lebenserwartung* (C).

In Abhängigkeit von dem jeweiligen Stand der chemischen und physikalischen Forschung wurde es aber auch möglich, Lebensvorgänge zu analysieren. Unter diesen ist als Modell die *Erforschung der Ernährungslehre* (D) eingezeichnet.

Bei dieser Ernährungsforschung handelt es sich aber nicht um neue Kräfte und Stoffe, sondern um die *Zerlegung des Lebendigen zu toten, im Laboratorium zu bestimmenden reinen Stoffen* und zu *meßbaren Teilvorgängen*.

Zuerst wurde die allgemeine Eigenschaft aller Nahrungsbestandteile in ihren Brennwerten oder *Kaloriewerten* erkannt, womit man tief in das bis dahin Unerforschbare vordrang. Und hier liegt der entscheidende Fehler:

In Überschätzung dieses unbezweifelbaren Befundes glaubte man, daß mit der Kalorienbestimmung das Problem der Ernährung gelöst und der lebende Organismus eine „kalorische Maschine" sei. Aus diesem Irrtum entwickelte sich die moderne Nahrungsindustrie, die bestrebt war, aus den Naturprodukten alles zu entfernen, was keine kalorische Bedeutung besaß oder zu besitzen schien.

Um 1860 aber bereits erkannte man, daß Eiweiß, Fette und Kohlehydrate sich nicht gegenseitig ersetzen ließen, womit eigentlich schon der Begriff der kalorischen Maschine widerlegt war. Später erkannte man die Notwendigkeit der zuerst völlig unterschätzten Aschenbestandteile (um 1880) und man fand dann nach und nach die Wichtigkeit der Säuren und Basen, der Großelemente und Spurenelemente, ohne bisher an ein Ende gekommen zu sein.

Seit Anfang der 90er Jahre, lange Jahrzehnte praktisch unbeachtet, begann die Erforschung der sog. Vitamine, organischer Wirkstoffe ohne Kalorienwerte, die ebensowenig abgeschlossen ist. Es fehlen heute noch die Erkenntnisse der Bedeutung der Aromastoffe, der nahrungseigenen Fermente, der Bedeutung des lebenden oder des toten Eiweißes usw. Es fehlt die Mitwirkung der nervösen Regulation, der Bedeutung des Appetits, der subjektiven Empfindungen, der gegenseitigen Beeinflussung der Nahrungsbestandteile, der Zusammensetzung der Mahlzeiten usw.

Wie sich ergibt, ist man aus der anfangs nur kalorischen Grundlage heraus durch weitere Analysen zwar immer weiter in der Erkenntnis vorgeschritten, aber noch sind wir nicht in der Lage, mit exakten wissenschaftlichen Zahlen den Wert einer naturnahen Nahrung gegenüber einer wissenschaftlich völlig analysierten Nahrung chemisch zu beweisen. Dazu fehlen zu viele biologische Daten, die sich über Generationen erstrecken müssen.

Aber während *unsere Unkenntnis groß ist, reagiert der Organismus doch bereits auf etwaige Fehler.* Und hier beginnt nun die ärztliche Frage, die in der gestrichelten Linie E dargestellt ist.

Nachdem bereits um 1880 ein erheblicher Teil der Durchschnittsnahrung sterilisiert, konserviert oder mechanisch verfeinert wurde, beobachten wir in der Literatur der Medizin das *Auftreten von Krankheiten,* die es früher nur unter besonderen Bedingungen gab, wie zunehmende *Rachitis, Skorbut, Mehlnährschäden* usw. Während die Kurve der Lebenserwartung C langsam steigt, *sinkt die Gesundheitskurve E* und erreicht etwa zu Ende des ersten Weltkrieges einen Tiefstand.

Damals gelang es, eine Verbesserung der Nahrung dadurch herbeizuführen, daß einige Vitamine zugegeben wurden, deren Mangel kurzfristig in Erscheinung trat. Und nun hören langsam die akuten Mangelschäden auf, im Vordergrund zu stehen.

Statt dessen aber *nehmen chronische Mangelschäden anscheinend immer mehr zu,* ohne daß es gelang. diese mit den bereits bekannten Vitaminen zu verhüten.

Wie aus den Kurven des ersten Teils hervorgeht, befinden wir uns heute in diesem Stadium und mitten in scharfen Kontroversen. Handelt es sich um Mangelerscheinungen und wenn ja, wie sind diese zu beheben? Wo liegt die Schuld?

Mehr und mehr treten zwei früher völlig unbeachtete Umstände in den Vordergrund:

1. daß bereits in utero Mangelerscheinungen auftreten können und daß selbst aus 6—8 Generationen heraus Mangelfolgen möglich sind, und

2. daß vorhandene Mängel im Leben eines Individuums sich nicht bereits nach einigen Wochen oder Monaten, sondern oft erst *nach Jahren bis Jahrzehnten* bemerkbar machen können. Zu letzteren Fragen ist das von mir gefundene Gebiet der *chronischen Halbernährung*, der „Mesotrophie", zu rechnen, dem unspezifischerweise einige der wichtigsten Zivilisationskrankheiten angehören dürften.

Betrachtet man das Gesamtbild der 5 Kurven, dann sieht man, daß *alles auseinanderstrebt* und keine Tendenz zu einer baldigen Vereinigung erkennbar ist. Wie sollen angesichts dieser Spaltungstendenzen die Menschen*), lebend zwischen ihren eigenen Wünschen und dem Zwang durch die industrialisierte Umwelt, zwischen Unwissenheit und Wissen, zwischen Glauben und Unglauben, gesund bleiben, da sie notwendigerweise von Zweifel zu Zweifel getrieben werden müssen? Hier sind andere Einschätzungen des Wissens erforderlich, um von Grund auf *neue Lebensformen entstehen* zu lassen.

Wir haben heute unserem Wissen nach noch lange nicht ein Stadium erreicht, das uns die *Gesetzmäßigkeit der Lebenskonstanz* erkennen ließe. Die sog. *„wissenschaftliche Ernährungslehre"* ist demnach immer noch eine unvollkommene Lehre und, soweit sie Anspruch auf Alleingültigkeit für praktische Entscheidungen beansprucht, eine *Lehre der Fehlernäh-*

---

*) Deshalb kann man von einer „schizoiden Zivilisation" sprechen.

rung. Man möchte die Vorherrschaft der Teilergebnisse und die Außerachtlassung des Noch-nicht-Erforschten mit dem Versuch vergleichen, wie wenn man ein Kartenspiel aus der Zehn, Bube, Dame, König und As zu 32 Karten zusammensetzen würde, aber die im Skat nicht zählenden Karten 7, 8 und 9 fortlassen würde und nun „Skat" spielen wolle. Die für die Bewertung des Spieles ausgezählten Karten würden dann ein sehr komisches Ergebnis liefern, genau wie die einseitig zusammengesetzte Zivilisationskost.

Die Unentbehrlichkeit des Unerforscht-Natürlichen

Die tatsächliche Unvollkommenheit kann nur dadurch behoben werden, daß man einen ausreichenden Teil der vollwertigen Grundnahrung (Getreide, Milch, Gemüse, Obst) in möglichst naturnahem Zustand als Grundkost genießt und die wissenschaftlich befürworteten Produkte zusätzlich empfiehlt, sofern ihre Unschädlichkeit garantiert ist. Das ist *eine auf Erfahrung und Vernunft beruhende Vorsichtsmaßnahme.*

Grundforderungen

Westeuropäische Wissenschaftler haben deshalb bei einer Tagung in Godesberg am 1. Mai 1954 folgende *Grundforderungen* aufgestellt:

„1. Lebensmittel dürfen grundsätzlich keinen nahrungsfremden Zusatz enthalten und nicht künstlich gefärbt (S. 257) werden, sofern nicht der Gesetzgeber ausdrücklich anders bestimmt.

2. Für die Zulassung nahrungsfremder Zusätze werden folgende Voraussetzungen gefordert:

a) Die Zusätze müssen nachweislich unschädlich für die Gesundheit sein,
b) für ihre Anwendung muß ein wirkliches Bedürfnis bestehen,
c) der Verbraucher darf über den wahren Wert der Lebensmittel nicht getäuscht werden,
d) die zugesetzte Menge muß so gering wie möglich sein."
(nach BERGNER).

Diese Forderungen müssen auch für die Gewinnung der Nahrung in Landwirtschaft und im Gartenbau, wie für die Handelsmethoden, gesetzlich vorgeschrieben und entsprechend erweitert werden.

Verlangt man heute diese einfachen und vernünftigen gesetzlichen Maßnahmen, dann trifft man auf die schwersten Widerstände und Angriffe. „Die Freiheit der Wirtschaft" sei bedroht, der „Außenhandel" werde leiden, das Grundgesetz sei in Gefahr, die Hoheitsrechte der Länder seien gefährdet; immer nur das Wohl und Wehe der Verwaltung und Wirtschaft, nicht die Gesundheit der Menschen bestimmt (FIEDES, KRAUSE-BREUER „Reform-Rundschau" 1956, H. 2).

Es ist nicht notwendig, daß man die gesamte Nahrung umgestaltet, man muß nur dafür sorgen, daß die sog. *Grundlebensmittel* einwandfrei und nicht denaturiert den Völkern belassen werden. Vor allem sind das Getreide und die Milch die beiden wichtigsten Lebensmittel, deren Schutz an erster Stelle stehen sollte.

Ich bin mir bewußt, daß nur ein kleiner Teil der Menschen diese Vorschläge annehmen wird, insbesondere wenige Ärzte. Aber einmal muß der Anfang gemacht werden. Ein *Erfolg kann nur dann erreicht* werden, *wenn es gelingt, der heutigen wissenschaftlichen Ernährungsforschung mit den ihr eigenen experimentellen Mitteln ihre Unvollkommenheit nachzuweisen.* Ich bin der Meinung, daß meine Mesotrophieversuche, sowie die Nachprüfung der Arbeiten von KOUSCHAKOFF und die

Selbstversuche von KURATSUNE diese Beweise auf drei verschiedenen Gebieten geführt haben.

Wenn es mir gelungen ist, Korn in den Kleinhandel einzuführen und wenigstens für die an ihrer Gesundheit interessierten Kreise in Läden erhältlich zu machen, so halte ich das für das wichtigste Ergebnis meiner bisherigen Arbeiten. Obwohl dieses Bestreben bekämpft wurde, wird es sich durchsetzen.

Nach meinen an anderer Stelle gemachten Ausführungen dürfte als erstes Ziel aufzustellen sein, daß man die beiden wichtigsten landwirtschaftlichen Produkte, das *volle Getreidekorn und die Milch,* so natürlich wie möglich beläßt.

Einfache Ernährungsregeln

Eine Erziehung, richtiger: eine Umerziehung der Völker muß bei den werdenden Müttern und den Lehrern beginnen. Wenn man die Erwachsenen beeinflussen will, muß man aber schon bei den Kindern einsetzen. Wie einfach diese Aufklärung gehalten werden kann, ergibt sich aus folgendem Beispiel, das mir der holländische Arzt Dr. HESSELINCK aus s'Gravenhage zusandte. Es handelt sich um ein *russisches Lesebuch von 1950* für die dritte Klasse der Elementarschulen, vom Moskauer Kultusministerium herausgegeben:

1. Möglichst gut kauen.

2. Feste Zeiten innehalten für die Mahlzeiten.

3. Iß nicht zu viel auf einmal; es ist nützlicher, öfter etwas zu essen, aber dann weniger.

4. Iß niemals etwas 2—3 Stunden vor dem Schlafengehen.

5. Iß mit Vorliebe pflanzliche Kost in rohem Zustande (Salate und Obst); rohe Gemüse und Früchte sind vitaminreicher.

6. Die Speisen sollen nicht übertrieben lange gekocht oder gebraten werden; lange gekochte Milch, hart gekochte Eier und lange gekochte Kartoffeln sind weniger nützlich.

Dies ist ein Musterbeispiel für Richtigkeit, Klarheit und Verständlichkeit, bedarf allerdings noch einiger Ergänzungen.

Lernen die Kinder frühzeitig Richtiges, Gesundes essen, dann gilt, was die englischen Ernährungsforscher MOTTRAM und GRAHAM sagten: „Was man ißt, wenn man jung ist, das liebt man und überträgt die Liebe auf die Nachkommen, so daß der Kreis sich ewig drehen sollte" (nach DEUTSCH-RENNER S. 273).

Wenn man mit dieser einfachen und richtigen Ernährungslehre die bei uns herrschende Ernährungslehre vergleicht, wo es heißt, daß „die Eiweißmenge gesteigert" werden müsse, ebenso „die Vitaminzugaben" (KRAUT), weil „Sportler dann größere Leistungen vollbringen" können, dann sieht man die Schwäche dieses rein chemischen Standpunktes deutlich.

Tabakmißbrauch und Tabaksteuersenkung

Niemand wird den Mut aufbringen, das Rauchen für gesundheitsfördernd zu erklären, während man sich über den Grad der Gesundheitsschädlichkeit unterhalten kann. Denn hier kommen so viele unwägbare Ursachen zusammen, daß neben dem Nikotin und dem Kohlenoxyd noch viele psychische und körperliche Ursachenkomplexe mitbestimmen können. Sicher erscheint, daß ein Mißbrauch vorliegt, wenn nachweisbare Schäden am Herzen, am Nervensystem, im charakterlichen Gehaben feststellbar sind, wenn es, kurz gesagt, zu einer „Sucht" gekommen ist. Daß auch dabei konstitutionelle Gründe mitwirken, sei ausdrücklich einschränkend erwähnt. Aber gerade diese letzteren dürften sich in den hochgesteigerten Zivilisa-

tionen stark bemerkbar machen. Und die Verträglichkeit diesen Giften gegenüber kann stark von der Ernährung abhängig sein, auch von der der Eltern und Großeltern. Wir sind ja nicht abgeschlossene Individuen, sondern stehen im Strom des lebendigen Geschehens der Geschlechter.
Mitte Juni 1953 wurde in Westdeutschland die Tabaksteuer gesenkt. Laut Meldung aus Hamburg vom 23. 7. 53 ergab sich:

„Der Zigarettenkonsum in der Bundesrepublik hat nach den jetzt vorliegenden ersten Ergebnissen seit der Neuordnung der Zigarettenpreise einen selbst für Fachleute *unerwarteten Aufschwung* genommen. Der Absatz der Zigarettenfabriken dürfte im Juni fast vier Milliarden Stück betragen und damit eine Rekordhöhe erreicht haben. Vor dem 8. Juni lag die durchschnittliche Monatsproduktion bei 2,5 bis 2,6 Milliarden Stück, so daß die *angestrebte 30prozentige Steigerung des Verbrauchs* im Juni hoch überschritten wurde. Dabei ist allerdings zu berücksichtigen, daß der Handel seine Vorräte zu alten Preisen weitgehend verkauft hatte und die Fabriken den Handel mit ausreichenden Vorräten ausstatten mußten. Auffällig ist ein gewisser Geschmackswandel zugunsten der leichteren Orientzigarette, deren Anteil gegenwärtig bei mindestens zehn Prozent liegen dürfte gegenüber etwa sechs Prozent im Vorjahr." (Sofern nicht infolge der hohen Steuern in Deutschland minderwertige, chemisch behandelte Tabake verarbeitet werden müssen.)

Diese Steuerpolitik führte also zu *gesteigertem Mißbrauch* und *damit zu Gesundheitsschädigung,* indem sie auf die primitiven Triebe eines großen Teiles der Bevölkerung spekuliert.

Hierher könnte auch das Verhalten gegenüber dem Alkohol gehören. Aus Raumersparnis soll eine Erörterung hier unterbleiben.

Die persönliche Schuld beim Genußmittelmißbrauch

Der Gesetzgeber hat gewisse Entschuldigungen, wenn er sich von einer Schädigung der Menschen freispricht. Wir wissen, daß nicht jeder, der Alkohol trinkt oder Nikotin verbraucht, zum Süchtigen wird, sondern daß seitens des Gefährdeten bestimmte innere Vorursachen erfüllt sein müssen. Gerade deshalb hat man keinen Erfolg mit Verboten, weil die verborgenen seelischen Tendenzen zum „Süchtigwerden" dann andere Wege suchen, die oft viel schlimmer sind. Diese tieferen Ursachen liegen im Charakter, jener unübersehbaren Mischung aus Veranlagung, Beispiel, Erziehung, Wünschen und richtigem oder falschem Freiheitsgefühl.

Deshalb aber scheint es erforderlich, daß man die unerkennbar Gefährdeten nicht durch Versuchungen belastet, sondern diesen Neigungen lieber entgegenzuwirken versucht. In der Psychiatrie liegt ein großes klinisches Material vor, noch mehr vielleicht in den Literaturen aller Völker. Denn von jeher haben die Schattenseiten der Menschen die Schriftsteller mehr gereizt als die Lichtseiten. Ein wirklich guter Mensch ist wohl immer uninteressant, nahezu langweilig, jedenfalls fast immer ein Vorwurf für die Mehrzahl. Deshalb kann man ihn auch nicht allein schildern, und dazu braucht man wiederum die Schatten.

Aufklärung hat noch nie geholfen und wird auch nie helfen, Verführung zum Guten ist besser. Aussichtsreicher ist es, in dem Bedarf an Genußmitteln einen Gradmesser für das innere Glücks- oder Unglücksgefühl der Individuen zu sehen und den gesteigerten Verbrauch als Schuldkonto für den Staat zu buchen. Es ist durchaus nicht immer persönliche Schuld, wenn das „innere Gleichgewicht" fehlt, das „In-sich-Ruhen", das das schönste Gefühl unseres Hierseins sein sollte, aber so selten ist. Dazu gehört das Gefühl, mit dem Leben insgesamt in einem unlösbaren und fruchtbaren Zusammenhang zu stehen, in dem gegenseitiges Geben und Nehmen unerschöpfliches Wirken erlaubt wie im Fallen das Wasser römischer Brunnen (Gedicht von C. F. MEYER).

Gerade, weil es noch nicht gelungen ist, unser Hiersein vollkommen und befriedigend zu gestalten, sucht man einen Ersatz in Genußmitteln. Und deshalb haben sie auch ihre Lichtseiten.

Sie können den Menschen über Unlustzeiten hinweghelfen, und manchmal kehrt sich inzwischen das Ganze zum Besseren. Manchmal auch nicht.

Eine Frage aber möchte ich hier zur Diskussion stellen: alle Völker haben Alkohol in irgendeiner Form herzustellen gelernt. Das Abendland jedoch ist das einzige geographische Gebiet, in dem keinerlei Pflanzen mit Reizeigenschaften (wie Coffein) wachsen, und in dem die große technische Zivilisation entstanden ist. Der Kaffee *) scheint bei den politischen Umwälzungen der letzten Jahrhunderte stark mitgewirkt zu haben, und das Nikotin dürfte ebenso seine Rolle spielen, insbesondere in unruhigen Zeiten, in denen das bequeme und jederzeit griffbereite trockene Narkoticum und Ablenkungsmittel in der Tasche bereit gehalten wird. Man kann sich kaum eine erregte Wahlversammlung oder wissenschaftliche Diskussion mit der langen Pfeife denken.

Es ist ein offenes Geheimnis, daß die wirtschaftlichen Mächte, die hinter diesen Genußmitteln stehen, heute durch die moderne Publizistik und Reklametechnik eine gewaltige Macht ausüben. Aber gerade hier sollte der Staat doch eingreifen können, indem er zwar die Produkte nicht verbietet, ihre *öffentliche Propaganda aber mildert*. Wenn es z. B. durch das Schweizer Lebensmittelgesetz verboten ist, Waren als „gesund" zu bezeichnen, so sollte es mindestens ebenso unberechtigt sein, Waren, die bedenklich sind und schädigend wirken können, zu empfehlen.

Hier berühren wir nun wieder eine der wesentlichen Fragen, die Verbindung der Gesundungspolitik mit Wirtschaftsfragen.

Bevor ich auf diese Fragen eingehe, verweise ich noch einmal auf die unzureichenden Geldmittel, die seitens des Staates für Gesundheitsfragen zur Verfügung gestellt werden. Es ist

---

*) H. E. JACOB: „Sage und Siegeszug des Kaffees". Hamburg v. J. Rowohlt Verlag.

also durchaus notwendig, daß private Initiative sich diesen Aufgaben zuwendet. Wir müssen diesen Unternehmen die Anerkennung für ihre Leistungen aussprechen und sie sollten mit allen Mitteln staatlich gefördert werden, z. B. durch steuerliche Vorteile.

Folgerungen

Die Analyse der Möglichkeit einer Verhaltensforschung für die Nahrungswahl des menschlichen Daseins hat uns also zu sehr einfachen aber beängstigenden Tatsachen geführt. In der *Persönlichkeit weniger Forscher,* nicht nur der Atomforscher, liegt das Schicksal unserer Mitmenschen und der kommenden Generationen. Und weil wir nunmehr erkannt haben, daß das Ernährungsproblem sich nicht mit der Chemie erschöpft, ist es erforderlich, für die Fachvertreter der Nahrungschemie jene Grenzen zu finden und zu definieren, die sie als Vertreter einer Hilfswissenschaft einzuhalten haben. *Nicht die Ergebnisse einer chemischen Analyse allein geben uns einen Beweis für die Vollwertigkeit unserer Nahrung, sondern die Feststellung, ob die Menschen in ihrer großen Menge bei der vom Menschen organisierten Ernährungsmöglichkeit gesundbleiben oder nicht.* Diese Frage mußte leider dahin beantwortet werden, daß die zunehmende Menge der Zivilisationskrankheiten beweist, daß eine irgendwie fehlerhaft zusammengesetzte oder mit fremden Stoffen versehene Nahrung direkt oder indirekt an diesem Gefahrenzustand schuld ist, weil die verantwortlichen Vertreter der Ernährungslehre deren Bedeutung und sich selbst überschätzt haben. Die Gefahr für die Gesundheit der zivilisierten Völker ist so groß geworden, daß Schonung hier nicht mehr angebracht ist, sondern die volle Wahrheit offen ausgesprochen werden muß. Daß dies nicht in allen führenden ärztlichen Zeitschriften geschieht, sondern in

Tageszeitungen geschehen muß, zeigt die ganze Größe der Gefahr. Und dabei lassen sich bei Entschlossenheit zu einer vernünftigen und den heutigen Erkenntnissen angepaßten Ernährung bessere Ernährungsmöglichkeiten schaffen, die weit über die früheren, eingeengten Möglichkeiten hinausgehen. Es brauchte heute niemand zu hungern, und es brauchte niemand krank zu werden durch fehlerhafte Ernährung, wenn wir es lernen, die *Möglichkeiten der modernen Technik in den Dienst der Ernährungswirtschaft zu stellen,* und wenn die *Chemie ihre Kontrollaufgaben richtig erfüllt.* Erst dann wird die heutige Heilkunde, die dank der erfolgreichen Seuchenverhütung den Menschen die Möglichkeit, länger zu leben, gegeben hat, auch den zweiten schwereren Teil ihrer Aufgabe erfüllt haben, daß man bei längerem Leben auch gesünder bleiben kann als früher. Ob man dann auch glücklich und froh ist, können wir mit ärztlichen und wissenschaftlichen Methoden nicht herbeiführen, dazu gehören höhere Kräfte, die aber dem Menschen trotz seiner Unvollkommenheit ebenfalls zugänglich sind, wenn er sich ihnen öffnet.

Die heutigen Tendenzen der Technik sind allerdings andere und ihnen soll das nächste Kapitel gewidmet sein.

X.

Die Zukunft
der technischen Zivilisation

Dichtung

Obwohl es vorsichtiger ist, Zukunftsmöglichkeiten anderen Berufen, Technikern, Erfindern, Wissenschaftlern, Politikern usw. zu überlassen, kann die gegenwärtige Heilkunde doch nicht an diesen Problemen schweigend vorübergehen. Zwar liegt die Aufgabe des Arztes als des Heilers durchaus in der jeweiligen Gegenwart, aber der Hygieniker muß in die Zukunft denken. Mit aller Vorsicht sollen deshalb einige Gedanken zu diesen Fragen hier ausgesprochen werden.

Das Problem der Technik und der Umformung unseres Daseins war lange ein beliebtes Gebiet für phantasiereiche Schriftsteller, von denen ich hier zunächst einen ziemlich vergessenen erwähne: BULWER mit seinem Roman „Vril". In diesem Roman beschreibt BULWER eine Menschenrasse, die sich ins Innere der Erde zurückgezogen hat und dort mit künstlich gewonnener Nahrung in künstlichem Licht und unter genauen gesetzlichen Regelungen der Geburtenzahl lebt. Ein ähnliches Problem behandelt LAURIDS BRUUN in „Van Zantens wundersamer Reise", indem er das Leben in einem „Nebelland" schildert, wo nur eine bestimmte Menge Nahrung gewonnen werden kann, die zur Bevölkerungsregelung zwingt. Diese Regelung wird dadurch erreicht, daß die fortpflanzungsfähigen jugendlichen Individuen von Zeit zu Zeit in „Hochzeitslagern" auf einige Wochen zusammengesperrt und auf ihre Fruchtbarkeit getestet werden. Ist der erste Versuch vergeblich, so wird ein zweiter und letzter Versuch gemacht und alsdann, bei erneutem Versagen, wird der Kandidat bzw. die Kandidatin zu niederen Diensten verwendet. Die Menschen bekommen „Nährstangen" zugeteilt, die nach Alter und Beruf zusammengesetzt sind und nach den Regeln der Wissenschaft, die natürlich unfehlbar ist, hergestellt werden. Die Leitung dieses Nebellandes liegt ebenso wie die des Landes „Vril" in Händen von Frauen, eine beachtenswerte Parallele, das Versagen der Männer betreffend.

Wirklichkeiten und Zukunftsplanung

Was einst eine zu leichtem Lächeln mit geringem Gruseln führende Spielerei schien, ist heute schon weitgehende Wirklichkeit geworden. Und es hat den Anschein, als ob die zukünftige Wirklichkeit ihre Vorbilder weit hinter sich zurücklassen wird. In letzter Zeit erschienen Bücher wie H. G. JUNGK „Die Zukunft hat schon begonnen" und GREILING „Wie werden wir leben?", die nunmehr bereits eine gute Grundlage für wissenschaftliche Planungen bilden können, so daß es heute nicht mehr als eine Grenzüberschreitung angesehen werden kann, wenn man in einem wissenschaftlichen Werk diese Tendenzen einer Kritik unterzieht. Wenn GREILING z. B. erklärt, daß statistische Berechnungen in USA und in der Sowjetunion vorliegen, wie sich die Bevölkerungszunahme im Lauf der nächsten Jahrhunderte vollziehen und auswirken wird, und wie die Ernährung durch technische Großmaßnahmen gedacht wird, so sind dies höchst real gedachte Pläne, die bereits in Ansätzen heute von Bedeutung sind.

Besonders beachtenswert ist, daß nicht mehr „ungefährliche Schriftsteller" diese Bücher schreiben, sondern Techniker und Chemiker, die von der Notwendigkeit dieser Entwicklungstendenzen überzeugt sind, und daß sie der immer mächtiger werdenden Wirtschaftsorganisation der Staaten oder der Privatunternehmer dienen. Deshalb müssen diese Tendenzen mit allem Ernst und aller Sorgsamkeit betrachtet und untersucht werden, „ne quid detrimenti homo capiat", um diesen römischen Satz, der für die Erhaltung des Staates (res publica) geprägt war, für unsere Gegenwart zu modernisieren. *„Daß der Mensch keinen Schaden nehme"*, dies ist nun wirklich die Aufgabe der Hygiene und deshalb müssen diese Probleme wenigstens kurz in das Gedankengebäude dieses Buches eingeordnet werden.

Gleichartig ist diesen Büchern die selbstverständliche Voraussetzung eigen, daß die *Menschen lediglich Objekte* dieser großen technisch-politischen Mächte sein dürfen und daß Pflanzen und Tiere nur dazu da sind, in einer nutzbringend erscheinenden Weise umgewandelt zu werden, und daß alle Forschung und Wissenschaft nur diesem Ziel dient. Der *Arzt wird nicht gefragt*, denn die heutige Forschung gilt annähernd als vollkommen, als abgeschlossen und man rechnet nicht damit, daß irgendwelche grundlegende Entdeckungen gemacht werden könnten, die dieses ganze Gedankengebäude erschüttern könnten. Der Erhaltung wert gilt nur, was heute nützlich scheint oder nützlich ist, d. h. was vom gegenwärtigen Wissensstandpunkt aus einen Vorteil wirtschaftlicher oder gesundheitlicher Natur verspricht.

Ebenso werden die sog. „Schätze" der Erde mit allen Mitteln in den Bereich der Technik gebracht und verbraucht, ohne Rücksicht darauf, wie sich ihr Mangel in 30 Jahren oder später auswirken könnte und ob es nicht andere Möglichkeiten gäbe, sparsamer zu den gewünschten Zielen zu gelangen. Wäre es nicht höchste Zeit, heute bereits die Kohle und das Erdöl vor dem Verbrennen zu schützen, weil sie unentbehrliche Grundstoffe für chemische Synthesen, sog. Kunststoffe sind?

Wegen des drohenden Mangels strebt man nach den Weltraumraketen, um von den Asteroiden oder dem Mond außerirdische metallene Schätze zur Erde zu bringen. Diese Gedanken sind zwar folgerichtig, aber doch wahrscheinlich trotz der großen Entfernungen von sehr begrenztem Horizont. Sollte nicht in wenigen Jahrzehnten die aufbauende Wissenschaft diese Produkte mehr oder weniger überflüssig gemacht haben?

Würde dieses Streben dahin führen, daß die „unruhigen Geister" sich von der Erde „absetzen" und auf dem Mond bleiben, so wäre nichts dagegen einzuwenden. Es wäre dann so, wie anscheinend jedes Volk seine kriegerischen Epochen durchmachen muß, um zu einem friedlichen Volk zu werden, wenn ihre „Krieger"-Typen ausgerottet sind. Beispiele in Europa liegen für alle Völker vor.

Aber wie würden diese Fragen zu beantworten sein, wenn man eines Tages nicht mehr das Unbelebt-Materielle in den Vordergrund stellt, sondern wenn es gelänge, die Leistungen des Belebten für die Herstellung technischer Rohstoffe zu verwenden?

Der Organismus als Grenze des Möglichen

Kann der menschliche Organismus und vor allem seine Seele denn diese Technisierung überhaupt vertragen?

Wenn nach den Ergebnissen des Peckham-Experimentes nur 10% der Menschen noch klinisch gesund sind, dann ist es ebenso berechtigt, als Arzt anzunehmen, daß in 100 Jahren als Gesunde etwa nur noch Nachkommen dieser 10% leben werden, wie man ohne Berücksichtigung der Gesundheit berechnet hat, daß in einigen Jahrhunderten die Menschenmenge auf 9 Milliarden angewachsen sein wird.

Man darf sogar voraussagen, daß die Zahl der weißen Bevölkerung zu Gunsten der Farbigen im Rückgang begriffen sein wird, weil sie sich selbst ausrottet.

Wäre das Problem nicht so unendlich tragisch, dann könnte man es mit Humor abtun, indem man darauf hinweist, daß es sich bisher immer als das Beste erwiesen hat, wenn man dafür sorgt, daß die jeweilige Gegenwart so gut und befriedigend ist, wie nur möglich. Der besondere Vorteil des ärztlichen Berufes ist es, daß er mit seinem Wirken immer der Gegenwart angehört, wenn er auch an die Zukunft stets zu denken hat. So bildet er das Bindeglied aus der Vergangenheit, aus der er sein Wissen bezogen hat, zur Zukunft über die gegenwärtige Berufsausübung.

Wir zerbrechen uns die Köpfe der Noch-nicht-Geborenen und vernachlässigen die uns anvertrauten Lebenden, ein verhängnisvoller Irrweg.

Vor den gewaltigen Planungen, den automatisierten Fabriken, den Atomwerken, den künstlichen Inseln mit ihren Nahrungskulturen, den synthetischen Nahrungsgemischen, der Vorratsindustrie, der Kunstnahrung, der künstlichen Besamung, der Umwandlung unserer Kulturpflanzen durch kurzwellige Strahlung usw. steht wohl die Mehrheit der Leser vor Ehrfurcht stramm. Ich finde kein anderes Wort dafür, aber deshalb darf der Arzt noch nicht die Besonnenheit verlieren. Die in diesem Buch gesammelten Zahlen sprechen eine zu drohende Sprache.

Kennzeichnend für das heutige Unvermögen, einen solchen allgemeinen Zustand herbeizuführen, ist die immer sich wiederholende Propagandamethode, den heute lebenden Menschen zu sagen: „Ja, heute habt ihr es noch unvollkommen, vielleicht sogar schlecht, aber die kommenden Generationen werden es dafür besser haben. *Ihr arbeitet nicht für Euch, sondern für die Zukunft."* Daß das Diesseits ein Jammertal sein kann und für die meisten ist, wird nach den vorliegenden Erfahrungen keineswegs bestritten; aber es braucht durchaus nicht so zu sein. Von der Zukunft wissen wir noch nichts sicher. Im Gegenteil, man hat den Eindruck, als ob die Auswirkung der heutigen Technokratie eine noch nie dagewesene Unordnung hervorgebracht hat, die unheilbar ist, so daß der Mensch bereits bemüht ist, seine zerstörend-erfolgreiche Tätigkeit auf den Mond oder den Mars zu verlegen, wo man sie nicht so handgreiflich kontrollieren kann.

Ein besonderer Trick muß erwähnt werden. das ist das Versprechen, daß immer weniger gearbeitet werden müsse. Es ist dies eine Spekulation auf den Trieb zur Faulheit und Bequemlichkeit, obwohl gerade diese beiden Eigenschaften den biologischen Gesetzen abträglich sind. Die bisherige Entwicklung spricht gegen diese Tendenz, zumal damit der menschlichen Arbeit ihr Ethos genommen wird.

Schließlich endet diese Spekulation in der Vorstellung, daß es einige wenige leitende Persönlichkeiten gibt, die alles beherrschen, und daß die Planer dieser Unternehmen natürlich zu diesen bevorzugten Auserwählten gehören. Die „Anderen", die „Namenlosen" müssen die erforderlichen Arbeiten ausführen, solange bis sie durch sich selbst kontrollierende Maschinen, Roboter, ersetzt sind, für die nur wenige Aufseher erforderlich sind.

Und was geschieht dann?

Bisher hat es aber noch keine wirtschaftspolitische Theorie gegeben, die angibt, *womit die eingesparte Zeit ausgefüllt werden wird.* HENRY FORD fand bekanntlich folgende Lösung: 8 Stunden Arbeit, 8 Stunden Schlafen und 8 Stunden Autofahren durch Schaffung eines billigen Autos.

Daß jeder Mensch letzten Endes den Wunsch nach etwas Freude und Anerkennung, befriedigender Arbeit, Zufriedenheit im Privatleben und eigener Verantwortung besitzt oder besitzen sollte, um seelisch gesund zu bleiben, wird nicht berechnet. Man behilft sich seit alters mit der Ablenkung, mit „panem et circenses", oder jetzt mit „Alkohol, Nikotin und Kino" und so täuscht man die Menschen über die Leere ihres Daseins. Der Tod sollte aber schließlich das Ende eines wohl angewendeten Lebens sein und nicht der Beschluß einer lebenslangen Langeweile.

Nun ist der Arzt zwar nicht dazu da, die Menschen glücklich zu machen, wohl aber, sie gesund zu erhalten oder sie zu heilen. Wenn diese beiden Ziele aber erreicht werden sollten, was werden die Menschen dann anfangen? Womit werden sie ihr Denken und ihre Zeit ausfüllen?

Die Notwendigkeit einer Grenzziehung für die Technik: Die Atomgefahren

Die wichtigste Aufgabe unserer Zeit ist die, für die verschiedenen Wissenschaftsgebiete und die Technik *Grenzen zu ziehen*, damit sie sich geordnet in das geschichtliche Werden einfügen. Die akuteste Gefahr: Entfesselung der Atomkräfte.

Man geht wohl nicht fehl, wenn man sagt, daß den Atomphysikern nicht mehr ganz wohl bei dem Gedanken ist, was in fremden Händen aus den Kräften werden kann, die sie entfesselt haben. Man stellt die Atomkräfte meist so dar, als ob „neue" Energiequellen gefunden seien. Aber um „Sternenergie" zu erzeugen (freizumachen?), sind doch zunächst einmal ungeheure Mengen elektrischen Stromes erforderlich. Das ist ein Nachteil für unseren irdischen Energievorrat. Die Atomverschmelzung (Fusion), bei der Wasserstoffatome zu Helium „verbrannt" werden, scheint der bisherigen Hauptaufgabe, der Atomspaltung (Fission) zwar überlegen zu sein. Aber ist der Aufwand an elektrischer Energie etatmäßig wirklich positiv? Oder ist dies nur ein lokaler Effekt, bei dem insgesamt die Verluste größer sind als die Gewinne? Die „Fusion" ist eine Verbrennung auf nuklearer statt auf chemischer Ebene. Man versucht anscheinend, lokal, auf begrenztem Raum das Sterngeschehen nachzuahmen. Wird dies lokal begrenzt bleiben? Angesichts der Geheimhaltung aus politischen Gründen ist die Weltöffentlichkeit mit Recht skeptisch geworden. Gäbe es nicht zuverlässigere und ungefährlichere Wege, den Energiebedarf der Welt zu decken, z. B. eine gesteigerte Nutzbarmachung der Sonnenenergie?

Man schafft neue Atome, die „in der Natur" nicht haltbar sind. „Während die Natur ihre kompliziertesten, schwersten Elemente durch radioaktiven Zerfall abbaut, steigert der Mensch sie künstlich zu Überelementen hinauf. Das letzte natürliche Element ist nach der Göttin des Himmels (Urania), das entscheidende künstlich-menschliche Element nach dem Gott des Reichtums und der Hölle (Pluto) benannt. Nomen est omen (HEERING, S. 289*).

Uralte, längst gebundene Kräfte werden freigemacht. Wie?, das ist Nebensache. Wichtig für uns alle ist nur, was kann die Folge sein. Sind die Nebenprodukte, die als „Atommüll" Meer und Atmosphäre erfüllen werden, die irgendwann mit der Nahrung, mit jedem Atemzug aufgenommen werden, wirklich absolut sicher ungefährlich? Oder ist eine Schädigung der Generationen die unausbleibliche Folge? Haben wir recht, so zu handeln, wenn wir selbst noch nicht geschädigt werden, wohl aber die nächsten Generationen? Wenn z. B. die Hoffnung auf „neue Genies" versagt und statt dessen eine weit größere Menge krankhafter Varianten entsteht? Letzteres ist doch viel wahrscheinlicher.

Man hofft auf „Genies", obwohl die Menschen mit ihren Genies immer sehr wenig angefangen haben (BRÜGG). Man hofft auf „Krebsheilung", obwohl es besser wäre, ihn rechtzeitig zu vermeiden. Man stellt, kurz gesagt, den kurzfristigen Effekt über die langfristige Wirkung. Und schließlich sind die Hoffnungen auf Krebsheilung nach wie vor nicht wesentlich gestiegen (s. Abb. 12—16). Das Hauptgewicht sollte auf Vorbeugung liegen, wobei die Naturheilverfahren nicht vernachlässigt werden dürfen.

---

*) WALTHER HEERING, Meine Foto-Praxis, 16.—25. Tausend. Seebruck am Chiemsee 1949. Heering-Verlag.

Die Wirkung der Isotopen nur von der Therapie her sehen zu wollen, ist viel zu einseitig. Der wirkliche Gewinn könnte darin liegen, daß man neue Forschungsmittel in der Hand hat, die uns Vorgänge im Lebendigen besser verstehen lassen als unsere heutigen Methoden.

Deshalb ist es doch wohl vernünftiger, die Ursachen des Krebses zu erforschen und zu vermeiden, wie es besser ist, den Verkehrsunfall zu vermeiden, als immer neue Methoden zur Behandlung der Verletzten zu ersinnen.

Der Denkfehler ist der gleiche wie in der Vitaminforschung. Auch die chemische Identifizierung der Vitamine führt nicht zu einer absoluten Verbesserung der Lebensmöglichkeiten, sondern nur zu einer vertieften Einsicht. Ich habe darauf schon 1931 hingewiesen. Wo man trotzdem „Erfolge" festzustellen glaubt, handelt es sich nur um „Wiedergutmachung" begangener Fehler.

Der „Mainauer Appell" der Nobelpreisträger sollte Grundsatz alles Handelns werden, „daß aller kriegerischer Einsatz der heute möglichen Waffen die Erde so sehr radioaktiv verseuche, daß ganze Völker vernichtet würden. In äußerster Gefahr werde keine Nation sich den Gebrauch irgendwelcher Waffen versagen, welche die wissenschaftliche Technik erzeugen kann. Daher müßten alle Nationen zu der Entschließung kommen, freiwillig auf die Gewalt als letztes Mittel der Politik zu verzichten. Seien sie nicht dazu bereit, so werden sie aufhören, zu existieren." Dem ist von biologischer Seite nichts hinzuzufügen (Frankf. Allg. Ztg. 26. 11. 55).

Der Schutz der Landschaft und des Bodens

wird unter dem hier entwickelten Gesichtspunkt nicht mehr eine Frage einer sog. „Weltanschauung" sein, sondern eine selbstverständliche Notwendigkeit. Wozu baut man Kanäle, lenkt Flüsse, wenn die bisherigen Kraftquellen vielleicht bald nicht mehr benötigt werden? Und dies ist nur eine Frage der Zeit, weniger Jahrzehnte. Was heute aber schon vernichtet wird, z. B. durch den Rheinseitenkanal, ist wahrscheinlich niemals wiedergutzumachen. Denn es ist in einem geographisch begrenzten und übervölkerten Raum unverantwortlich, aus Eigensucht große und fruchtbarste Gebiete einer nur zeitbedingt notwendigen, letzten Endes einer vorübergehenden Konjunktur dienenden Industrie wegen zu vernichten und in Steppe zu verwandeln.

Wir kennen heute die Auswirkungen der zerstörenden Wirkung der „Dämonie des Menschen", nachdem wir die Ausgrabungen in Asien genauer kennen als unsere Ahnen. *Immer sind es Fehler der Menschen und Völker gewesen, die blühende Kulturen vernichtet haben.* Und es ist ein Zeichen einer tragischen Phantasielosigkeit der Menschen, daß ihnen immer wieder nichts anders einfällt, als daß sie den Besitz und die Lebensmöglichkeiten anderer zerstören, um einen vorübergehenden persönlichen Vorteil und Machtgenuß zu verspüren.[*]

Veränderung der Lebewesen?

Wenn es möglich ist, durch sorgsame Zuchtverfahren unsere Pflanzen besser und ertragreicher zu machen, so ist dieser Weg zwar zeitraubend, aber sinnvoll. Wenn jetzt vorgeschlagen wird, durch „Strahlenmaschinen" künstliche und zufällige

---

[*] FRANZ KOLLMANNSPERGER hat in seinem Buch „Drohende Wüste" beschrieben, daß die Sahara sich ausdehnt, teils durch Schuld der Gewohnheiten der Eingeborenen, zum größten Teil aber durch Schuld der Europäer. Lokale Verbesserungen durch Industrialisierung sind möglich, sie können aber den Gesamtraum nicht schützen. (Wiesbaden 1957. Brockhaus-Verlag.) Ich verweise auch auf die Weltkarte Abb. 34 (S. 301).

Mutationsergebnisse z. B. am Getreide zu erzeugen, „weil unser Getreide überaltert sei" (GUSTAFSON), dann bedeutet dies, unbekannte Größen in die Ernährungsgrundlage einzuführen, deren Auswirkung nicht abzusehen ist. Vielleicht kann eine Generation einen Vorteil haben, wie ist es aber mit den folgenden Generationen, für die wir verantwortlich sind? Wenn GUSTAFSON als Begründung anführt, daß z. B. die Gerste sich seit 10000en von Jahren nicht verändert habe, und daraus schließt, daß es nun an der Zeit sei, Veränderungen herbeizuführen, so ist dies ein Fehlschluß, der gegen die einfachste Logik verstößt. Was die Isotopenbestrahlung auf dem Weg über die Ernährung anrichten kann, ist doch noch nicht vorherzusehen. Ich verweise auf S. 154 betr. Einwirkung von Fluor auf die Schilddrüse sowie die Sterilisierung von Konserven durch Strahlung.

Künstliche Besamung

Ein schon mehrfach von mir zitierter Satz des Biologen FRIEDERICHS lautet: „Es ist einer unserer Fehler, zu glauben, daß das, was gemacht werden *kann*, auch gemacht werden *muß*."

Man muß die Schilderung von JUNGK in „Die Zukunft hat schon begonnen" über die künstliche Besamung lesen, um eine Vorstellung von der Tendenz zu bekommen, aus Tieren Maschinen zu machen. Kein Wort las ich bisher darüber, wie die Aufzucht dieser Tiere bezüglich Ernährung durchgeführt werden soll, wie man sich die Auswirkungen in den weiteren Generationen denkt.

Das Tier als Arbeiter?
(Zeitungsente oder Wirklichkeit?)

Nach einer Mitteilung in „Mercks Monatsspiegel" und in der „Weltwoche" 1955 hat der englische Nobelpreisträger Sir GEORGE THOMSON den Vorschlag gemacht, *Affen als Fabrikarbeiter am laufenden Band* abzurichten und sie unter anderem als *Landarbeiter* *) zu verwenden. Die Quellen bürgen wohl für die Vorschläge als solche, und man weiß nun nicht mehr, ob es sich um einen verfrühten Silvesterscherz handelt oder ob der Übermut der Technik so weit gediehen ist, im Landarbeiter eine Art niedriger Menschen zu sehen, die beliebig durch abgerichtete Tiere ersetzt werden können. Tiefer geht es kaum mit den technischen Phantasien. Dagegen wäre nichts einzuwenden, wenn die Grenze eingehalten würde, das Lebendige in seinen Existenzmöglichkeiten nicht zu schädigen. Aber man rechnet damit, daß das Lebendige sich trotzdem durchsetzt. Beim Menschen ist die ertragbare Grenze aber bereits überschritten, wie aus den Kurven am Anfang dieses Buches hervorgeht.

Schädlingsbekämpfung

Es hat den Anschein, als ob die Zahl der Schädlinge immer größer werde. Gewiß werden diese als Arten schon lange be-

---

*) Badische Zeitung vom 21./22. Januar 1956, Nr. 17: „*Affen für England, sie sollen erstklassige Kirschenpflücker sein.* London: Nach zweijährigen Experimenten in Singapore sollen für den nächsten Sommer 300 dressierte Affen zum Kirschenpflücken nach Südengland geschickt werden. Die Fachleute in Singapore behaupten, es habe sich gezeigt, daß Affen erstklassige landwirtschaftliche Arbeiter seien. Vor allem auf das Pflücken von Kirschen verstünden sie sich so gut, daß sie diese Arbeit schneller und sauberer als Menschen ausführen. Die britischen Gewerkschaften haben gegen den Affen-Import Einspruch erhoben."

stehen, konnten sich aber unter den besseren und vollkommeneren Bedingungen der Vergangenheit nicht ausbreiten. Erst jetzt, wo Pflanzen und Tiere und auch die Menschen zunehmend einseitiger ernährt werden, finden sie einen günstigen größeren Nährboden als Folge der *Multiplikation* der Ursachen.

Es ist selbstverständlich notwendig, Schädlingsbekämpfung durchzuführen, hingegen ist es ein Problem, wie man sie ohne nachteilige Folgen gestaltet. Bereits heute sind die Schäden für nützliche Insekten und Bodenbakterien erkennbar, und immer mehr wird trotzdem an insekticiden Stoffen verwendet.

Sollte es nicht sinnvoller sein, die *Frage* zu prüfen, *weshalb nur bestimmte Pflanzen von Schädlingen befallen werden, andere aber nicht,* so daß das gleiche Problem vorliegt, wie es bereits oben (S. 151) den menschlichen Infektionskrankheiten gegenüber gekennzeichnet wurde? *Warum erkranken manche Individuen nicht?* Das liegt doch an ihrer inneren Funktion und nicht an der Anwendung von Fremdstoffen. Beachtlicher erscheinen die Erfolgsmöglichkeiten vermittels der biologischen Schädlingsbekämpfung, z. B. Bakterien gegen Insekten usw.

Ist Schutzimpfung die einzige Möglichkeit?

Der Pockenimpfstoff wird in Staatlichen Instituten hergestellt und unentgeltlich abgegeben.

Nehmen wir als Parallele die *Tollwut,* deren Bekämpfung durch den abgewandelten Pasteurimpfstoff ebenfalls *staatlich* ist. Die Zahl der Gefährdeten dürfte etwa $1/5$—$1/10$ jener durch Poliomyelitis entsprechen, da die Tollwut sich weiter nach Westen ausdehnt, nachdem nun einmal die deutsche Ostgrenze nach Westen und über die Elbe verschoben wurde. Es ist dabei gleichgültig, ob dies in kürzerer oder längerer Zeit rückgängig gemacht werden könnte, weil die politische Lage dem entgegen zu wirken scheint. Seit Erscheinen der 1. Auflage hat sich die Tollwut unter den Wildtieren dem Rhein und der Donau genähert und die Zahl der Bißverletzungen und damit die Gefahr hat sich erhöht. Noch wirkt die *Pasteursche* Schutzimpfung, aber Sicherheit ist kaum gegeben.

Seit einigen Jahren werden durch die Beschleunigung des Flugverkehrs die Pocken wiederholt nach Europa eingeschleppt, ähnlich wie es mit der Psittakosis erfolgt ist. Ein wirksamer Quarantäneschutz scheint nicht gegeben. So bleibt nur die sorgfältige, wiederholte Schutzimpfung, allerdings als nur relativer Schutz, und eine sorgfältige Aufmerksamkeit der Ärzte, rechtzeitig den Pockenverdacht auszusprechen, um etwa aufflakkernde Herde zu unterdrücken.

Neuerdings setzt man große Hoffnungen auf die Poliomyelitis-Schutzimpfung. Ob diese erfüllt werden, wird sich erst nach mindestens 20 Jahren beurteilen lassen. Man wird aber daran denken dürfen, daß die Krankheit zu einer Krankheit des höheren Alters werden kann*).

Der wichtigste unspezifische Faktor: Fehlernährung

Es fehlt bei der heutigen Bearbeitung der Erfolgsmöglichkeiten der verschiedenen Schutzimpfungen vollkommen die *systematische Berücksichtigung der Rolle, die die heutige unvollkommene Durchschnittsnahrung spielt.*

Das Richtige dürfte sein, die Menschen und Tiere und Pflanzen so zu ernähren, daß die sog. Schädlinge und pathogenen Mikroorganismen von selbst durch die zunehmende innere Gesundung der Lebewesen in Schranken gehalten werden und daß man hier der wahllosen Anwendung ebenfalls Grenzen

---

*) Nach vereinzelten amerikanischen Beobachtungen könnte die *Empfänglichkeit* für Poliomyelitis auf einer fehlerhaften Ernährung beruhen.

setzen lernt. Man möge mich richtig verstehen: es handelt sich bei allen diesen Problemen nicht um einen Kampf gegen einen möglichen Fortschritt, sondern darum, die *technisch möglichen Fortschritte vernünftig anzuwenden.* Es dürfte auch wirtschaftlich einträglicher sein, als alles auf Kosten der „lebenden Verwaltungsmasse Mensch" durchzuführen, die sich dagegen nicht wehren kann.

Die seelischen Seuchen

Der Reichtum des menschlichen Daseins beruht in der unerschöpflichen Menge der Ideen und Gedanken, die in unübersehbarer Fülle das geistige Leben der Völker ausmachen. Es geht über den Bereich der vorliegenden Aufgabe hinaus, über diese Ideen und Gedanken eine Übersicht zu geben. Das große Gebiet der Geisteswissenschaften ist dafür zuständig.

Es berührt aber den ärztlichen Bereich, wenn diese Ideenfülle nachläßt, wenn sie einseitig wird, und wenn Menschen nur deswegen ihres Lebens beraubt werden, weil sie *anders denken.* Diese Todesursachen stellen bedauerlicherweise alle körperlichen Erkrankungen in den Schatten. Denn hier handelt es sich um die Beseitigung von Millionen und Abermillionen, um die *Ausrottung der Andersdenkenden,* ohne daß deren natürliches Recht, zu leben und ihren Möglichkeiten nach zu denken, überhaupt berücksichtigt würden. Die *geistigen Epidemien,* die so über die Menschheit hingezogen sind, gehören in den engeren Bereich der Psychiatrie, und in diesen Bereich gehören auch jene massenpsychologischen Einflüsse, die von Zeit zu Zeit wie Eruptionen hervorbrechen und ihren fast immer verderblichen Einfluß ausüben.

Um so wirksamer ist der in Zeitungen, Zeitschriften, Radiosendungen, Fernsehfunk usw. zu beobachtende *Wandlungsprozeß,* der die Vielfalt menschlichen Denkens beendet und *uniformiert.* Die *Gleichförmigkeit des Denkens* erscheint *wie eine chronische Krankheit,* die wie eine Grippewelle alles erfaßt. Man prüfe sich selbst und versuche den Tag über festzustellen, auf welchen Gebieten man auf Grund eigener Erfahrungen in der Lage ist, ein eigenes sachlich begründetes Urteil zu fällen, oder wo man unwillkürlich sich der gerade herrschenden Meinung anschließt, indem man auch die jeweiligen Begründungen — die offizielle Terminologie — benutzt (s. oben S. 258). Täglich und stündlich wirkt eine gleichmachende Umwelt auf uns ein, durch Radio, Reklame, Schlagzeilen, Schlagworte, genormte Meinungen, fertige Urteile, scheinbare Wahrheiten, durch die wirtschaftlichen Erfolge von geschäftlichen Unternehmungen, — mögen die einzelnen Dinge bei genauerer Betrachtung noch so primitiv sein — sie bilden nun einmal das Gedankengut der meisten Menschen, über das man sich am besten orientieren kann, wenn man in öffentlichen Verkehrsmitteln die Unterhaltungen der Mitfahrenden belauscht. Die geistige Gleichförmigkeit in allen Ländern, die Interessenbereiche, die sich nahezu ausschließlich auf persönlichstes Ergehen beziehen, lassen weit mehr die Einheitlichkeit der Menschen erkennen, als alle andern Darbietungen. Denn wenn jemand Bücher schreibt oder Schauspieler ist oder im Film wirkt oder auf der politischen Bühne seine Rolle spielt, so sind dies immer schon Ausnahmefiguren, die im Programm mit Namen bezeichnet werden. *Wesentliche Träger des täglichen Geschehens sind die ungenannten Statisten, das „Volk",* und dieses findet man heute in den öffentlichen Verkehrsmitteln, manchmal, wie in München, in den großen Gaststätten. „Man soll dem Volke aufs Maul schauen" (MARTIN LUTHER), wenn man seine Gedanken kennen lernen will.

Politiker und Erzieher sollten aus diesen Gesprächen erlernen, was die Welt will, was zu machen ist, und sie sollten ihr Wirken darauf einstellen, auf die Erfüllung des wirklich *sehr bescheidenen Glücks der namenlosen Menschen,* unter denen sich viel mehr gute Menschen befinden, als man erwartet.

Um die *Verarmung des Daseins an Gedanken* kennen zu lernen, vergleiche man den Umfang der Sportnachrichten der meisten Tageszeitungen mit dem des sogenannten kulturellen Teils. Kürzlich sagte mir einmal eine sonst hübsche junge Dame auf die Frage, weshalb sie denn Motorrennen besuche: „Vielleicht habe ich mal Glück und sehe einen tödlichen Unfall".

Diese *seelische Vermassung* des modernen Menschen ist eines der schwersten Krankheitssymptome unserer Gegenwart.

Sind wir Insekten?

Die Vermassungstendenz nimmt den Individuen ihr Eigenleben, macht aus ihnen „warmblütige Insekten" mit begrenzten Umwelten. Sie nimmt dem Menschen das Menschenwürdige, die Freiheit und damit die Voraussetzung eines glücklichen Lebens.

Es ist sehr merkwürdig, daß unsere Maschinen meist den Formen ähnlich sind, die wir im Chitinpanzer der Insekten vorfinden; die Formen des Laufkäfers im Rennwagen, des Mistkäfers im Traktor, der Libelle im Flugzeug, ganz abgesehen von den Waffen und Freßwerkzeugen, den Piken, Haken, Zangen, Klammern, Reiben, Hebeln usw.

Der Gedanke ist einer genauen Bearbeitung wert.

Gelingt es nicht, die geistige Entwicklung der Menschheit zu fördern, dann ist vielleicht die Kobaltbombe mit ihrer vernichtenden Wirkung besser als ein Schrecken ohne Ende.

Angesichts dieser Aussichten dürfte es nicht nur verständlich, sondern geradezu notwendig sein, wenn man den heute propagierten Plänen skeptisch gegenüber steht. Gelänge es, die leitenden Menschen zu einem zwar langsameren, aber produktiven Zusammenwirken zu bringen, dann würde die Zukunft weniger dunkel vor uns liegen.

Das Schicksal des technisierten Menschen

Selbstverständlich erwägt man auch die Auswirkungen dieses technischen Denkens auf den Menschen, während die körperlichen Veränderungen unserer Zuchttiere noch nicht Gegenstand der Zukunftspläne geworden sind. Man könnte sich in dem ersehnten Schlaraffenland die Hühner als Riesen-Eierstock-Träger vorstellen, als Eiermaschinen, die Kühe als Milchmaschinen, die durch hormonale Behandlung zur Dauersekretion von Milch gebracht werden usw.... Kurz, der Phantasie sind keine Grenzen gesetzt. Man muß einmal eine große amerikanische Hühnerfarm gesehen haben, um zu ahnen, wohin der Weg geht. Dort züchtet man Hühner, die Eier mit zwei Dottern legen, und hält die Käfige so eng, daß die Tiere sich nicht umdrehen können. Vorne wird am laufenden Band das Futter angeboten, hinten fallen die Eier auf das Fließband.

Aber uns interessiert hier der Mensch. Unter diesem Zukunftstraum erscheinen zwei Karikaturen von ARTZYBASHEFF, die ich der amerikanischen Zeitschrift „Life" vom 23. 4. 1951 entnehme, von aktuellem Interesse. Sie stellen den technisch einwandfrei durchkonstruierten zukünftigen Adam und seine Eva vor (Abb. 36 und 37). Man vergleiche diese beiden Bilder mit dem Doryphoros des Polyklet und der Venus von Medici, um sich eine Vorstellung der geplanten Zukunft zu machen. Die Beschriftung der Bilder von ARTZYBASHEFF bitte ich genau zu studieren.

Wie sieht der Mensch in fünf Millionen Jahren aus? Düstere Vorschau eines amerikanischen Wissenschaftlers.

„Den Ausführungen eines amerikanischen Anthropologen nach zu urteilen, werden unsere Nachkommen in fünf Millionen Jahren kreisrunde Plattfüße, einen sehr kleinen Magen und ein Gehirn besitzen, das kein Geheimnis mehr für sich behalten kann.

Prof. WILLARD MARION KROGMAN glaubt, daß es einmal eine Zeit geben wird, in der Kalorien, Minerale, Proteine, Fette und Kohlehydrate

DER MANN

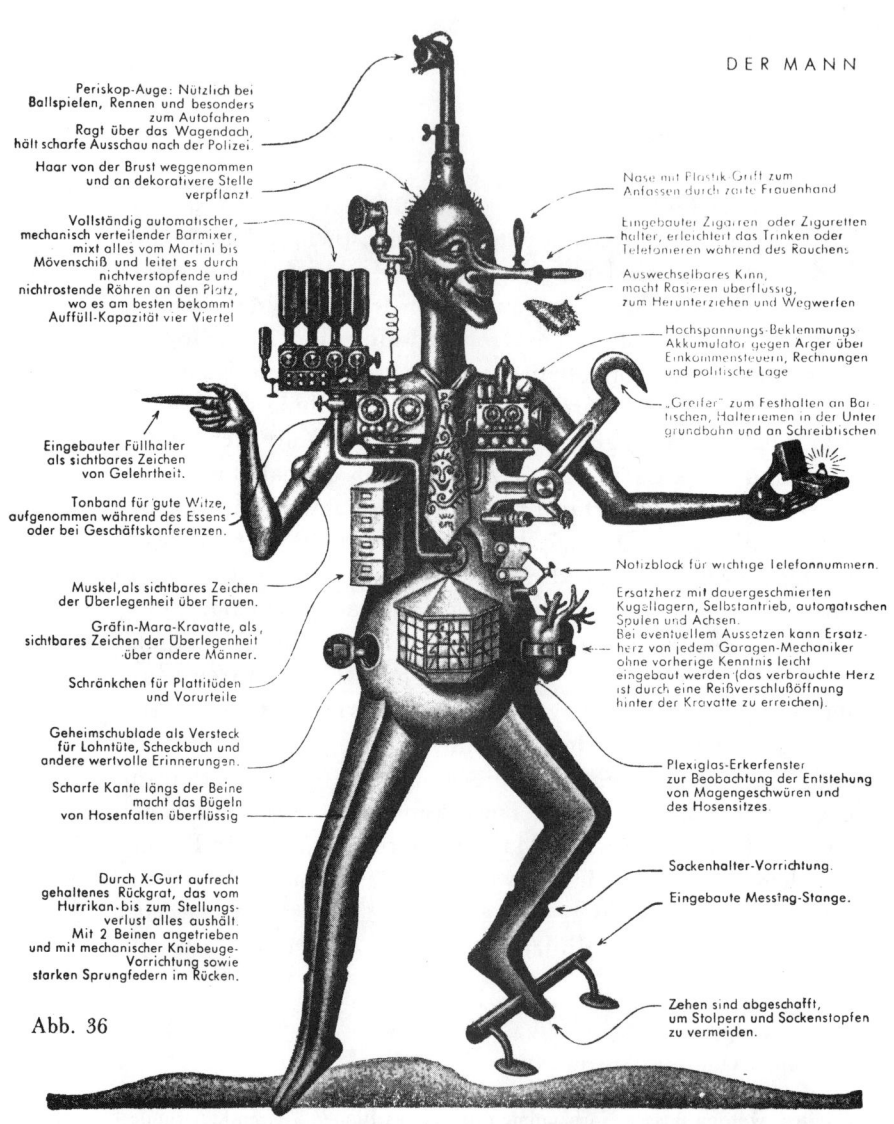

Periskop-Auge: Nützlich bei Ballspielen, Rennen und besonders zum Autofahren. Ragt über das Wagendach, hält scharfe Ausschau nach der Polizei.

Haar von der Brust weggenommen und an dekorativere Stelle verpflanzt.

Vollständig automatischer, mechanisch verteilender Barmixer, mixt alles vom Martini bis Mövenschiß und leitet es durch nichtverstopfende und nichtrostende Röhren an den Platz, wo es am besten bekommt. Auffüll-Kapazität vier Viertel.

Eingebauter Füllhalter als sichtbares Zeichen von Gelehrtheit.

Tonband für gute Witze, aufgenommen während des Essens oder bei Geschäftskonferenzen.

Muskel, als sichtbares Zeichen der Überlegenheit über Frauen.

Gräfin-Mara-Krawatte, als sichtbares Zeichen der Überlegenheit über andere Männer.

Schränkchen für Plattitüden und Vorurteile.

Geheimschublade als Versteck für Lohntüte, Scheckbuch und andere wertvolle Erinnerungen.

Scharfe Kante längs der Beine macht das Bügeln von Hosenfalten überflüssig.

Durch X-Gurt aufrecht gehaltenes Rückgrat, das vom Hurrikan bis zum Stellungsverlust alles aushält. Mit 2 Beinen angetrieben und mit mechanischer Kniebeuge-Vorrichtung sowie starken Sprungfedern im Rücken.

Nase mit Plastik-Griff zum Anfassen durch zarte Frauenhand.

Eingebauter Zigarren- oder Zigarettenhalter, erleichtert das Trinken oder Telefonieren während des Rauchens.

Auswechselbares Kinn, macht Rasieren überflüssig, zum Herunterziehen und Wegwerfen.

Hochspannungs-Beklemmungs-Akkumulator gegen Ärger über Einkommensteuern, Rechnungen und politische Lage.

„Greifer" zum Festhalten an Bartischen, Halteriemen in der Untergrundbahn und an Schreibtischen.

Notizblock für wichtige Telefonnummern.

Ersatzherz mit dauergeschmierten Kugellagern, Selbstantrieb, automatischen Spulen und Achsen. Bei eventuellem Aussetzen kann Ersatzherz von jedem Garagen-Mechaniker ohne vorherige Kenntnis leicht eingebaut werden (das verbrauchte Herz ist durch eine Reißverschlußöffnung hinter der Krawatte zu erreichen).

Plexiglas-Erkerfenster zur Beobachtung der Entstehung von Magengeschwüren und des Hosensitzes.

Sockenhalter-Vorrichtung.

Eingebaute Messing-Stange.

Zehen sind abgeschafft, um Stolpern und Sockenstopfen zu vermeiden.

Abb. 36

Der Künstler Boris Artzybasheff, der für die Zeichnungen und Erklärungen auf diesen Seiten verantwortlich ist, respektiert zwar die von Adam und Eva überkommene menschliche Form. Er weiß aber auch um ihre Grenzen in der modernen Umgebung. Ein Mann nach Adam's Stil ist z. B. meistens unfähig, sich an eine pikante Geschichte zu erinnern. Die Haken an der Rückseite eines Kleides sind dem altmodischen, zweiarmigen Mädchen unerreichbar. Artzybasheff gibt auf seinen Zeichnungen dem modernen Menschen ein Tonband zur Unterstützung seines Gedächtnisses; das weib-

DIE FRAU

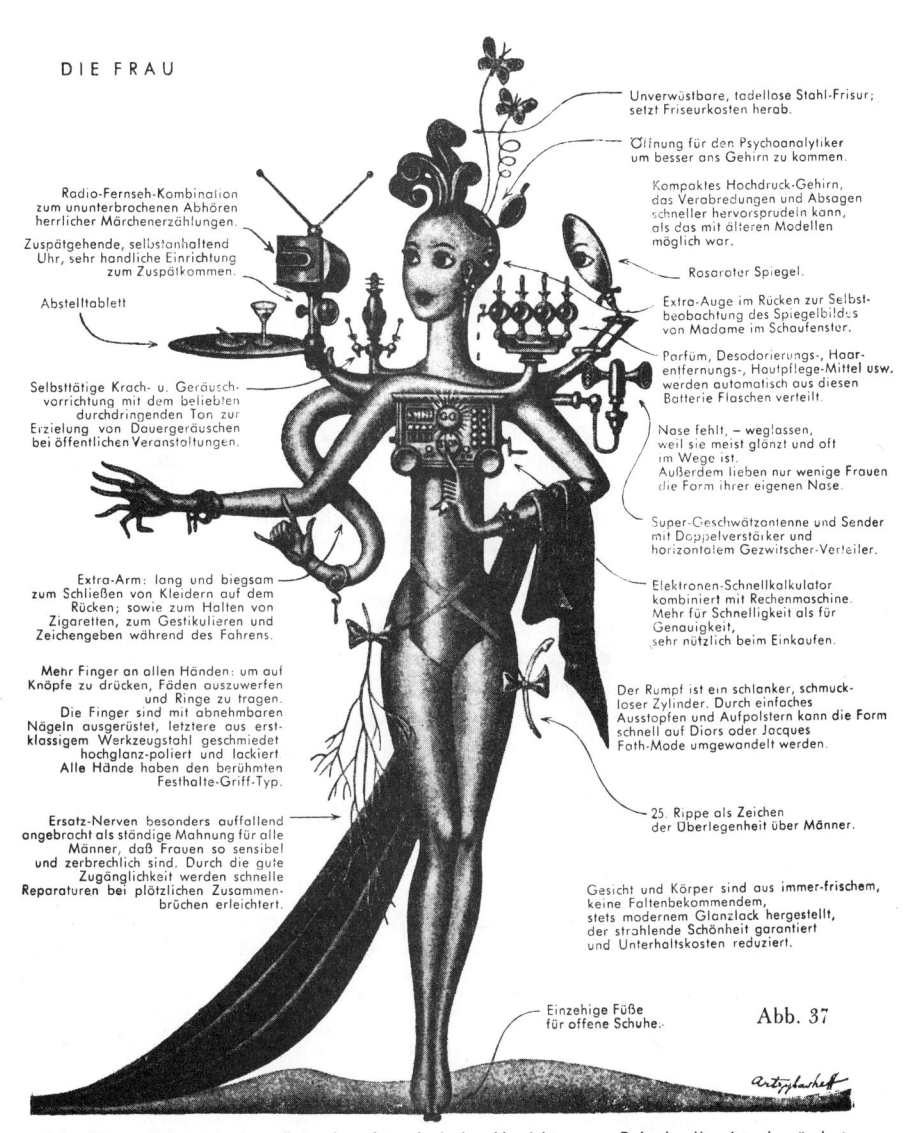

Radio-Fernseh-Kombination
zum ununterbrochenen Abhören
herrlicher Märchenerzählungen.

Zuspätgehende, selbstanhaltend
Uhr, sehr handliche Einrichtung
zum Zuspätkommen.

Abstelltablett

Selbsttätige Krach- u. Geräusch-
vorrichtung mit dem beliebten
durchdringenden Ton zur
Erzielung von Dauergeräuschen
bei öffentlichen Veranstaltungen.

Extra-Arm: lang und biegsam
zum Schließen von Kleidern auf dem
Rücken; sowie zum Halten von
Zigaretten, zum Gestikulieren und
Zeichengeben während des Fahrens.

Mehr Finger an allen Händen: um auf
Knöpfe zu drücken, Fäden auszuwerfen
und Ringe zu tragen.
Die Finger sind mit abnehmbaren
Nägeln ausgerüstet, letztere aus erst-
klassigem Werkzeugstahl geschmiedet
hochglanz-poliert und lackiert.
Alle Hände haben den berühmten
Festhalte-Griff-Typ.

Ersatz-Nerven besonders auffallend
angebracht als ständige Mahnung für alle
Männer, daß Frauen so sensibel
und zerbrechlich sind. Durch die gute
Zugänglichkeit werden schnelle
Reparaturen bei plötzlichen Zusammen-
brüchen erleichtert.

Unverwüstbare, tadellose Stahl-Frisur;
setzt Friseurkosten herab.

Öffnung für den Psychoanalytiker
um besser ans Gehirn zu kommen.

Kompaktes Hochdruck-Gehirn,
das Verabredungen und Absagen
schneller hervorsprudeln kann,
als das mit älteren Modellen
möglich war.

Rosaroter Spiegel.

Extra-Auge im Rücken zur Selbst-
beobachtung des Spiegelbildes
von Madame im Schaufenster.

Parfüm, Desodorierungs-, Haar-
entfernungs-, Hautpflege-Mittel usw.
werden automatisch aus diesen
Batterie Flaschen verteilt.

Nase fehlt, – weglassen,
weil sie meist glänzt und oft
im Wege ist.
Außerdem lieben nur wenige Frauen
die Form ihrer eigenen Nase.

Super-Geschwätzantenne und Sender
mit Doppelverstärker und
horizontalem Gezwitscher-Verteiler.

Elektronen-Schnellkalkulator
kombiniert mit Rechenmaschine.
Mehr für Schnelligkeit als für
Genauigkeit,
sehr nützlich beim Einkaufen.

Der Rumpf ist ein schlanker, schmuck-
loser Zylinder. Durch einfaches
Ausstopfen und Aufpolstern kann die Form
schnell auf Diors oder Jacques
Foth-Mode umgewandelt werden.

25. Rippe als Zeichen
der Überlegenheit über Männer.

Gesicht und Körper sind aus immer-frischem,
keine Faltenbekommendem,
stets modernem Glanzlack hergestellt,
der strahlende Schönheit garantiert
und Unterhaltskosten reduziert.

Einzehige Füße
für offene Schuhe.

Abb. 37

liche Wesen bekommt einen Extra-Arm für schwierige Verrichtungen. Beinah alles ist abgeändert
mit Ausnahme der Frauenbeine, die er jetzt schon als perfekt ansieht. Der Künstler fühlt, daß seine
Zeichnungen ein Fortschritt gegenüber den lebenden Modellen sind, aber er ist sich deren Unzulänglichkeiten bewußt. Ein Mann à la Artzybasheff hätte Schwierigkeiten, mit seinem Periskop-
Auge durch Türen zu gehen, und manche Menschen würden das Loch im Kopf der Dame nur dazu
benützen, um schlechte Gedanken hineinzuflüstern.

soweit konzentriert werden können, daß ein Milligramm am Tag für die Ernährung des Menschen vollständig ausreicht. Auf diese Weise liegen der Mund und die Verdauungsorgane „brach" und schrumpfen zusammen. Magen und Darm werden einmal ganz verschwinden, und unsere Nachkommen dürften eines Tages ohne alle Wölbungen nach vorn und hinten die alte Erde bevölkern. Prof. Krogman folgert weiter, daß sich der Mensch zwar weiter zu Fuß bewegen wird, die Beine aber in erster Linie als Stütze für den Körper und nicht zur Fortbewegung benutzen wird. So wird der Fuß schließlich zu einem flachen, runden Ständer degenerieren.

Im Rahmen der Anpassung des Menschen an den technischen Fortschritt dürfte sich auch das menschliche Hirn grundlegend umgestalten. So prophezeit Prof. Krogman für unsere Nachkommen in fünf Millionen Jahren den ewigen Frieden, weil es unter den Menschen kein Geheimnis mehr geben wird. Das gesprochene Wort wird völlig verschwinden, und die Menschen werden sich mittels Gehirnwellen schweigend einander mitteilen. Krogman stellt sich das Gehirn unserer Nachkommen also so ähnlich wie ein Empfangs- und Sendegerät von Radarwellen vor, das automatisch funktioniert und jede mündliche und schriftliche Kommunikation der Menschen überflüssig macht. Es kann also kein Geheimnis mehr geben, weder unter den einzelnen noch unter den Völkern. Damit aber, so führt Krogman aus, muß der ewige Friede anbrechen. Die Lüge wird unmöglich, Diplomatie wäre nicht mehr notwendig."

Nun wird ein jeder sofort einsehen, daß eine derartige Anpassung des Körpers an eine veränderte Umwelt nicht möglich ist, da die Erbanlagen dies kaum gestatten dürften, wenigstens nicht im Sinne Darwins und der derzeitigen Vererbungslehre, aber wohl im Sinne Lamarcks. Und schließlich versucht man ja mit allen Mitteln, sich aus den Banden der Erbanlagen durch Änderung der Gene zu befreien, um endlich nicht nur die Erde, sondern auch den Menschen nach seinem Willen und seinen Vorstellungen gestalten zu können.

Die Ausführungen dieses Kapitels gehen von der wohl unbezweifelbaren Tatsache aus, daß trotz aller technischen Fortschritte unser Leben noch weit von der möglichen Vollkommenheit entfernt ist und daß wir vor dem Scheidewege stehen, ob wir den bisherigen einseitig technisch orientierten Weg weitergehen wollen oder ob nicht vernünftigerweise Modifikationen unseres Handelns einsetzen sollten.

Wir erkennen aus diesen kurzen Ausführungen, daß es eine der unentbehrlichen Aufgaben der Forschung sein wird, diese *Vermassung zu beheben* und mehr *Individuen mit freier Verantwortlichkeit* entstehen zu lassen. Dazu bedarf es einer von Jugend auf wirksamen Erziehung und eines entsprechenden Beispiels der Erwachsenen.

Letzten Endes kommt es wirklich auf jeden Einzelnen an.

Es ist eindeutig, daß wir zwischen „natürlichen" und „verschuldeten" Krankheiten zu unterscheiden haben, daß es mit erstaunlichem Erfolg gelungen ist, die natürlichen Krankheiten zurückzudrängen, daß aber zugleich mit diesen Bekämpfungsmethoden andere, unvorhergesehene Änderungen in unserer Umwelt eintraten, die Grund zu neuen, ebenfalls unerwarteten Schäden wurden. Man muß also nicht nur die Fehler, sondern auch deren Ursachen aufsuchen.

Betrachtet man die Größe der heutigen Probleme, dann könnte man vor der Aufgabe, eine Besserung herbeizuführen, verzagen. Denn zu vielgestaltig sind die Ursachenreihen, die zu den heutigen komplizierten Fehlern geführt haben. Man hat natürlich die Möglichkeit, das ganze Phänomen als historische Notwendigkeit zu betrachten und dann könnte man jede Aussicht auf erfolgreiche Besserung aufgeben, wenn nicht eine Katastrophe größten Ausmaßes alle Prophezeiungen zunichte macht.

Zusammenfassung und Schlußwort

> *Immerhin hat das den Staat zur Hölle gemacht, daß ihn der Mensch zu seinem Himmel machen wollte.* HÖLDERLIN

Das Problem im Allgemeinen

Der Verfasser hat sich die Aufgabe gestellt, das aktuelle Problem der Zivilisationskrankheiten von einem zunächst allgemein biologischen, sodann vom ärztlichen und schließlich vom hygienischen Standpunkt aus zu untersuchen. Die den Ausführungen zugrunde liegenden statistischen Zusammenstellungen lassen eindeutig erkennen, daß zwischen natürlichen, durch lebende Erreger hervorgerufenen Krankheiten und zwischen einer andern Krankheitsgruppe, für die wir die Bezeichnung „Zivilisationskrankheiten" verwenden, ein grundlegender Unterschied besteht:

Gegen die natürlichen Krankheiten besitzen die bedrohten Lebewesen die Fähigkeit einer natürlichen Anpassung, der Antikörperbildung. Sofern der Organismus stark genug ist, eine Infektion zu überstehen, oder die Infektion nicht zu stark ist, wie z. B. bei den gemeingefährlichen Krankheiten, entwickelt sich ein „natürliches" Gleichgewicht, derart, daß die Erreger zwar infektionsfähig sind, daß die vom befallenen Organismus hervorgebrachte Reaktion aber variiert: von schweren Reaktionen, die mit dem Weiterbestand des Lebens nicht vereinbar sind, bis zu leichten Reaktionen, nach deren Ablauf eine mehr oder weniger lange Immunität zurückbleibt. Diese ist bei jeder Krankheit verschieden. Und in dieser Verschiedenheit liegt die Chance für den Erfolg von Schutzimpfungen: hinterläßt das einmalige Überstehen einer Infektionskrankheit eine über den Rest des Lebens dauernde Immunität, dann ist die Erfolgsaussicht einer Schutzimpfung groß. Das ist z. B. beim natürlichen Überstehen der sog. Kinderkrankheiten, ebenso aber auch bei den Pocken der Fall. Deshalb ist eine

Schutzimpfung zu verantworten, wenn eine Dauerimmunität oder wenigstens eine jahrzehntelange Immunität erreicht werden kann. Wo aber diese Immunität nur kurzdauernd ist, besteht die Gefahr, daß die Ausbreitung einer Infektionskrankheit von der Kinderzeit auf ein höheres Alter verschoben wird. Das gilt z. B. für die Poliomyelitis. So sehr man in Epidemiezeiten oder bei der heutigen bedrohlichen Lage eine vorübergehende ausgedehntere Schutzimpfung wird befürworten können, so sehr wird man sich gegen eine Gleichstellung mit der Pockenschutzimpfung stellen müssen. Denn Pocken bekam früher fast jeder, Poliomyelitis aber bekommen doch nur wenige. Eine allgemeine Schutzimpfung würde die Gefahr mit sich bringen, daß bei Fortbestehen des Virus, das wir nicht beseitigen können, ältere Kinder, schließlich Erwachsene zunehmend befallen werden. Das ist um so mehr bedenklich, als das Virus auch bei scheinbar Gesunden in der Umgebung jedes Kranken annähernd regelmäßig angetroffen wird und mit dem Stuhl ausgeschieden wird, ohne daß seine Abtötung zuverlässig gelingt. Aus diesem Grunde wird man es den Eltern jeweils überlassen müssen, ob sie eine Schutzimpfung bei ihren Kindern haben wollen oder nicht. Ein Zwang ist wohl nicht zu verantworten, könnte sich als schwerwiegender Fehler erweisen.

Eine andere Möglichkeit, die lebenden Erreger in ihrer Gefährlichkeit zu mindern, ist die *Chemotherapie*. Diese erweist sich mehr und mehr bei den neuen stark wirksamen Antibioticis als ein zweischneidiges Mittel, insofern sich sehr schnell resistente Stämme entwickeln, gegen die die Mittel unwirksam werden. Das liegt daran, daß diese Mittel in den Zellstoffwechsel eingreifen und daß die lebenden Organismen anscheinend Ersatzfunktionen ausbilden können, die von dem früher wirksamen Antibioticum nicht mehr getroffen werden. Die „spezifischen" Mittel sind demnach nur von begrenzter Wirksamkeit, während unspezifische Mittel, die den allgemeinen kolloidalen Zustand des Erregers verändern, eine absolute Wirksamkeit haben können, so z. B. in Form der Sterilisation.

Es liegt aber vielleicht in jedem höheren Organismus eine Fähigkeit zu einer unspezifischen Anpassung oder einer Art Auffangreaktion, wenn er vollwertig entwickelt und ernährt ist, d. h. im Besitz seiner sämtlichen angeborenen Reaktionsmöglichkeiten ist. Dann kann der Erreger ihm nur schädlich werden, wenn aus irgendwelchen Gründen, wie z. B. starkem Verschleiß oder infolge Fehlernährung, der Erreger Haftmöglichkeiten bekommt und von etwa angesammelten Stoffwechselschlacken des Wirtes leben kann. Besitzt der Wirt aber eine volle Funktion, so fehlen Ansiedlungsmöglichkeiten in der lebenden leistungsfähigen Zelle. Die Gefahren einer vorübergehenden oder chronischen Fehlernährung haben hier ihre tieferen Ursachen: nicht nur Mangelkrankheiten können entstehen, sondern auch eine gesteigerte Empfänglichkeit z. B. gegen Tuberkelbazillen kann auftreten. Die gleiche gesteigerte Empfänglichkeit gibt es auch für Gifte, Genußmittel usw. Übermäßige Beanspruchung oder einseitige Belastung wird sich gefährlicher auswirken.

Es gibt demnach nicht nur eine „Immunitäts"-Reaktion, sondern auch eine „Resistenz"-Reaktion, die durch die Unspezifität von der Immunitätsreaktion unterschieden sein dürfte. Auf diesem Gebiet bewegen sich jene Maßnahmen der Hygiene, die nicht dem spezifischen antibakteriellen oder antitoxischen Gebiet angehören. Diese still wirkenden, oft unauffälligen Mittel, die mit dem Zustand vollkommener Gesundheit verbunden sind, sind die wichtigsten, denn ihr Wirkungsbereich ist breit und umfaßt die meisten Schadmöglichkeiten. Eine genauere Schilderung würde ein besonderes Buch erfordern, so daß davon abgesehen wird.*) Die vollwertige Er-

---

*) Ich verweise auf mein „Lehrbuch d. Hygiene", 2. Aufl., Stuttgart 1949. Verlag S. Hirzel.

nährung steht hier, weil am besten beherrschbar, an erster Stelle.

Dieser ersten Gruppe „natürlicher" Krankheiten steht nun eine anscheinend weit größere Gruppe künstlicher, durch das fehlerhafte Verhalten der Menschen hervorgerufener Krankheiten gegenüber. Wie überall gibt es auch hier Übergänge.

Zu diesen Übergängen wird man Verletzungen durch Gewalteinwirkungen zählen müssen, die nun einmal unvermeidlich sind. Man wird dazu auch jene Fälle zu rechnen haben, in denen ein Individuum unter klimatisch ungünstigen Verhältnissen zu leben gezwungen ist, oder bei denen der Boden keine ausreichende bzw. vollwertige Nahrung hervorbringen kann. So gibt es auch weite Gebiete, in denen infolge erdgeschichtlicher Vorgänge ein Mineralmangel oder ein Zuviel an Mineralien vorliegt — Fälle, die als „Schicksal" anzusprechen sind.

Anders ist das aber mit der Auswirkung von Veränderungen, die der Mensch infolge seiner Tätigkeit an seiner Umwelt, z. B. an seiner Nahrung, hervorbringt. Hier wird der Schritt vom Schicksal zur „Schuld" getan, wenn er nicht rechtzeitig seinen Fehler erkennt und aufgibt. Er kann diese seine Fehler daran erkennen, daß er selbst oder die ihm anvertrauten Pflanzen und Tiere erkranken. *Erkranken heißt* aber in der hier gebrauchten Begriffsbildung *weiterleben mit unvollkommenen Funktionen,* um nicht vorzeitig zu sterben. Aus diesem Grunde sind krankhafte Symptome Warnungszeichen, die dazu anregen sollen, die begangenen Fehler zu suchen, die aber allein symptomatisch zu behandeln ein Widerspruch gegen diese biologisch aufgefaßte Medizin und Hygiene ist. Denn man kann solche Symptome zwar beseitigen, läßt man aber die Ursachen weiter bestehen, so werden sich bald andere, vielleicht schwerere Folgen einstellen, bis es schließlich zu unheilbaren Restzuständen kommt, die unvermeidlich zum Tode führen.

Die Überbewertung des Spezifischen in der Diagnostik und in der Therapie hat diese großen unspezifischen Gebiete bisher unterschätzen lassen, so daß vielfach die zu einseitig symptomatisch-spezifische Therapie bei der Entstehung der chronischen Zivilisationsseuchen mitschuldig geworden ist. Hier gelangen wir nun in das Gebiet, in dem Schicksal und Schuld ineinander übergehen. Die Bedeutung jeder Gruppe müssen wir analysieren.

Alle „Krankheiten" sind das Ergebnis unvollkommener und zugleich einseitiger physiologischer Funktionen bzw. Funktionskomplexe. Unvollkommenheiten der Umwelt oder Mängel in der Eigenwelt kommen zusammen. Auf die Individuen jeder Art wirken diese Ursachenreihen so ein, daß stets eine gewisse, meist geringe Zahl ein Minimum des Artmöglichen aufweisen wird, andererseits auch nur wenige das Optimum erreichen. Die große Masse zeigt alle physiologisch möglichen Übergänge, was wir als „Durchschnitt" zusammenfassen. Der Durchschnitt ist demnach niemals optimal, sondern immer qualitativ geringer, aber mengenmäßig beherrschend. Man kann sich das leicht an der bekannten Begabtenkurve klar machen, indem man die Horizontalkurve (Abb. 38a) um 90⁰ aufrichtet zu Abb. 38b. Ist die Verteilung der Funktionen so, daß die Masse des Durchschnitts auf der Hälfte der Kurve liegt, dann wird man von bestmöglichen Bedingungen reden, liegt sie unterhalb, dann sind die Bedingungen verschlechtert (Abb. 38c), sind sie darüber (Abb. 38d), so sind sie „verbessert". Es könnte aber sein, daß sowohl ein Sinken wie ein Steigen des Durchschnitts mit dem optimalen Verhalten einer Art nicht vereinbar ist. Die Individuen müssen nun einmal verschieden sein, damit alle Bedürfnisse einer Art erfüllt werden können. Deshalb ist der Versuch, bei den Menschen z. B. eine absolute Gleichheit einzurichten, von Anfang an zum Scheitern verurteilt, zumal die Bedürfnisse der menschlichen Gemeinschaften unendlich vielfältig sind und deshalb sowohl die Begabten als auch wenig Hoch-Begabte ihre Aufgaben haben, sofern nur die Menge in der mittleren Lage verharrt. Kommt es aber bei dieser zu Abweichungen, dann ist der Bestand des Ganzen in Gefahr.

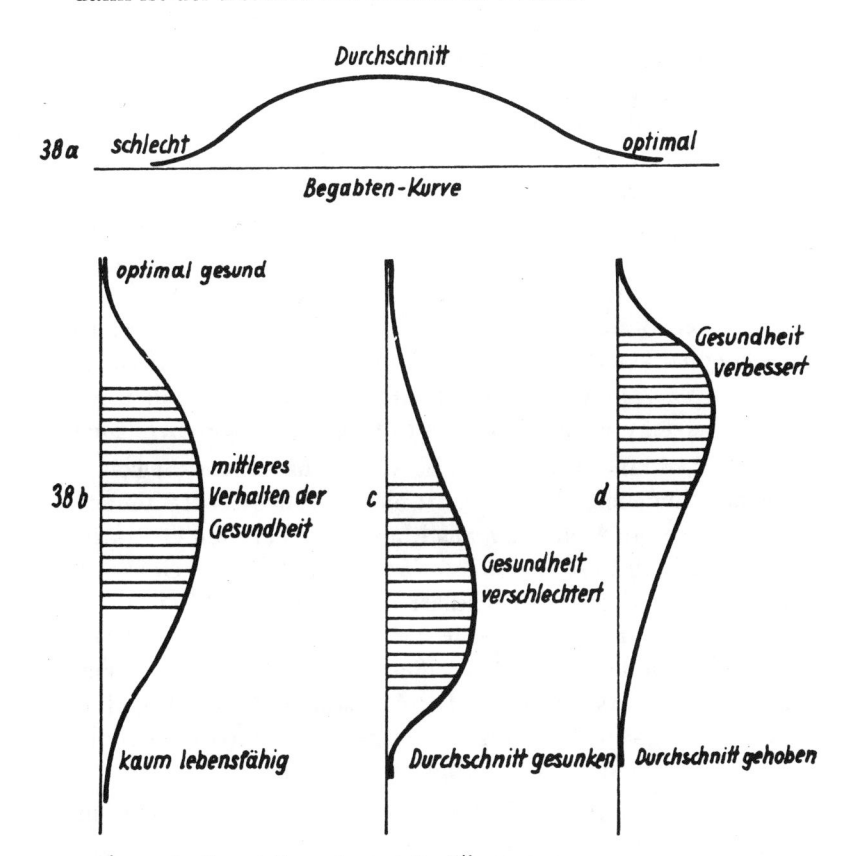

38a Begabten-Kurve: schlecht — Durchschnitt — optimal

38b optimal gesund / mittleres Verhalten der Gesundheit / kaum lebensfähig

c Gesundheit verschlechtert / Durchschnitt gesunken

d Gesundheit verbessert / Durchschnitt gehoben

Gesundheitsverteilung in drei Bevölkerungen

Abb. 38

Wir erkennen solche Gefahrenzustände an den statistischen Erhebungen und müssen sie beachten.

Es hat sich nun in der vorhergehenden Untersuchung gezeigt, daß wir künstlich durch unser Verhalten drei große Komplexe so verändert haben, daß die Durchschnittslagen sich nach unten verschoben haben: als Beweis für die *veränderte Nahrung* erkannten wir den *chemischen Test* im Gebißverfall, als Beweis für ein *verändertes psychisches Verhalten* fanden wir die Störung in der Beziehung zwischen den Funktionen des Organismus und der heutigen *Verkehrsschnelligkeit*, die durch entsprechende seelische und nervöse Reaktionen nicht mehr bewältigt werden kann. Und als Beweis für eine *Störung der Beziehung des Individuums zu den Gemeinschaften* fanden wir die zunehmende *Staatsentfremdung* — drei schwerwiegende und bedrohliche Veränderungen, für die sich kein Richter findet und deren Bestehen man immer wieder so lange wie möglich zu leugnen versucht, weil die Abhilfe nur mit der Umkehr zu einer früher bereits bestehenden Lebensart verbunden sein kann, bei der viele sog. Fortschritte aufgehoben werden müssen.

Hier verlangt man nun nach „wissenschaftlichen" Beweisen, die aber aus vielen Gründen oft nicht geführt werden können, aus Mangel an Methoden, aus Mangel an Zeit und Geld usw. *Unser Wissen kann uns nicht helfen, wohl aber unser Gewissen.* Diese erstaunlichste Eigenschaft des Menschen sagt uns sehr genau, was wir tun sollten. Sie sagt uns auch, warum wir „arm" geworden sind und daß aller äußere Reichtum diese innere Verarmung nicht ersetzen kann. Die Menschen haben „das Gefühl der Mitte" — in Wirklichkeit des mittleren Durchschnitts und seiner erhaltenden Notwendigkeit — verloren. *)

Mit dem „Gewissen" aber hängt auch sein Schatten zusammen, die *Verantwortung*, und es gehört zu den schwersten Fehlern der Staaten, daß sie ihren Mitgliedern durch ihre

---

*) Das bereits S. 249 erwähnte Werk von S<small>EDLMAYR</small>, „Verlust der Mitte", war mir bei Abfassung dieser und der folgenden Ausführungen noch unbekannt.

übermäßigen Gesetze, die an die Stelle von natürlichen Gesetzmäßigkeiten getreten sind, das Gefühl der Verantwortung systematisch zu nehmen bemüht sind.

Deshalb sollen auch die beiden ersten Aufgaben zur Bekämpfung der Zivilisationskrankheiten hier genannt sein: *Einsetzen des Gewissens in seine uralte Stellung und Wiederherstellung des persönlichen Verantwortungsgefühls eines jeden Menschen.*

Die natürliche Ordnung ist „aus den Fugen" gegangen, an ihre Stelle trat „der Unfug" in seinen vielfachen Formen.

Wird die junge Generation den Weg zur Lösung finden, wird sie Technik, Wissen, Wirtschaft usw. einordnen lernen in die Dienstbarkeit am Leben? Wird sie diese Bescheidenheit aufbringen und auf diesem Wege zu einem neuen Anstieg finden? Nur so ist Freiheit möglich. Lernen wir, uns freiwillig den gültigen Gesetzen des Lebendigen zu fügen, so wird es gut gehen, andernfalls wird das Leben uns auslöschen. Der Fall wird um so tiefer sein, je höher wir zu stehen glauben. Wir müssen wirklich mehr aus der Vergangenheit lernen, an die Zukunft denken, vor allem aber dafür sorgen, daß die Gegenwart so gut ist wie nur möglich. Alles übrige können wir getrost dem Wirken des Lebendigen überlassen.

Organisation und Tradition

Ist es überhaupt möglich, durch allgemeine gelenkte Maßnahmen in Gestalt der verschiedenen Organisationen eine wirkliche Verbesserung der Lebensbedingungen zu erreichen? Die Geschichte spricht dagegen. Denn keines Menschen Leben reicht aus, um alle zu einer vollkommenen Organisation erforderlichen Maßnahmen zu kennen. Und so ist der Ordnende wie der, der den Anordnungen zu folgen hat, unvollkommen, stets werden Fehler gemacht. Eine notwendige psychologische

Bremse ist die *Selbstverantwortung*, die jedem Anordnenden aufzuerlegen ist.

Die *Organisation* ist eine zweckgebundene, willkürlich geschaffene Form, in der *das Ziel das Wesentliche* ist. Alles andere ist nur Vermittlung. Hinter jeder Organisation steht ein Wille, mit allen seinen Vorteilen und Schwächen. Jede

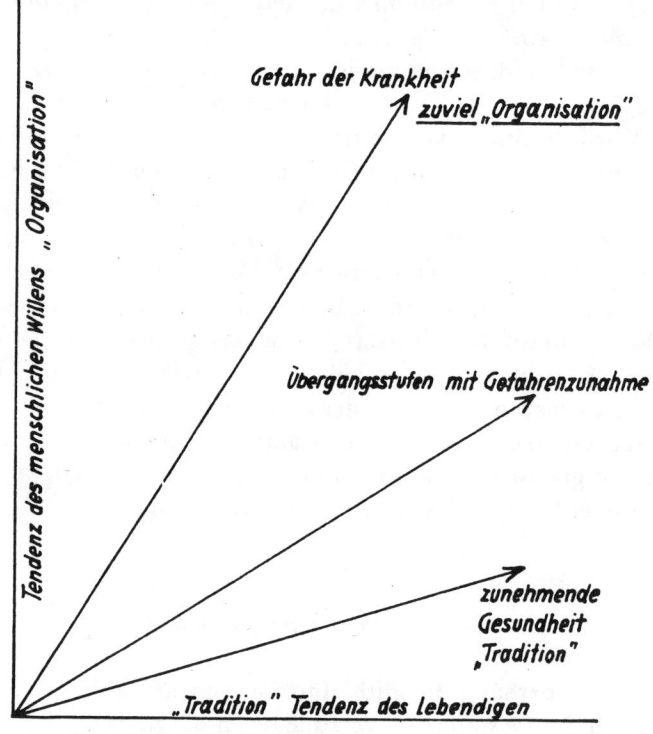

Abb. 39. Organisation und Tradition in ihrer Auswirkung auf Gesundheit und Krankheit

Organisation setzt Vorhandenes voraus, ist selbst stets unproduktiv, bringt selbst nichts Neues hervor.

Organisationen größten Formates gehen von Staaten aus und von der Auffassung des Staatsbegriffes hängt die Gestaltung ab. Die Organisation des Insektenstaates muß eine andere sein, als die der menschlichen Staaten. Der Staat ist nicht Ziel, sondern Mittel und Voraussetzung, und sein Wirken muß in Wechselbeziehungen zu den Möglichkeiten seiner Bürger stehen. Wird der Staat zur Verwaltungsmaschine, so entstehen Kriege.

Die *Traditionen* hingegen *verkörpern die Macht der Individuen.* Sie haben in sich die *Tendenzen zum Frieden und sind produktiv,* sie gewähren Sicherheit und gleichbleibende Leistung.

Bei der Entstehung der Traditionen wirken alle Erfahrungen der Vergangenheit mit und jede Generation tut das ihre hinzu, bis sich schließlich eine mittlere Tendenz ergibt, die besagt, *was man tut und was man nicht tut.* Damit aber ist der *praktisch wirksame Begriff der Freiheit* erreicht. „Echte Tradition ist nichts Abgestorbenes, sondern etwas kraftvoll Lebendiges, das immer wieder neue Spannkraft erfordert, immer wieder neu erworben sein will!" (SIEGFRIED LENZ).

Staaten bedürfen der Organisation, die Völker aber folgen der Tradition, aus beiden Kräften entsteht die praktische mittlere Proportionale, etwa nach dem Schema der Abb. 39:

Je steiler die Pfeile ansteigen, desto mehr herrscht die Organisation und desto mehr entfremdet sich der Staat von der Natur. Die Folgen tragen seine Bürger.

Politisch gesehen liegt die Gefahr niemals in den Völkern, sondern immer in den Staaten. Nirgends auf der Welt habe ich bei meinen Reisen Angehörige anderer Völker getroffen, die von sich aus jenes blinden „kollektiven" Hasses gegen irgendein Volk fähig waren, wie ihn die Staaten dokumentieren. Überall auf der Welt gibt es Menschen, für die der Satz von THELEN gilt „homo homini homo", während in den Staaten praktisch der alte Satz der Römer herrscht: „homo homini lupus" und nicht der Satz „homo res sacra homini".

Wie in diesem ganzen Buch stets das „Sowohl-als-auch" vertreten wurde, so ist dies auch gültig für die Einschätzung der Organisationen und der Traditionen. Es läßt sich nicht mehr leugnen, daß zwischen den Bürgern, die den Staat geschaffen haben und den Staaten, die für die Bürger da sein sollten, mehr oder weniger gespannte Zustände herrschen. Mir sind aus der Geschichte nur wenige Staatenbildungen bekannt, in denen das Optimum des Erreichbaren erreicht worden ist, ich nenne das Reich des indischen Kaisers Akbar, das Jesuitenreich in Südamerika, wüßte in Europa aber kaum eines anzugeben, wenn man nicht einige Jahrhunderte zurück das frühe Island nennen will.

Die Traditionen der Berufe, der Zünfte, der Universitäten, des Adels, der Hanseatenkaufmannschaft, des Generalstabes, der Künstler, der Familienunternehmungen — um nur diese wenigen zu nennen, sind solche natürlichen Gebilde, die größte Kraft besitzen. Unsere Kulturen beruhten auf diesen zusammenwirkenden, nebeneinander wirkenden Traditionen.

Die Organisationen der Staaten haben bisher kein entsprechendes Gegenstück schaffen können, da sie noch nicht den Weg zum biologischen Staat gefunden haben. Aus diesen Divergenzen lassen sich die meisten großen Störungen herleiten.

Jene Menschen werden am meisten gefährdet, die ihr Leben mehr und mehr im Dienst einer Organisation hinbringen müssen, während jene, die ihren Traditionen folgen können, weit bessere Aussichten für Gesundheit haben. Man muß diese pathogenen Wirkungen der Organisationen ganz klar hervorheben.

Tradition ist mit menschlicher Freiheit vereinbar, Organisation verleitet zu Willkür.

Versucht man, rückblickend in die Geschichte, festzustellen, wie die früheren Völker sich zu dem Wert des Menschen eingestellt haben, so steht man erschrocken vor dem nahezu vollkommenen Nichts. Man bekommt z. B. den Eindruck, als ob in Asien das Leben des Individuums niemals eine Rolle gespielt hat; die Menschen waren „Masse" und billige Arbeitstiere, die sich von selbst vermehrten. Darin liegen die Gefahren für Europa.

Aus dieser Denkweise des fernen Ostens und Vorderasiens ist anscheinend der Ahnenkult, die Form der Religionen, die Weisheit entstanden, die für das Abendland von größter Bedeutung werden sollten — als Wehr und Selbstschutz. Ohne diese geistigen Bindungen sind Menschen nur die unvollkommensten Werkstücke der Natur.

Dem gegenüber steht der Wert des Individuums in der abendländischen Kultur schon sehr früh hoch im Kurs und die Leben der Einzelnen bilden in ihrem geistigen Zusammenhang die Kette der Ereignisse. „Die Politik" bleibt demgegenüber äußere Umwelt, die sich in der Form des modernen Staates in eine Machtposition ohne Grenzen gestellt hat. Jenes Verhältnis von Individuen zum Staat, das beiden Parteien günstig ist, ist noch nicht gefunden. Aber die Aufgabe muß gestellt werden und sie wird eines Tages gelöst werden.

Die Aufgabe des Staates

Wir müssen aus den Fehlern lernen und in diesem Buch sind viele Fehler zu diesem Zweck zusammengestellt. Der Staat wird nicht mehr als „Freund" angesehen, sondern als „Feind", und die Bürger stehen ihm nicht freundlich, sondern feindlich oder mindestens skeptisch gegenüber.

Der Staat muß aber um seine Bürger werben! In seinen Händen liegt die Macht und die Verantwortung, die er sich selbst gegeben hat. Er muß nun Mittel und Wege finden, die Bürger wieder zu sich zu führen, ihnen das Leben nicht nur lebenswert zu machen, sondern das Leben in ihrem Staate als vorbildlich und beneidenswert zu gestalten. Eine Utopie? Nein, eine Lebensnotwendigkeit!

Als erste Maßnahme bedarf es eines

Naturschutzes für den Menschen und seine Nahrung!

Durch genaue Analyse der naturgegebenen Möglichkeiten und Notwendigkeiten wird man bald der Industrie Grenzen setzen müssen, wenn das Menschengeschlecht und das Lebendige als Ganzes nicht ausgerottet werden soll.

Die Erziehung zum Denken und die Formung des Staates als Aufgabe

Es ist kein Zweifel mehr, daß der dauernde Anstieg der Sterbeziffern an Zivilisationskrankheiten auf der Dissonanz zwischen unsern angeborenen Lebensgesetzen und der von uns umgeformten Umwelt sowie dem dadurch veränderten geistigen Weltbild besteht. Versuche, durch Gesetze, Vorschriften, Organisationen usw. Abhilfe zu schaffen, scheinen sämtlich zum Mißerfolg verurteilt.

Die Voraussetzung für einen Erfolg dürfte nur dann gegeben sein, wenn es der biologischen und medizinischen Forschung gelingen würde, aus den erkennbaren Tatsachen ein neues Weltbild zu entwickeln, das einfach und umfassend genug sein müßte, um von allen Menschen verstanden zu werden. Nur ein solches einfaches Weltbild könnte die Gefahr beseitigen, die uns heute droht: den Zerfall aller Kultur und die Errichtung einer Technokratie, wobei die menschlichen Werte der Einzelwesen vollkommen hinter der Vermassung verschwinden. Diese Frage ist von so eminenter Bedeutung, daß sie von Grund auf geprüft werden muß.

Der Kernpunkt scheint darin zu liegen, daß *an die Stelle der technischen Wünsche und Möglichkeiten der Begriff der Gesundheit* als Ziel treten muß in dem Sinne, daß alle Lebewesen ein *Recht auf Gesundheit* haben, daß sie gleichzeitig aber auch eine *Pflicht zur Gesundheit* zu erfüllen haben. Recht und Pflicht sind dann *ethische Begriffe,* die aus den naturwissenschaftlichen Grundlagen abgeleitet werden. Diese Formulierung wird auf die Geisteswissenschaften insgesamt auszudehnen sein im Sinne einer neuen Einheit des Weltbildes der zivilisierten Menschen.

Das Unternehmen „Staat und Zivilisation" ist im Zusammenbrechen, weil die „Substanz": „Der Mensch" über seine Leistungsfähigkeit belastet wird. Man versucht dies durch Kriege oder Atomkraft oder Technik — immer durch Verschieben auf andere Gebiete — zu verhindern. Dabei wird es immer schlimmer. Da die Ursache des Zusammenbruchs aber im fehlerhaften Denken liegt, kann eine Heilung nur durch *einen Weg zum richtigen Denken* gefunden werden. Die Wissenschaft hat das Denken zerstört, das Denken muß die Wissenschaft mit neuem Leben erfüllen, so kann sie heilen.

Betrachtet man die Weltkarte und ihre kulturellen und zivilisatorischen Möglichkeiten, dann wird rein mengenmäßig das *Schwergewicht immer im asiatisch-afrikanisch-europäischen Raum liegen,* einem Raum von solcher Stärke, daß die südrussischen Gebiete langsam in seinen Einflußbereich einbezogen werden dürften.

Verglichen mit diesen unausschöpflichen Möglichkeiten der nördlichen Halbkugel wird die südliche Halbkugel immer ein geringeres Dasein erreichen, das aber auch zwischen dem 20. und 40. Breitengrad große Möglichkeiten einer eigenständigen kulturellen Entwicklung bietet, sowohl in Südamerika wie in Australien und Neuseeland (s. Abb. 34 S. 236 sowie S. 275).

Ärztlich-hygienisch betrachtet könnte die Geschichte einen Verlauf nehmen, daß im Anfang der primitive Ackerbau steht, daß über die Zwischenzeiten der Nomaden- und Jägerzeit sich die großen technischen Zivilisationen entwickeln und daß diese schließlich mit größeren technischen Kräften und sinnvoller Organisation Ackerbau und Gartenbau und Technik treiben, alles als Grundlage einer neuen Geisteshaltung: des Zusammenwirkens und der gegenseitigen Hilfe.

Positive und negative Feststellungen

Dies Buch ist eine ärztlich-historische Studie, in der der Versuch gemacht worden ist, die ärztliche Wissenschaft in ihren möglichen Beziehungen zum politischen Geschehen zu betrachten und zu analysieren. Dabei mußten die zahlreichen Fragen oft in gedrängter Form behandelt werden, um die Probleme hervorzuheben, deren Lösung der Zukunft zu übertragen ist.

Man kann positive und negative Feststellungen trennen.

Positive Feststellungen:

1. Der menschliche Organismus ist trotz aller technischen Fortschritte geblieben, was er einstmals war.

2. Das menschliche Denken und Fühlen vollzieht sich nach wie vor in den uralten psychologischen Gegebenheiten.

3. Die Menschen haben nach wie vor die Neigung, zu arbeiten, sofern sie im Wechsel zwischen Arbeit und Ruhe Freude empfinden.

4. Die Menschen sind am glücklichsten, wenn man sie möglichst in Ruhe läßt, sich möglichst wenig um sie kümmert und sie im Rahmen ihrer Familie ihr Hiersein genießen läßt.

5. Die Menschen sind bereit, für diese Ziele Abgaben zu entrichten und sich zusammenzuschließen zu gemeinsamem Wirken.

6. Bei diesem Zusammenschluß setzen sie voraus: Anerkennung des Wertes jedes einzelnen Menschen,

Anerkennung der Arbeitsleistung eines jeden Menschen, Erhaltung gesunder Lebensbedingungen, Fürsorge und Hilfe in Notzeiten.

Die *negativen Feststellungen* der heutigen Gegenwart stimmen mit diesen vorhergehenden natürlichen psychologischen Wünschen nicht mehr überein. Denn:

1. Das notwendige Verhältnis zwischen Arbeit und Ruhe ist nicht mehr vorhanden (Überlastung des Herzens, des Kreislaufs, des Nervensystems).

2. Die Ernährung ist nicht mehr vollwertig.

3. Es fehlt ausreichende körperliche Bewegung in frischer Luft.

4. Das „Ich" ist in Disharmonie zur belebten Umwelt: Ärger, Streit, krankhafte körperliche Reaktionen.

5. Das Individuum wird machtloser und sucht Betäubung in Genußmitteln.

6. Der Staat als seelenlose Organisation tritt in den Vordergrund.

Aber wir müssen auch lernen, daß *jeder Einzelne von uns nur eine vorübergehend verkörperte Phase des geistigen, unerforschbaren Prinzips ist, das wir „Leben" nennen.* Dieses waltet über uns im Sinne der GOETHEschen Begriffe und seiner Erkenntnis. Es wäre vermessen, wollten wir es ihm gleichzutun versuchen.

Bescheidener ist unsere Aufgabe: *uns gegenseitig zu helfen, allem Lebendigen zu dienen.* Für diese Aufgabe all unser Wissen, alle unsere Technik einzusetzen, kann selbst diese „heiligen".

Wir suchen eine neue Mitte, aus der heraus wir handeln, sicher handeln können. Das Wissen allein versagt; denn es ist unschöpferisch, ein Werkzeug, kein Schöpfer, der aus dem Unerschöpflichen schöpft und formt. Diese Mitte könnte im „Dienst am Leben" bestehen im Sinne der Pflege und Vorsorge.

Nur der Mensch in seinen unbegrenzten und widerstrebenden Fähigkeiten kann es. Er aber muß sich selbst seine Grenzen setzen und sich diesen Grenzen einordnen. Anstelle der gestörten Ordnung, die hinter allen Zivilisationskrankheiten steht, muß er eine neue Ordnung setzen, die seine physiologischen Mittel nicht übersteigt, sondern ihn selbst in seine Grenzen einordnet.

Wir werden diese Aufgabe lösen und bestehen, oder wir werden sie nicht lösen und vergehen. Das Schicksal liegt in unserer Entscheidung, in den Händen der jungen Generation. Trostlos und hoffnungsvoll können wir sein, je nachdem, was wir glauben, und wie wir selbst wirken. Das ist die Lehre, die wir aus dieser Analyse der Zivilisationskrankheiten zu ziehen haben. Die Frage ist, ob wir es lernen werden, dem Lebendigen zu dienen oder ob eben dieses Lebendige, weil es von uns in seinen Existenzbedingungen, den Freiheiten, erschüttert ist, uns vernichten wird. Je sicherer wir den Untergrund bauen, desto sicherer kann die Zukunft auf uns bauen. Wir müssen unser Blickfeld auf diese Zukunft richten, fort von uns, nach vorne und nach oben. Man braucht keine Angst zu haben, daß eine solche Geisteshaltung zu einer Uniformierung führen wird. Denn das *richtig verstandene soziale Leben wird sich als das beste Mittel zur Steigerung der Individualitäten* erweisen, nicht aber zu deren Schwächung.

Am schlimmsten ist das Fehlen einer seelisch-ausgeglichenen Stimmung, die dem in sich selbst ruhenden Menschen wieder *Freude am Dasein* gibt. Wenn, wie heute, nicht das harmlosere Schwert des Damokles, sondern die vernichtende Atombombe uns bedroht, dann kann man von niemandem verlangen, daß er einen Glauben an ein produktives, schöpferisches Wirken behält. Zu schlecht sind die Erfahrungen der letzten Jahrzehnte.

Soweit ich die Zusammenhänge heute überschauen kann, leiden wir an einer *Überschätzung des Wissens und des staat-*

lichen sogenannten *Rechtslebens.* Wie wäre es, wenn man beginnen würde, über folgende Sätze nachzudenken:

Laßt allen Lebewesen Gerechtigkeit widerfahren. Zu lieben braucht man sie darum noch nicht. Vielleicht entwickelt sich aus einem Leben im Zeichen der Gerechtigkeit später einmal eine schöpferische, helfende Liebe.

Die Liebe, die die Natur zu ihren Geschöpfen hat, dürfte eine Art der Gerechtigkeit sein, die allerdings über menschliches Maß hinausgeht.

Körper und Geist, gerecht behandelt, geraten in Ordnung, in Harmonie; so läßt Gerechtigkeit Ordnung entstehen, sie zwingt aber nicht zu einer gewollten Ordnung. Sie ruft keine Gegenbewegung, keinen Haß hervor.

Körper und Seele aber, ungerecht behandelt, ergreifen die Flucht in die Krankheit — als Folge eines chronischen Mangelzustandes und des Gefühls des Unbefriedigtseins.

Was aber Gerechtigkeit ist, das zeigt uns stets unser Gewissen.

Der Materialismus erscheint unter diesem allgemeinen Gesichtspunkt als die Flucht vor dem Gewissen ins Wissen und als ein seelischer Mangelzustand.

Im Staatsleben ist *an die Stelle der Gerechtigkeit für alle das sogenannte „Recht" getreten,* eine einseitige Form der Organisation. Denn das Recht, ausgedacht vom Staat auf Grund von Gesetzen und Vorschriften, ist der Ausdruck eines Machtprinzips; es kann organisch sein, hat aber die bedenkliche Tendenz zur Entartung in Gewalt. Die Gewalt aber ist dem schöpferischen, lebendigen Prinzip entgegengesetzt.

Wie soll lebendiges Wirken sich unter der Herrschaft der Gewalt entfalten können? Eine andere Staatsform und Rechtsform sowie eine andere Form des persönlichen Daseins sind notwendig, die basieren müssen auf *Gewissen* und *Verantwortung.* Gelingt es dem heutigen Staat nicht, diese Aufgabe zu lösen, so wird er damit rechnen müssen, daß ein immer mehr zunehmender Teil der Bevölkerung ihn als Feind empfindet und in die Gefahr gerät, sich zu isolieren und „staatsfremd" zu werden. Gegen diese Krankheit ist die Medizin machtlos, sie endet in Revolutionen und im Chaos, dem Gegenstück des Lebens.

Nachwort

Mehrfach wurde betont, daß dieses Buch eine Diskussionsgrundlage sein soll und nur den Umfang der Ursachen ungefähr abgrenzt. Es fehlen in ihm noch die umfangreichen neuen Schäden, die durch die *Atomgefahren* hervorgerufen sind, sowie die wachsenden Belastungen durch die *Drohungen* eines dritten Weltkrieges. In dem Buch „Der Mensch oder das Atom?" hat der Verfasser das erste Problem behandelt. Merkwürdigerweise hat die Mehrzahl der Menschen zwar Angst, aber keine Möglichkeit, diesen Wahnsinn zu beenden. Beide Gefahren hängen zusammen, in welchem Umfange, sagen einige Zahlen: *Mason* gibt sie in seiner großartigen „Geschichte der Naturwissenschaft" (S. 694): „In Großbritannien stiegen die Ausgaben vom Haushaltsjahr 1936/37 bis 1950/51

für militärische Forschung um das 67fache,
für industrielle Forschung um das 10fache,
für medizinische Forschung um das 9fache,
für landwirtschaftl. Forschung um das 8fache,
für naturwissenschaftl. Forschung um das 6fache.

Es bedarf keiner erklärenden Worte, außer daß man den Hinweis machen muß, daß die ärztliche Forschung an dritter Stelle steht, daß also offenbar ein hoher Bedarf an Ärzten besteht wegen hoher Krankenzahlen.

Der Verfasser hält die Gesamtsituation für ein zwangsläufiges Ergebnis der abendländischen Zivilisation, die seit mehreren hundert Jahren „anti-natürlich" ist und dabei fast unauffällig diese gefahrendrohende Entwicklung genommen hat. Um diese Auffassung zu beweisen, könnte eine umfangreiche, mit Quellenangaben belegte Veröffentlichung erfolgen. Als Manuskript liegt das Material bereits vor. Betrachtet man die Entwicklung lediglich als Tagesereignisse und nicht auf der historischen Basis, dann kann man nicht zu den wahren, tieferen Ursachen vorstoßen, die in der Abwendung von der Natur bestehen.

Eine wirklich erfolgreiche Entwicklung der Medizin sieht der Verfasser darin, daß es zu einem Zusammenwirken der wissenschaftlichen Heilkunde mit der Naturheilkunde kommt, wie er es schon 1942 in seiner Selbstbiographie „Zur Einheit der Heilkunde" gefordert hat. An diesem Ziel hat sich nichts geändert und genau so, wie die Skepsis gegenüber der „verlängerten Lebenserwartung" sich jetzt als berechtigt erwiesen hat, wird sich auch der Zusammenhang der Zivilisationskrankheiten mit den Mesotrophie-Ursachen in absehbarer Zeit als Kernpunkt einer erfolgreichen Vorbeugung ergeben. Die Bedeutung liegt vor allem darin, daß hier jeder einzelne an seinem Geschick mitzuwirken vermag, indem er sich und seine Familie möglichst natürlich ernährt. So kann er wenigstens in bescheidenem Umfange den Schäden der Umwelt begegnen. Dazu bedarf es der gedruckten Aufklärung, denn heute gilt der Satz: „Der Mensch wird, was er liest".

Literatur

ABDERHALDEN, E.: Das Recht auf Gesundheit. Halle 1921.
BAUER, K. H.: Verkehrsunfälle aus der Sicht des Chirurgen (Frankfurter Allgemeine Zeitung 9. 7. 1954).
BERGNER: Künstl. Zusatzstoffe zu Lebensmitteln (Mitt. d. Landesgewerbeamts Baden-Württembg. 1956, Nr. 1).
BODAMER, Joach.: Gesundheit u. Technische Welt. Stuttgart 1955. Klett-Verlag.
BOSCH, W.: Patient, Arzt, Kasse — 1954.
BRUGG, ELMAR: Spießbürger gegen Genie. Baden/Schweiz 1952. Gyr-Verlag.
BUCHKA, H. A.: Volksgesundheit und Volksgesundung (Gesundheitsfürsorge 1953, Heft 2).
BUURMANN, O.: Gesundheitspolitik. Stuttgart 1952. Georg Thieme Verlag.
CREMER, H. D.: Angewandte Chemie 1956, Heft 1.
CURIE, EVE: Madame Curie, ihr Leben und Wirken. Wiesentheid 1946. Droemersche Verlagsanstalt.
DAWSON, CHRISTOPHER: Die Gestaltung des Abendlandes. Olten 1950.
DEMOLL, R.: Ketten für Prometheus. München 1956. F. Bruckmann.
DEUTSCH-RENNER: Ernährungsgebräuche. Wien 1947. Springer-Verlag.
EULER, H.: Die Problematik der Kariesentstehung (Zahn-, Mund- und Kieferheilkunde in Vorträgen, Heft 4). München 1950. Carl Hanser Verlag.
FUDALLA: Zur Biologie des Mesenchyms (Hippokrates 1955, Heft 22 u. 24).
GOETHE, JOH. WOLFG.: Über die Natur. 1780.
GORDONOFF T. u. MINDER, W.: Über die Gefahren der Fluorprophylaxe (Zahnärztliche Praxis 1954, Nr. 17).
GRAF: Die Krankheit der Verantwortlichen — Manager-Krankheit. Köln 1953. Deutsches Gesundheitsmuseum.
GREILING, WALTER: Wie werden wir leben? Düsseldorf 1954. Econ-Verlag GmbH.
HALLER, A. v.: Gefährdete Menschheit. Stuttgart 1956. Hippokrates-Verlag.
HARTLMAYER: Der Zahnarzt u. d. Ernährungsproblem (Zahnärztl. Mitt. 1953, Nr. 18).
HATTYASY: Zahnkaries, ein Umwelts- und Ernährungsproblem (Deutsche Zahn-, Mund- und Kieferheilkunde 1940: 691).
HEIM, ARNOLD: Weltbild eines Naturforschers, 4. Aufl. Bern 1948. Hans Huber-Verlag.
HEISER: Eines Arztes Weltfahrt. Stuttgart-Berlin 1936. Deutsche Verlags-Anstalt.

HIRSCH, A.: Handbuch der historisch-geographischen Pathologie, 1. Bd. 1860, 2. Bd. 1862—64. Erlangen. F. Enke.
HUFELAND: Makrobiotik. Berlin 1796.
HYAMS, E.: Der Mensch, ein Parasit der Erde. Düsseldorf-Köln 1956. Eugen Diedrichs Verlag.
INGBER, EDMUNDO: siehe Literaturverzeichnis Hippokrates 1952, S. 298: „Kollath: Die Mesotrophie als physiol. und klin. Problem"; auch: Die Heilkunst März 1953, „Von den unspezifischen Grundursachen unserer Ziv. Krankheiten".
—, — : Jornada Medica 1955, Nr. 221.
—, — : Radiologica Integral, y Tisiologica. Argentinien (Med. Panamerican V, 1955, Nr. 4, 4. Okt.).
JUNGK, H. G.: Die Zukunft hat schon begonnen, 6. Aufl. Stuttgart-Hamburg 1953. Schertz- und Goverts-Verlag.
KLUSSMANN: Zivilisationsdystrophie (Zahnärztl. Praxis 1952, S. 104).
KOCH, ROBERT: Die Ätiologie der Tuberkulose (Arbeiten aus dem Kaiserlichen Gesundheitsamt, Band 2, 1881).
KOLLATH, WERNER: Die Ordnung unserer Nahrung, 4. Aufl. Stuttgart 1955. Hippokrates-Verlag.
—, — : Lehrbuch der Hygiene, 2 Bände. Stuttgart 1949. Hirzel-Verlag.
—, — : Der Vollwert der Nahrung, Monographie. Stuttgart 1950. Wissenschaftl. Verlagsgesellschaft.
—, — : Das Verhalten des Menschen zu seiner Nahrung (Hippokrates 1955, Seite 661).
—, — : Stellen wir unsere Nahrung richtig zusammen? (Heilkunst 1951, Heft 9).
—, — : Denkschrift für das Bundesministerium für Ernährung, Landwirtschaft und Forsten 1955.
—, — : Wie wir uns ernähren sollten (Deutsche Zeitung 18. Juni 1955).
—, — : Ernährung und Zahnsystem (Deutsche Zahnärztl. Zeitschrift 1953, Heft 11).
—, — : Das Leben als Aufgabe (Gesundes Land — Gesundes Leben. München 1953. Richard Pflaum-Verlag).
—, — : Gesundheitspolitik für Europas Zukunft (Diaita 1955, Nr. 2).
KOUSCHAKOFF: Mémoires de la Société Vandoise des sciences naturelles, 5, 21 f., 1937.
KRAUT, H.: Vortrag Hauptversammlung Max-Planck-Versammlung 1955 (Frankfurter Allg. Zeitung 25. 6. 1955).
KURATSUNE: Experiment on law Nourishment with Raw Vegetables (Kyushu Memoirs of Med. Sciences 2, Juni 1956). Siehe KOLLATH: Hippokrates 1953, Seite 99 f.

Lang: Hippokrates 1952, Heft 24, Seite 707.
Laotse: Die Bahn und der rechte Weg. Leipzig 1919. Insel-Verlag.
Lecomte du Noüy: Der Mensch vor den Grenzen der Wissenschaft. Stuttgart 1952. Gustav Klipper-Verlag.
Liebig, J.: Chemische Briefe. Heidelberg 1844. C. F. Winter.
Life: Vol. 10, Nr. 9, April 23, 1951, Karikatur von Artzybasheff.
Moleschott: Der Kreislauf des Lebens. Um 1855.
Morgulis, Sergius: Hunger und Unterernährung. Berlin 1925. Springer-Verlag.
Müller, Joh.: Über die phantastischen Gesichtserscheinungen. Neudruck Hannover 1951. Schmorl & v. Seefeld.
Pazurek: Die erneute Zunahme der Zahnkaries. Berlin-Tempelhof 1951. Hubert Karl Walter-Verlag.
Pearse Innes H., and Crocker Lucy H.: The Peckham Experiment, a study of the living structure of society. London 1947. G. Allen and Union Ltd.
Portmann, Adolf: Biologische Fragmente zu einer Lehre vom Menschen, 2. Aufl. Basel 1951. Benno Schwabe und Co.-Verlag.
Portmann, Adolf: Das Tier als soziales Wesen. Zürich 1953. Rhein-Verlag.
Pottenger: s. auch Hartlmayer: The effect of heat-processed foods and metaboliced Vitamin D Milk and the Dentofacial structures of experimental animals (Am. J. of orthodonties and oral surgery, 1946, Seite 467—485 und 486—515).
Prader: Zahnärztliche Praxis, 1954, Nr. 17.
Price, Weston A.: Nutrition and physical degeneration, 5. Auflage. Los Angeles/Californien 1950. The American Academy of applied Nutrition.
Ruppert, J.: Vorbeugende Gesundheitspflege. Adelsh.. .n 1955. Verlag Wilhelm Haag. (Gute Literaturzusammenstellung)
v. Schack: Nächte des Orients. Um 1880.
Schröder, E.: Der Öffentliche Gesundheitsdienst 1950, Heft 9.
Stahr. Ad.: Ein Jahr in Italien 1845/6, 2. Auflage. Oldenburg 1853. Schulzesche Buchhandlung.
Statistisches Jahrbuch für die Bundesrepublik Deutschland 1952 — 1955. Statistisches Bundesamt, Wiesbaden. Stuttgart-Köln. Verlag Kohlhammer.
Speransky: Grundlagen der Theorie der Medizin. Berlin 1950. Verlag Dr. W. Saenger.
„*Der Stern*" Jahrg. 1954.
Winslow: Gesundheit ist Reichtum. Stuttgart 1953. Georg Thieme Verlag.

WÜLKER, GABRIELE: Lebenserwartung und soziale Schichtung (Ärztliche Mitteilungen 1955, Seite 769 f.).
ZABEL: Ganzheitsbehandlung der Geschwulsterkrankungen. Stuttgart 1953. Hippokrates-Verlag.

Autoren-Verzeichnis

Abderhalden, Emil 212
Altenberg, Peter 116
Anderssen 142
Artzybasheff 283, 284, 285
Augustinus, Heiliger 134

Bauer, K. H. 173, 174, 177
Bavink 38
Bayerle 149
v. Bergmann, Gustav 103
Bergner 243, 258
Berkenhoff, Georg 188
Bertram 201
Bircher-Benner 201
Bluestone 117
Bodamer, Joachim 141
Bosch, W. 224
Brugg, Elmar 273
Bruun, Laurids 266
Buchka 65, 94
Bulwer 266
Buurmann 213, 220, 222, 223

Carrel 51
Chapin 59
Charles, Sir John 115, 140
Conestrini, Giovanni 170
Cornely 145
Cremer 141, 150
Curie, Eve 172
Curie, Pierre 171

Darwin 286
Demoll, R. 141
Dennig 124
Deutsch-Renner 247, 260

Eichholtz 246
v. Eickstädt 237
Eschler 148
Euler, Hermann 140

Farber, Sidney 118
Fiedes 258

Fischer, Joseph 134
Ford, Henry 271
Frank, Johann-Peter 17, 213
Friederichs 276
Fröbel 213
Fudalla 202

Gabel 245
Gauger 128
Goethe 17, 21, 29, 33
Gordonoff 154
Gottstein 56, 180, 223
Graf 122, 123, 124
Graham 260
Greiling 267
Grotjahn 56
Gustafson 276

v. Haller, Albert 140
Hattyasy 141, 144, 147
Haubold 56, 90, 99, 100, 101, 118, 154
Hauptmann, Gerhard 161
Heering, Walther 273
Heim, Arnold 115
Hesselinck 259
Hirsch, August 73, 74, 195
Hufeland 213
Hyams, Edward 141

Ingber 56, 59, 71, 199, 205

Jakob, H. E. 263
Jungk, H. G. 267, 276

Katzenberger 149
v. Kennel 198
Klussmann 202
Kneipp 198
Kobler, Hans 142
Koch, Robert 50
Kölwel-Kirstein 149
Kötschau 219
Kollath 162, 201, 217

Kolle 226
Kollmannsperger, Franz 135, 275
Korn, Karl 162
Kouschakoff 241, 258
Krause-Breuer 258
Kraut 260
Kreil 131
Krogman, Willard Marion 283
Kunigk 66
Kuratsune 241, 259

Lamarck 286
Lao Tse 24
Laroque, Pierre 95
Lenz, Siegfried 297
Lenzner-Tornow 242
Leo, Heinrich 179
Lichtenberg, G. Chr. 19, 163
v. Liebig, Justus 239, 240, 241
Luque 60
Luther, Martin 281

Mayr, Xaver 201
Melischeck 201
Meyer, C. F. 262
Meyer-Abich 37
Miller, Benjamin F. 118
Minder 154
Mohaupt 141
Moleschott 239, 240
Morgenstern, Christian 170
Morgulis, Sergius 138, 152
Mottram 260
Müller, Johannes 34
Musil, Robert 27

Nasse, Chr. Fr. 213
Nissle 101
Nyrop 148

Ossendowsky 142

Packard, Vance 162
Pazurek 153
Pedersen 141, 142
Pettenkofer, Max v. 213
Pfeiffer, Richard 226
Pischinger 202
Poincaré 105
Portmann, Adolf 24, 25, 26, 27, 39, 192
Pottenger 149, 241
Prader 154
Price 57, 97, 142
Prießnitz 198
Proell 148

v. Radecky, S. 192
v. Randa, Alexander 238
Ribeyre, Paul 230

Ricker 140
Rousseau 33
De Rudder 119

Sampson 144
Sedlmayr, Hans 249, 294
Selye 16
Sophokles 250, 253
Speransky 128, 140, 150

Scherf 213, 214
Schmidt, Gertrud 201
Schreiner 181

Stahr, Adolf 161
Stebbins 59
Stern-Rubarth 169
Streubert, A. J. 225

Thelen 297
Thieding 66
Thomson, Sir George 277
Tornow, Elisabeth 243
v. Treitschke, Heinrich 234
Turner 142

Utzinger 128

Vauvenargues 162
Virchow 74, 203, 213

Wagemann 53
Wenzke, Willy 180
Winslow 215, 216, 217
Wirz 146
Wülker, Gabriele 94, 95, 97, 99

Sachverzeichnis

Abendland 299
—, seine Eigenart 58
Abgaben, von Steuern 227
Abhärtung 203, 210
Absterbeordnung 135
—, gestört 93
Ägypten 154, 238
Ärzteschaft, Verdienste der 118
Ärztestand, als politische Macht 21
Ärztetag, 58. Deutscher 119
Afrika, Nord- 238
Akbar 298
Alkohol 263
— -Mißbrauch 189
— und Verkehrsunfall 177
Allergie 197
Allgemeine Ortskrankenkasse 130
Alter, gesundes 50
—, höheres, Unterschätzung 132
Altersklassen 89
— zwischen 40 und 50 Jahren 132
— und Sterbefälle 79
„Alterskrankheiten" 216
— —, früher 115
— —, nicht physiologische 78
— schwäche 67, 70, 71, 76, 77, 87, 89, 90, 107
Andersdenkende, deren Ausrottung 280
Angina pectoris 128
— temporis 128
Angst 190
Anilinfarben 244
Anpassungsfähigkeit 37
Antibiotica 61, 117, 149, 245
Antigone 250
Antikörperbildung 288
Antilärm-Kongreß 186
Apoplexie 73, 209

Araber, Weisheit der 135
Arbeit, Bauern- 100
—, Bäuerinnen- 100
—, Industrie- 100
Arbeiter, Fließband- 130
—, Tier als- 277
Arbeitsfähigkeit 114, 197
Argentinien 57, 73
Argumente, wissenschaftliche, unbequeme 230
Aromastoffe, künstliche 245
Arsen 206
Arteriosklerose 71
Arzt, angestellter 18
Asklepios 19
Atmung, gute 210
Atom, als Partner 21
— e, neue 273
— forscher 264
— forschung 158
— gefahren 272
— -Industrie 19
— kraft 301
— physik 20, 35
— schäden 178
— spaltung 272
— verschmelzung 272
Aufklärung, wissenschaftliche 243
Außenhandel 258
„Außenseiter" 240
—, medizinische 198
Autorennen 181
— als Gladiatoren-Kämpfe 182

Bagatellfälle 102
— krankheiten 197
Bakteriologie 214, 242
Balkan 238
Bauernbevölkerung 90, 99
— tum 118
— —, seine Gefährdung 56
— volk, gefährdet 101

Beeinflussung, unterbewußte 246
Begabte 293
Begriffe: „wesentlich" 129
—: „wichtig" 129
Behandlung, symptomatische, unerwünschte Folgen 116
Belebtes 34
— und Unbelebtes 37
Benzoësäure 244, 245
Beriberi 217
Berlin 131
Berufe, als Krankheitsursachen 120
Berufsgeheimnis, ärztliches 107
— krankheiten 129
— leben 98
Beruhigungstaktik, offizielle 118
Besamung, künstliche 276
Betrieb und Beschäftigte 172
Betriebsunfälle 172
Bevölkerung, mangelhafte Aufklärung 51
—, Aufklärung der 137
—, Mitarbeit der 137
Bevölkerungsaufbau 135
Bewegung, körperliche 210
— gegen Schwerkraft 204
Bia (Gewalttat) 160
Bilanz, verschleierte 102
B-Komplex 203, 206
Blausäure 206
Blendung, Gefahr der 193
Blinddarmentzündung 109
Blutalkohol 189
— armut 109, 217
— bild 201
— fraktionen 117
— hochdruck 109
— niederdruck 109
Boden 274
—, Fruchtbarkeit des 18

Sachverzeichnis

Bodenerosion 217
Bremsen, psychologische 188
Bromate 244
Bronchiektasie 109
Brot, naturbelassen 245
Bürger, als Kapital 226
Bürotätigkeit 131
Bundesgesundheitsrat 221

Caries 140
—, fehlende Gesundheit 143
—, bei Indianern 143, 145
—, als komplexes Leiden 150
—, bei Negern 143
—, Nildelta 154
—, Ursachenkomplexe 151
—, Vesuv 154
— -Verbreitung auf der Erde 142
— verhütung 217
—, und Säurewirkung 148
Cerebralisation 41
Charakter, berufsbestimmend 120
Chemie 35
—, einseitige 239
Chemische Analyse, Aufgaben der 264
Chemotherapie 117, 210, 214, 289
Chile 144, 237
Chirurg, seine wirtschaftliche Leistung 226
Cholera 206
— -Epidemie, Verluste durch 180
Cholesterin 70
Coffein 263

Dämonenglaube 42
Dämonie des Menschen 275
Darmbakterien 244
— krankheiten 66
Dasein, Freude am 304
Daten, Statistische 167
„Dauerschock" 16
DDT 245
Deklassierung 131
Denaturierung der Nahrung 47

Denken, Erziehung zum 300
—, Gleichförmigkeit des 280, 281
—, naturwissenschaftliches 40
— fehler in der Forschung 274
Depressionen 126
Desinfektion 46, 242
Deutsche Forschungsgemeinschaft 223
Deutschland 169
Diabetes 109
Diagnostik, verfeinerte 137
Diaguita-Kultur 145
Diphenyl 244
Diphtherie 279
Durchschnitt 292
—, vernünftiger 234
Durchschnittsnahrung, unvollkommen 279
Dysbakterie 101

Ecuador 237
Ehe, unglückliche 125
— frauen 98
— frauen, ihre Gefährdung 56
Ehrgeiz 125, 129
Eigenleben, Verlust des 128
Eiweißmenge steigern 260
Ektropie 37
Elektronengehirn 35
Energievorräte der Erde 19
Energievorrat, irdischer 272
England 80, 97, 99, 107, 186, 190, 277
—, Verkehr in 169
Entartungserkrankungen 201
Entropie 37
Epidemie, Fleckfieber 53
Epidemien, geistige 280
— Typhus- 53
Epithelkörperchen 203
Erdöl 242
Erkältungen 204
Erkranken, Nicht- 278
Erkrankungsfähigkeit 37, 98
Ernährung und Eltern 156
—, fehlerhafte 17, 70
— und Großeltern 156
—, ihre Uniformierung 57
—, nicht vollwertig 303

Ernährung, vollwertige 210
Ernährungsforschung 239
— forschung, wissenschaftliche, deren Unvollkommenheit 149, 241, 256, 258, 264
— fragen, deren zentrale Wichtigkeit 233
— krankheiten 80
— lehre, Erforschung der- 254
— problem, heutiges 235, 264
— regeln, einfache, russ. 259
— umschau 246
— vorgang 204
Eroberer 165
Erschöpfung 130
Erziehung 129
E 605 243
Europa, Gefahren für 299
Europäer 144, 165
Existenz-Breite 37
— -Enge 37
— kampf 24

Fahrzeug, Fehler des 181
—, geräuschlose 186
„Fanatiker" 240
Fanatismus 45
Farbstoffe 245
Fehlernährung 69, 82, 106, 205
—, als unspezifische Grundursache 75
—, längere 202
—, unspezifische 279
Fermente, nahrungseigene 206
Feststellungen, negative 302
—, positive 302
Fettsucht 109
Finanzämter 219
Finnland 193
„Fission" 272
Fleckfieber-Epidemien 53
Fleisch, seine Überschätzung 248
Fleiß, übermäßiger 129
Fließbandarbeit 131
Fluor 276
—, schädliche Dosis 154
—, therapeutische Dosis 154
—, hemmt Jodaufnahme 154

Sachverzeichnis

Fluor zu Kalk 155
Fluorierung 217
—, Bedenken gegen 153
Fluormangel 153
Föhn und Verkehrsunfall 174
Formaldehyd 245
Formen, Armut an 37
—, Reichtum an 37
Formulierung, juristische 178
Forscher, Persönlichkeit der 264
Forschung, hoher Aufwand für die 229
—, ihre Unvollkommenheit 136
—, Lücken der 199
—, naturwissenschaftliche 21
—, Zweck- 229
Frauen, Gefährdung der 130
—, gesunde 108
—, stärkere Belastung 90, 130, 131
— arbeit 131
Freiheit 295, 297
—, menschliche 298
Friede, ewiger 286
Frischbrei, Getreide- 150
Frühsterblichkeit der Säuglinge 40
„Fusion" 272
Fußgänger 164, 172, 184
Fußleiden 109

Gebiß, gesunde Anlage 146
—, gesundes und Grundnahrung 156
— verfall 57, 138, 140, 197
— —, als chemischer Test 294
— —, Ausdruck chemischer Unordnung 152
— —, Nordschweden 147
— —, als Zivilisationsseuche 157
Gebisse, Ost und West 146
Gedächtnis 37
Gefäßkrankheiten und Cholesterin 70
Gefahr, Kampf der 225
Gefühle, subjektive 202
Geheimhaltung 221, 272

Gehirn, des Menschen 27
— blutung 74, 76, 83, 84, 87, 92
Gelbfieber 206
Gelehrte, gezüchtete 121
—, aus Tradition 121
Gelenkschwellungen 109
Geltungsbedürfnis 125, 129
Gemeinschaft 33
Gemeinschaftsleben, abendländisches 235
Genies 273
Genußgifte 91, 125
—, Ursachen des Mißbrauchs 125
Genußmittel 136
—, Gradmesser 262
— mißbrauch 261
Gerechtigkeit 305
Gerste 276
Gesamtsterbeziffern 106
Gesetzgebung und Staat 134
Gesunderhaltung 210
Gesundheit 54
— und fehlende Caries 143
—, Definition 214
—, als Eigenschaft des Lebendigen 47
—, erlernbar 51
—, als Grundrecht 215
— in unterentwickelten Ländern 216
—, Magna Charta der 214, 215
—, Mittel unzureichende für 220, 221, 223
—, optimale 116
—, der Pflanzen 18
—, Pflicht zur 301
—, Recht auf 212, 213, 301
—, der Tiere 18
—, aller Völker 215
—, vollkommene 15
—, als Voraussetzung 28
—, als Wirtschaftsgut 215
— und Wohlbefinden 48
—, als Ziel 301
Gesundheitsamt, Kaiserliches 231
— aufbau 135
— bewegung, moderne 221

Gesundheitsfragen, mangelndes Interesse 221
— minister 220
— ministerium 55, 137
— pakt 230
— politik 220, 222, 263
— schädigung durch Tabak 261
— -Vorsorgen 219
— wesen, seine Zurücksetzung 54
— zentrum 108
Geschichte 42
—, Eigenschaft d. Menschen 41
—, als Krankheit 23
Geschwindigkeitsbegrenzung 174
Getreidekorn 259
Gewalteinwirkungen 63
Gewebsstoffwechsel, gestört 70
—, Krankheit des 67
Gewichtskurven, unzureichend bei Ernährungsversuchen 149
—, bei Tierversuchen 139
Gewissen 294, 305
Gift in der Nahrung 242
Gleichförmigkeit, der Menschen 281
Gleichgewichte 203
Gleichgewicht, gestört 28
—, natürliches 288
Gleichgültigkeit 177
Glück, bescheidenes 281
Gluten 149
„Gott" 36
Gravitationskraft 38
Grenzen der Besiedelung 233
Großbritannien, s. England 80, 97, 99, 107, 186, 190, 277
Großeltern, Bedeutung der 93
Großhirn des Menschen 26

Hämorrhoiden 104, 204
Händler 165
Halbernährung, s. Mesotrophie 16
Halbgesundheit, Frauen 112
—, Männer 112

Sachverzeichnis

Halbwahrheit 15
Hand des Menschen 27
Handwerker, Schutz der 213
Heilkunde, Fortschritte der 136
—, als Kunde vom Heil 28
—, moderne 58
—, vorbeugende 19, 107
—, Wirken der 18
Heilmittel 116
— -Industrie 229
Heilwesen als Wirtschaftsobjekt 19
Heiterkeit 144
Herdenstaat 227
Herderkrankungen 157
Hernien 109
Herz 106, 205, 209
— krankheiten 54, 76, 83, 84, 92, 99, 115
— mittel 84
— tod 106
— und Kreislaufkrankheiten 109
Hetze 125
Hilfe, gegenseitige 189, 217, 302
„Hospitalplanet", Erde als 19
Human-Medizin und Zahnheilkunde 139
Humor 121
Hunger 206
—, Bekämpfung des 216
Hupverbot, allgemeines 187
Hygiene 19
—, Forderungen der 157
—, Fortschritte der 97
—, ihre Leistungen 46
—, ihre negative Seite 47
—, Politische 17, 233
—, einseitige, als Rückschritt 47
— und „Staat" 177
Hygieniker, seine wirtschaftliche Leistung 226

Ichgefühl, betontes — und Verkehr 186
Immunitätsreaktion 290
Impfschutz, Dauer des 279
Indianer 165

Individualitäten 304
Individuen, „werden gelebt" 36
Individuum 33, 41
—, Verhalten des 166
Industrie-Maßnahmen 44
Infektionskrankheiten 16, 49
—, als Schicksal 50
Inkas 166
Insekten, warmblütige 282
— staat 227
Insekticide Stoffe 244, 278
Instinktarmut des Menschen 26
Intuition 92
Irrtum, 100jähriger 241
Isotopen 150, 274
Ixion 165

Jesuiten-Reich 298
Jugend, gefährdete 118
—, moderne 172
—, Überschätzung der 132

Kaffee 262
Kapitalwert des Menschen 56, 224
Kaufunktion 150
Kernforschung 158
Keuchhusten 66
Klima, Bedeutung des 235
Kohle 242
Kohlenoxyd 260
Kolloidchemische Störungen 201
Konservierungsmittel 149, 244
— technik 238
Konstitution, gesunde 144
—, menschliche, deren Entartung 201
— en, berufsbestimmend 120
Kontrollaufgaben 265
Kopfschmerzen 104
Korn im Kleinhandel 242
Kornforschung 158
Kost, vollwertige 148
Kraftfahrer, Kleinst- 166
Kraftfahrindustrie, wirtschaftliche Bedeutung 180
Krampfadern 104, 109, 204
Krankenhäuser, als Festungen 218, 219

Krankenkassen 107
Krankenversicherungsanstalt Berlin 131
Krankheit, als Durchschnittszustand 103
Krankheit, langfristige — vermehrt 117
—, Gesamtverluste an 223
—, als Geschäft 105
—, als unvollkommene Lebensfähigkeit 37, 42, 47, 115, 121, 291
—, abhängig von physiologischer Reaktionsfähigkeit 124
—, der Verantwortlichen 122, 123, 124
—, als Wirtschaftsfaktor 223
Krankheiten, ansteckende 56
—, Erst- 56
—, Zweit- 56
—, chronische 107
—, Einteilung nach Hirsch 196
—, Ernährungs- 255
—, große 211
—, der Kinder 119
—, kleine 211
—, künstliche 291
—, Last der 110, 111
—, in Lebensgemeinschaften 23
—, monoätiologisch 120
—, natürliche 136
—, polyätiologisch 120
—, ihre Ursachenkombinationen 121
—, verschuldete 287
Krankheitsanfälligkeit 203
— bereitschaft, verborgene 120
— dauer 106
— entstehung, Arbeitshypothese 152
— statistik 103
— —, fehlende 55
— ursachen, persönliche 129
— —, unterschätzte 17
— —, zivilisatorische, Ursachen und Folgen 207 ff.
— ziffern, Zunahme der 19
Krankwerden 151
—, warum nicht? 151

Sachverzeichnis

Kratos 160
Krebs 70, 71, 76, 77, 82, 83, 87, 89, 106, 144
— und Dysbakterie 101
— und Ernährung 101
— bei Kindern 118, 119
Krebs, Ursachen 274
—, Zunahme des 83
— heilung 273
— therapie 36
— todesfälle 1950—52 86
Kreislauf 106, 119
— krankheiten 76, 83, 91, 99
— mittel 84
— störungen 187
Krieg, totaler 163
—, als Epidemie 23
Kriege, deren Veranlasser 163
Kriegsmaschine 162
Kriminelle Personen 191
Kultur 33, 42
—, Abendländische 235
—, als zweite Natur 26, 42
—, psychotrop 43
— pflanzen 237
Kulturen 27
Kummer 16
Kurorte 187

Lärmbekämpfung 186
— folgen 187
Landfrauen 130
Landschaft, Schutz der 274
Landwirtschaft 258
Langlebigkeit ohne Krankheit 51
Lastenträger 165
Leben, Dienst am 303
—, geistähnlich 36
—, seine Konstanz 253
—, langes 15
—, sein Prinzip 303
—, soziales 304
—, unvollkommenes 286
— im Zweifrontenkrieg 135
Lebensdauer, lange 71
— erwartung 16, 254
— —, verlängerte 51, 74, 78
— formen, neue 256
— forschung 25

Lebensdauergemeinschaften, Krankheiten in 23
— mittel, Grund- 258
— —, „veredelte" 246
— — gesetz, Schweizer 263
— — zusätze, chemische 246
— weise, gesunde 108
— zeit, Störungen der ersten 64
— —, deren Mißbrauch 126
Lebendiges, befristet 36
—, chemisch nicht faßbar 22
—, Stoff- und Energiewechsel 36
—, seine Tenazität (Zähigkeit) 47
—, seine Unterschätzung 240
Lebendigen, Vielfalt des 38
—, Wesen des 35
—, Wirken des 295
Lebewesen, deren Ungleichheit 95
—, deren Veränderung 275
Leber, deren Funktion 205
Leere, innere 125
Lehrer, fehlende 120
—, gefährdet 119
Leichtsinn 177
Leiden, kleine 104, 197
Leistung, geistige 226
Lernfähigkeit 37
Liebe 31
— zur Arbeit 132
Luftmangel 206
Lunge, deren Bedeutung 205

Machtwille als Störung 45
Männer, gesunde 108
Magenentzündung 109
Magengeschwüre 126
Magersucht 109
Magie, alte 45
—, neue, — der Zahl 45
„Mainauer Appell" 274
Makrobiotik 213
Manager, deren Frauen 126
— krankheit 99, 119, 120, 125
— und Angestellte 125
— bei Hausfrauen 126

Managerkrankheit bei Kindern 126
Managertod und Verkehr 190
Mandelentzündungen 109
Mangelfolgen, chronische —
s. auch Mesotrophie 116
Mangelschäden, chronische 255
Massenmord und Verkehr 192
— untersuchungen, hygienische 116
— verpflegung 242
Maßnahmen, einseitige 152
—, Zu-Spät- 189
Maschine 42
—, Mythos der 160
Materialismus als Mangelzustand 305
Mathematik 105
Medizin, Aufgaben der 21, 216
—, und Deutsche Forschungsgemeinschaft 224
—, heilende: spezifisch 221
—, moderne 18
—, psychosomatische 129
— in der Politik 18
—, vorbeugende: unspezifisch 221
—, zukünftige 210
Mensch, abendländischer 250
—, höheres Alter des 228
—, alternder 131, 171, 248
—, Aufrechtstehen 41
—, seine Fehler 275
—, Feind des 192
—, fähig zu freien Entscheidungen 26
—, als „physiologische Frühgeburt" 25, 40
—, Gebrauch der Hände 41
—, geistig orientiert 41
— gesunder 114, 231
—, sein Großhirn 26
—, guter 262
—, als „besoldete Hülle" 128
—, als Individuum 41
—, instinktarm 26, 41
—, als Kapitalwert 56, 137, 181, 224, 228
—, tatsächliche Leistung 226
—, in d. mittl. Jahren 283

Mensch, Pflicht des 215
—, soziales Wesen mit Geschichte 41
—, technisierter 283
—, vor dem Tode ungleich 55
—, Unterschied vom Tier 40
—, seine Unvollkommenheit 23, 39
—, Verhalten des 160
—, als Verwaltungsmasse 280
—, seine besondere Welt 26
—, weltoffen 26, 41
—, Wortbildung 41
—, als „Ziel d. Schöpfung" 23
Menschen, frühe, deren Wanderungen 237
—, länger krank, nicht gesunder 86
—, als Objekt 268
— staat, menschenwürdiger 227
Mephistopheles 160
Mesenchym 201
Mesopotamien 238
Mesotrophie 16, 72, 106, 241, 256, 258
— -Diät 155
Mexiko 237
Mikroorganismen 46
Milch 143, 244, 259
Milieu, soziales 98
Mineralmangel 291
Mißbildungen 64
Mißbildung und Vitaminmangel 156
Mitte, Verlust der - 249, 294
Mittel, Geld-, fehlende 118
—, geringe 217, 263
—, Heil-, spezifische und unspezifische 289
Mittelmeer 238
„Modekrankheiten" 73, 94
Morbidität 66
Morgenland 58
—, Beginn des Tages im - 127
Motorsport 181
Multiplikationsursachen 141, 278; s. auch Zivilisationskrankheiten
Muskelrheumatismus 197, 205
Mut, Mangel an 211

„Mystiker" 240
Mystizismus 45

Nährstangen 266
Nahrung, ihre Denaturierung 47
—, Gift in der 242
—, naturnahe 147
—, Ordnung der 72, 217
—, Qualität der 216
—, ihre Verfeinerung 47
—, vollwertige 129
Nahrungsgemisch, synthetisch 270
— mittel, hochwertige 247
— schutz, Grundforderungen 257
— zubereitung 235
— fremde Zusätze 242
Naturschutz für den Menschen 300
— für die Nahrung 300
Natürliches, Laßt das Natürliche so natürlich wie möglich 44
Natur 17, 24, 33, 36
—, Die — (Goethe) 29
—, Begriff der 33
—, als Ganzes 34
—, zweite als Kultur 26
— heilverfahren 198
„Naturkost" 150
„Naturmenschen" 26
Naturschätze, Verschwendung der 20
Naturvölker 26, 42, 48
— wissenschaften 17, 33, 34
Nervenerkrankungen 119
Neuritiden 104
„Neustoffe" 20
New York 73
Nicht-Erkranken 278
— am billigsten 229
Nierenkrankheiten 54
Nierenleiden 109
Nobelpreisträger 274
Normalbild, Abweichungen 114
Normalkost, Beurteilung durch Zahnuntersuchungen 148, 149

„Opferberufe" 129
Ordnung 17
—, neue, gefordert 304
—, organismische 37
—, physikalische 37
Organe, Lebenswichtigkeit 202, 203, 205
—, weniger lebenswichtige, gefährdet 202
Organerkrankungen, infektiöse 64
Organisation 295 ff., 305
—, fehlerhafte 17
Organismus, als Grenze des Möglichen 269
Organschädigungen, spezielle 64
Ortskrankenkassen 219
Oxychinolin 245

Pantothensäure 196
Paradentose 139, 140, 156
Parteipolitik, kurzsichtige 132
Pathologie, Historisch-geographische 195
Peckham-Experiment 108, 114, 118
Pellagra 217
Peru 237
Pest 206
Pharmakologie 214
Pharmazeutische Produktion 107
Photosynthese 21
Physik 35
Physiologie, Gründung der 34
Polarität 37
„Politik, Die" 21, 299
Politische Hygiene 17, 23, 44, 233
Poliomyelitis 289
—, Impfung 155, 279
Polizei 174, 184
—, als Verkehrssünder Nr. 2 174
Prometheus 160, 165
Propaganda 242, 263, 270
Psychotrope Kultur 43

Rachitis 217

Sachverzeichnis

Rachitis, Wesen der 155
Rad, Erfindung des 165, 237
— fahrer 176
Radium 36
Radiumhemmet, Stockholm 101
Rangordnung, soziale 185
Raubbau 20
„Recht, Das" 305
Reparationsfähigkeit 210
Resistenz-Reaktion 290
res publica 268
Rheinseitenkanal 275
Rheuma 54, 104, 109
Rhythmen 37
Rhythmus 127
Rio de Janeiro 168
Roboter 271
Römer 166
Röntgen-Reihenuntersuchungen 109
Rückschritt, hygienischer 249
Rücksichtslosigkeit 177

Selbstmord 66
Sehstörungen 109
Seuche, Definition der 49
—, künstliche (Verkehr) 65
Seuchen und Multiplikationsfaktoren 49
—, seelische 280
— bekämpfung 163
Silikose und Ernährung 114, 130
Sinne, menschliche, deren Unvollkommenheit 243
Skelett, als Mineralreserve 138, 139
— veränderungen 100
Sklaven, eiserne 161
Skorbut 217
somatotrope Zivilisation 43
Sonne, Energien der 20, 21, 273
—, als Partner 21
Sorgen 16
Soziale Hygiene, Definition 217, 218
Spaltungen, heutige 252, 256
Spanien, Nord- 238

Speichel, Alkaleszenz bei Mesotrophie 155
Speisekarte, chemische 243
„spezifisch" 130
Spezifisches, Überbewertung 292
Sport, Pseudo- 182
Spurenelemente 254
„Süchtig-Werden" 262
Sulfonamide 61, 149

Schädlingsbekämpfung 277
Schätze der Erde 268
Scheingesundheit 109
Schichten, soziale 98
Schlaf, als Primärzustand des Individuums 127
— störungen, chronische 127
Schlaganfall 106
Schüler, gefährdet 119
Schulfrühstück 120
Schulhygiene 120
„Schul"-Medizin 198, 201, 214
Schutzimpfung 107, 155, 278, 279, 288
Schweden 97
Schwerhörigkeit 109
Schwerkraft 38, 129
—, Kampf gegen die 36, 127, 135

Staat 43, 177, 179, 299
—, biologischer 298
—, seine heutige tiefe Entwicklungsstufe 227
—, als Gefahr 51, 134, 231, 299
—, Hilfe vom 55
—, als Kontrollinstanz 231
—, als Krankheitsursache 134
—, Pflicht des 227, 231
—, als Umwelt 134
—, unpersönlich 178
—, als Unternehmer 134
Staatsentfremdung 102, 212, 232, 306
—, als dritter Test 232, 294
Statistik, unsichere Grundlagen 104
Statistisches Jahrbuch 54, 79
— Landesamt Bayern 65
Sterbefälle, Altersklassen 81

Sterbefälle 1950—53 81 fg.
— und Wirtschaft 122
Sterbeziffern 73
— der Welt 96
— der westlichen Kultur 96
— West-Deutschland 74
Sterblichkeit nach Berufen 97
— in New York 59
— in Prozent 93
— und soziale Schichten 97
—, übersteigerte 92
Sterblichkeitsstatistik 59
— — in Cordoba 60
— ziffern, männlich-weiblich 87
Sterilisation 46, 242
Steuern 227
—, Ersatz durch Arbeit 227
— und Verkehr 179
Steuergesetzgebung 56
— zahler 187
Stifter-Verband 224
Stiftungen, ungebundene 231
Störungen, unheilbare 206
Stoffe, Kunst- 268
Strahlentherapie 214
Straßenkampf 163
„Stress" 16
Studenten, einseitiger Unterricht 114

Tabakmißbrauch 260
— steuersenkung 260, 261
— — — und Verbrauchssteigerung 261
Tabletten, Mißbrauch der 117
Tang, als Nahrung 145
Technik 58
—, Definition 42
—, Grenzen der 272
—, moderne 19, 253, 265
—, nützlich und schädlich 43
Technokratie 270
Tenazität (Zähigkeit) des Lebendigen 47
Test, chemischer 294
—, psychologischer 294
—, sozialer 294
Tetanus 279
Tetrachlorkohlenstoff 244

Thioharnstoff 244
Tierversuche, ihre theoretische Bedeutung 241
— —, als Indikatoren 241
Tod, Kapitalverlust durch 227
Todeskandidaten 106
— ursachen 79
— —, akute 61
— —, chronische 67
— — in Deutschland 61
— —, einzelne 87
— —, Gesamt-, Deutschland 68
— —, internationale Ordnung 63
— —, natürliche 78
— —, subakute 61
— — statistik 55
Tollwut 278
Tradition 42, 93, 295 ff., 298
—, familiäre 121
Transportmittel 238
Trinkwasser, Fluorisierung des 155
Tristan da Cunha 144
Tuberkulose 50, 60, 65, 66, 67, 70, 100, 109
— Alters- 71
— Bekämpfung der 220
—, Selbstheilung der 124
Typhus 66
—, Verluste im Kriege 226
— -Epidemie 53
— —, Kosten 223

Überaltern der Völker 136
Überarbeitung, geistige 16
Überlastung 67, 70
Übermüdung 67, 70
Übersterblichkeit 123, 124
Übung, chemische 204
Umwelt, Konflikte mit der 125
— gestaltung 48
Unbelebtes 34, 35
—, Kennzeichen des 38
— und Belebtes 37
Unerforschtes des Natürlichen 257
Unfall, Einzel- 170
Universitätskliniken, einseitige Vorwahl für 114
Universitätsunterricht 130
Unschädlichkeit 44
Unspezifische, Das 201
Unternehmer 128
Unvollkommene, das Unvollkommene 105
Urämie 109
Ursachen, doppelte 130
—, vermeidbare 137
— reihen 209, 292
Urteil, eigenes 281
Urzustand 36, 37
USA 57, 80, 115, 130, 153, 223, 243, 267
—, Allergie in 197
—, Verkehr in — 188
—, Verkehrstod in — 168

Verantwortlichkeit, freie 287
Verantwortung 294, 295
Verantwortungsgefühl, übertriebenes 129
Verarmung des Daseins 289
Verdauungsleukocytose 206
„Veredelung" der Nahrung 246
Vererbungsfähigkeit 37
Verhalten der Massen 190
— des Menschen 16, 43
Verhaltensforschung 264
Verkehr und Massenmord 192
—, moderner 65, 166
—, Risiko des 167
— und Rücksichtnahme 159
— und Steuern 179
—, Wohlverhalten im 193
—, ähnlich dem Zoologischen Garten 185
Verkehrschaos 166
— fachleute 183
— lärm, dessen Symbolik 185
— lärm, Schuld der Fahrer 185
— marterl 190
— seuche und Ärzte 180
— sünder, deren Kennzeichnung 193
— — in Strafkompagnien 193
— schäden 65
— schulung, Stuttgart 189
— teilnehmer 164, 166
Verkehrsteilnehmer und Charakter 174
— —, Verhalten der 184
Verkehrstod 159, 164
— —, seelische Mangelkrankheit 194
— — und Straßenkampf 163
— — als psychologischer Test 294
— — unnatürlich 191
— —, Ursachen des 175
— —, Weltstatistik 169
— —, als Zeitraffertod 164
— —, zunehmender 135
— unfall 159 ff.
— — und Chirurgie 173
— — und Föhn 174
— —, gefährdete Personen 175
— — und Kraftfahrer 176
— — und LKW 176
— — und Mopedfahrer 176
— —, Hauptschuldige 176
— —, Schuld der Allgemeinheit 177
— —, Schuld des Staates 188
— — und Straßenzustand 177, 178
— —, Ursachen des 274
Verkehrsunfälle 66
—, wirtschaftliche Verluste 179
Verkehrsunfall, Vorbeugung 182
—, und Vorbeugung 192
Verkehrsunternehmer 166
Verkehrswesen und Normalisierung 188
Vermassung 46
—, seelische 282
Vermassungsursachen 49
Vermehrungsfähigkeit 37
Vermehrungsursachen bei Zivilisationskrankheiten 141
Versicherungsorganisation 222
Verstopfung 104, 197
Verwaltungsorgane 222
Verwurmung 109
Virusformen 34
Vitamin-A 203
Vitamine 47, 254

Sachverzeichnis

Vitaminbewußtsein, fehlendes 247
Vitaminforschung 70
Vitaminierung 217
Vitaminzugaben 260
Völkerwanderung, chronische 163
„Volk", Das 219, 281
Volk, deutsches 132
Vollkornbrot 247
Vollwert der Nahrung 162
Vollwertkost, natürliche 248
Vorbeugung, psychologische 190
—, Weg der 207
Vorursache 130
„Vril" (von Bulwer) 266

Wachsein, als Sekundärzustand des Individuums 127
Wachstum 162
—, geregelt durch Verbrauch 162
Wagen, der 165
Wanderer 164
Wassermangel 206
Weisheit des Ostens 45
Weißbrot 106
Welt des Menschen 26
Weltauswahl in der Wissenschaft 45
— gesundheitsorganisation 215, 230
— karte 236, 301
— kriege 18, 57
— raumrakete 268
WHO-Wealth Health Organization 48, 217, 245

„Wiedergutmachung" 274
Willkür 167, 298
Wirtschaft 21
—, Männer der 122
Wirtschaftskämpfe als Mangelkrankheiten 23
— leben, unbiologisch 162
— organisation 267
Wissen 45
—, seine Überschätzung 304
—, unvollkommenes 25, 250
Wissenschaft 45
—, Freiheit der 258
— als Modeströmung 45
—, Unterlassungen der 51
— als Weltauswahl 45
Wissenschaftler, Diffamierung der unbequemen 230
Wohlbefinden, bei Einfachheit 144
— und Gesundheit 48
Wohnbevölkerung 88, 89
Wüste, Drohende 275
Wüstengebiete, Bewässerung der 217

Zähigkeit des Lebendigen 47
Zahnärzte 104, 139
Zahncaries 100
— —, ernährungsbedingt 149
— -Kiefer-System 138
— verfall 57, 109
— wechsel 41
Zeitangst 128
„Zeitgefühl" 126
„Zeitnot", Furcht vor der 126, 134
Zellstoffwechsel 289

Zivilisation 33, 42
—, abendländische 134
— und Gebißverfall 141
—, somatotrope 43
—, schizoide 249
—, technische 266
—, Störende Wirkung der 215
Zivilisationsgesundheit 45
— kost 106
— —, denaturiert 152
— —, einseitige 257
— krankheiten 16, 49, 94, 288
— — und Ernährungsfehler 199
— —, Gebißverfall im Anfang der 140
— — und Mesotrophie 199
— — als allgemeines Phänomen 73
— —, Röntgenologische Zeichen der 200
— —, Symptomketten der 199
— —, ihre Ursachenreihen 56
— — durch Vermassung 46
— —, ihre Vermehrungsursachen 141
— seuchen 16, 46, 241
— —, kleine 195
— — als Schuld 50
— störungen, kleine 209
— todesfälle 71
Zuckermangelkrankheit 109
Zukunft 270
Zweitkrankheit 70, 106
Zweitursachen 106